2011年度国家出版基金资助项目

中华医学统计百科全书

徐天和 / 总主编

描述性统计分册

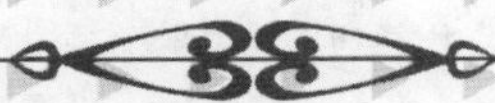

田考聪 / 主　编

中国统计出版社
China Statistics Press

(京)新登字 041 号

图书在版编目(CIP)数据

中华医学统计百科全书．描述性统计分册/田考聪主编．—北京：中国统计出版社，2011.12
ISBN 978－7－5037－6468－4

Ⅰ.①中…　Ⅱ.①田…　Ⅲ.①医学统计－中国－百科全书　Ⅳ.①R195.1－61

中国版本图书馆 CIP 数据核字(2012)第 000699 号

描述性统计分册

作　　者/田考聪
责任编辑/梁　超
装帧设计/杨　超　李雪燕
出版发行/中国统计出版社
通信地址/北京市西城区月坛南街 57 号　邮政编码/100826
办公地址/北京市丰台区西三环南路甲 6 号　邮政编码/100073
网　　址/www.stats.gov.cn/tjshujia
电　　话/邮购(010)63376907　书店(010)68783172
印　　刷/河北天普润印刷厂
经　　销/新华书店
开　　本/787×1092mm　1/16
字　　数/360 千字
印　　张/16.5
版　　别/2012 年 4 月第 1 版
版　　次/2012 年 4 月第 1 次印刷
书　　号/ISBN 978－7－5037－6468－4/R·11
定　　价/38.00 元

《中华医学统计百科全书》专家指导委员会

《描述性统计分册》编　委　会

序 言

国家统计局局长 马建堂

随着时代前进和科学技术的进步，我国的统计科学和医学统计工作的发展进入了一个崭新的阶段。统计科学既是认识社会现象与自然现象数量特征的手段，又是获取信息和进行科学研究的重要工具，历来为人们所重视。自20世纪20年代起，统计学理论与方法日益广泛地被应用于医学领域。近些年来，随着基因组学、蛋白质组学、药物开发、公共卫生、计算机和信息等学科的迅猛发展，统计学与医学学科的交叉融合不断深入，统计科学在医学领域中的应用与发展提高到了一个新水平。

医学统计是统计科学的重要分支，也是国民经济和社会发展统计的重要组成部分，它关系到人民健康水平的提高和国家的长足发展。医学是强国健民学科，医学研究的对象是人及人群的健康，具有复杂性、特殊性及变异性等特点，这无疑需要全面系统的统计分析方法的支持与帮助。随着统计科学的迅猛发展，一些新的统计方法如遗传统计、多水平模型、结构方程模型、健康量表等不断涌现。一方面这些新的统计方法和理论亟需在医学科学领域内推广应用，为医学发展提供支持和帮助，另一方面，医学科研工作者为了科学研究工作的需要也迫切要求了解和掌握一些最新的、全面系统的统计方法和理论。因此，对当代医学科学研究中的统计分析方法进行全面系统的研究与介绍，是十分重要的一件事情，《中华医学统计百科全书》正是在这样的背景下编纂而成的，它满足了当前医学科学发展的需要，不失为一部好的大型医学统计参考书。

《中华医学统计百科全书》自2009年1月开始编写，由国内外著名医学院校的统计学教授和专家担任主编和编委，可谓编写力量强大，在编写过程中，他们本着精益求精的精神，精雕细琢，采百家之所长，融国内外华人统计学专家之所成。历时三年，终成其册。本套书内容浩繁，共八个分册，包含描述性统计分册、单变量推断统计分册、多元统计分册、非参数统计分册、管理与健康统计分册、医学研究与临床统计设计分册、健康测量分册和遗传统计分册。各分册在内容上相互衔接并互为补充，贯穿“从简单到复杂”，“从一般、传统到先进、前沿”的循序渐进的编纂思路，一改目前医学统计著述中普遍存在的方法之间或评价指标之间缺乏相互联系、过于分散和单一的状况，使医学统计理论与方法更加具备了系统性、完整性与时代前沿性。本套书结构严谨，层次分明，科学性强，既突破了传统的辞典式编撰方法，又吸取了辞典的某些特点，在实用性、知识性、可读性、可查性等方面均具独到之处。

《中华医学统计百科全书》适应了我国医学科学研究发展对统计分析方法的需要，本书的出版，势必会大大促进我国现代医学的发展。本书既是我国医学统计工作者、医疗卫生统计信息工作者、高等医学院校师生以及广大医务工作者必备的大型医学统计参考工具书，也适合于医学各不同层次和不同专业的读者阅读。我相信本书的出版，不仅对于促进我国医学统计发展，促进我国与国际生物医学统计间的交流，繁荣社会主义先进文化具有重要意义，而且该书也必定会成为广大医学科学研究工作者的良师益友，故欣然为之作序。

编者的话

近年来，医学统计科学发展迅速，如遗传统计、多水平模型、结构方程模型、健康量表等新的统计理论与方法不断涌现，并被应用到医学科研实践中。这些新的统计理论与方法在医学科学研究中的不断拓展应用，要求广大的医学科技工作者在工作中必须学习和掌握这些新知识。所以，怎样使这些新的统计理论与方法易于被广大的医学科技工作者接受和使用，以提高医疗卫生工作质量，成为统计学专家的首要解决的任务。为此，组织编纂一部适合于广大医学科技工作者学习和使用的工具书，成为当前形势之必需。《中华医学统计百科全书》(下文简称"全书")正是基于这样的背景而孕育产生的。

编纂"全书"的想法一经提出，就得到了国内高等医学院校和科研院所的统计学专家们的赞同。专家们云集一堂，进行商讨，达成共识——要集全国高等医学院校和科研院所的统计学专家之力，编纂出一部内容全面、概念精确、表述完整、接近世界医学统计学先进水平、编辑形式简洁的大型医学统计学工具书。2008 年，"全书"开始酝酿筹备，几经讨论，搭成框架条目，确定编写格式，并开始全面着手编写，终于于 2011 年初编纂出初稿。值得欣喜的是，在中国统计出版社的大力支持下，"全书"项目先后成功申报了国家出版基金(项目编号 2011C_2－003)和全国统计科学研究(计划)课题(立项编号 2011LY080)，皆荣获批准。有了国家出版基金和全国统计科学研究(计划)课题的支持，"全书"的编纂工作如虎添翼，更上台阶。

通过国内外数十所大学、医学院校与医学科研院所近百位统计学专家教授的共同努力，"全书"终于能够付梓成册，得以与广大读者见面，编者倍感欣慰。"全书"既全面介绍了医学统计学的基本理论、基本知识与方法，又介绍了大量新的统计理论与方法，对生物医学统计的传统方法及最新进展进行了全面梳理，同时还改变了目前医学统计著述中普遍存在的统计方法或指标之间缺乏相互联系，过于分散与单一的现象。这就形成了"全书"的特点：全面、系统、实用、前沿。

"全书"共 8 个分册：描述性统计分册、单变量推断统计分册、多元统计分册、非参数统计分册、管理与健康统计分册、医学研究与临床统计设计分册、健康测量分册、遗传统计分册，均由著名高校医学统计学教授担纲主编，同时聘请国内外知名医学统计教授担任顾问。可谓举全国名校之力，集百家精英之长。在编写过程中，专家们严谨认真，精益求精，在注重科学性、知识性、先进性、可读性的前提下，紧紧把握医学科学研究与医疗卫生工作的特殊性和复杂性，精心研究论证各种统计理论与方法在医学领域的适用性与应用条件。为了便于读者学习和理解应用，书中不仅有理论分析，还提供了实例运用，并把计算机软件程序应用于其中，对统计方法或体系的科学性与可行性进行检验，使统计理论与医学实际得到紧密结合。在每一分册的内容安排上，遵循从简单到复杂、从一般到先进、从传统到前沿的原则，使各分册在内容上既相互衔接补充，融为一体，又能各自独立成册。为方便读者查阅，书中各条目层次分明，结构严谨，醒目易读，是广大医学科学工作者学习和使用、案头必备的大型医学统计工具用书。

“全书”在编写过程中，引用了相关专著及教材的部分资料，在此对引用资料的原作者表示衷心感谢！引用资料中多数已在书中注出，也有部分没有一一注出，对于没有注出的部分，在此敬请原作者给予谅解！中国统计出版社教材编辑部和滨州医学院的领导及同仁们为“全书”的编辑和出版付出了大量心血，在此致以诚挚感谢！

由于编者水平有限，书中难免会存在错误和不足之处，恳请广大读者提出宝贵意见。

最后，感谢您学习和使用“全书”，希望它能使您开卷有益。

总主编　徐天和

前 言

《描述性统计分册》作为《中华医学统计百科全书》诸分册之一，主要介绍了有关描述性统计的基本知识与基本理论。描述性统计是统计学的重要组成部分，是统计数据处理的基础。它主要研究在收集、整理数据的基础上，如何选择和利用图形、表格及相应的统计指标对数据的特征进行统计描述。

随着医学研究在广度和深度上的迅猛发展，广大读者对医学统计学提出的要求也越来越高，单就统计描述而言，所涉及的内容也越来越丰富和广泛，读者们也亟需了解和掌握大量的统计描述方法以应用于医学科研工作。在《描述性统计分册》的编纂中，我们以此为指导，尽量全面地收集编写了描述性统计的内容，以完整反映描述统计的全貌。因此，该分册既包括常用的描述性统计指标、常见的概率分布、统计资料的类型、数据的预处理等内容，又包括描述性统计所涉及到的概率论与数理统计学的有关基本概念和基本知识，同时在书中还介绍了进行统计描述时如何根据分析目的和数据资料的类型来选择恰当的统计量、统计图和统计表等，以满足读者的多方面需要。

《描述性统计分册》与《中华医学统计百科全书》其他分册一样，采用条目形式编写，内容安排上循序渐进，前后呼应，结构合理，层次清楚，便于读者查阅和阅读。整个分册以介绍基本概念、基本理论、计算方法为主，同时还辅以必要的应用实例，使统计理论与实践案例得以结合，既便于检索，又易于理解和掌握，因此具有更强的实用性。

鉴于水平所限，时间又较为仓促，尽管全体编者严肃认真，尽心竭力，书中之缺点错误仍在所难免，敬请广大读者给予批评指正。

田考聪

2011 年 10 月

目　录

医学统计学

医学统计学(medical statistics)是运用统计学原理与方法研究医学现象数字资料的搜集、整理、分析与推断的一门学科。统计学以数量说明事物的本质和发展规律,是认识社会现象与自然现象的重要工具,是一门应用性很强的学科。统计研究的特点是在质与量的辩证统一中研究现象和过程的数量表现,并以数量反映质的特征。其目的在于取得真实有效的科学结论,并通过搜集、归纳、分析和解释大量数据来完成这一使命。由于事物的数量表现既受本质规律的制约,又受许多偶然因素的影响,往往这些偶然因素(不确定性)掩盖了必然性,妨碍了对事物本质的认识。在医学现象中,人体、生物体以及与人体有关的各种社会、自然现象更是千差万别,具有广泛的变异性,因而有必要运用统计方法这一工具透过偶然现象来探测其规律性。因此,有学者认为统计学是处理资料中变异性的一门科学。

一些杰出的统计学家从 19 世纪 20 年代开始创立了概率论、数理统计基础,包括参数估计、假设检验、相关与回归分析、抽样理论等;近代的非参数方法、多元分析、数学模型等大大丰富了医学统计学的研究方法,使得医学统计学作为一门新兴的应用学科而建立起来。特别是计算机技术的高速发展,为医学研究在空间(因素或变量空间)广度上(横向发展)和时间深度上(纵向发展)提供了有力的工具,使复杂的运算得以实现,多因素分析得以开展,能方便地进行大量的信息储存与检索、模拟抽样等。近几年来,不少多元分析的计算程序相继问世,并形成软件包,更是加快了分析的速度,拓宽了应用范围。我国统计学家创立的秩和比法、交叉积差法等方法也丰富了统计方法的内容。此外,模糊数学、灰色理论及运筹学等又为定量研究提供了思路。

医学统计学的形成与发展,与自然科学、社会科学有着密切的联系,如数学、物理学、生物学、医学、系统科学、环境科学、社会学、心理学和计算机科学等。同时,医学统计学的发展又成为促进其他学科发展的有力工具。例如,统计推断的思维逻辑与合理的统计设计、统计分析方法的引入,使流行病学中的描述流行病学、实验流行病学、理论流行病学以及临床流行病学(DME)等有了丰富的内涵和方法学基础。

医学统计学的基本内容包括实验设计和数据处理两大部分,主要有以下几方面:

1 统计研究设计

医学研究在作调查设计与实验设计时,除了从专业上考虑外,还必须根据统计学要求进行周密设计,以保证实验结果的准确性、可靠性、严密性和可重复性。一个好的设计可以用较少的人力、物力和时间取得丰富而可靠的资料。例如一项研究课题,当其研究目标确立之后，统计设计就是从研究的部署、实施，直到实验结果的解释，进行系统安排，这是实现研究目标的重要前提和保障。主要的设计方案有：配对设计、完全随机设计、随机区组设计、交叉设计、析因设计、拉丁方设计、正交设计、序贯设计、均匀设计、系统分组设计等。此外从专业角度出发，分为临床试验、现场试验、动物实验设计等。

2 统计描述

统计描述是数据处理的必经之途。利用统计指标及统计表、图描述资料的某些特征，为进一步作统计推断奠定基础。通常是根据科研设计获得的数据，按照明确的统计工作步骤，进行数据预处理。按分类变量、数值变量分别计算有关的样本统计量。如均数、标准差、比、率、危险度等指标来描述资料的某些特征。

3 单变量统计推断

统计分析的目的是由样本对总体的性质、特征和规律进行估计和推断。因此，统计学的主体是统计推断，包括总体参数估计和假设检验两大部分。它是根据研究目的和资料性质，利用样本统计量及其分布规律对总体特征或性质进行估计或推断的统计方法。常用的单变量统计推断方法有总体参数的点估计、区间估计、t 检验、F 检验、χ^2 检验、U 检验、非参数检验等。

4 多变量统计分析

由于医学现象的发生、发展和变化是多种因素在一定条件下相互影响、相互制约而产生的综合效应。为了充分利用医学资料众多因素的综合信息，分析健康状况及疾病的发生、变化、转归、预后等内在联系的客观规律，作出科学的符合实际的结论，需要运用涉及多个变量的统计分析方法——多元统计分析。其主要内容包括：多元线性回归、逐步回归、判别分析、聚类分析、主成分分析、因子分析、典型相关分析、Cox 回归、logistic 回归等。

5 预测与综合评价

在疾病防治过程中，经常需要进行多种检测结果的综合评定、选择治疗方案、进行效果预测预报等。医学统计学提供了必要的方法与手段，主要包括：时间序列模型、线性回归预测、灰色预测、先验信息条件下的统计决策、序贯决策、后验信息的统计决策、统计质量管理、综合指数评价、灰色系统法及 Meta 分析等。

21 世纪是高度发达的信息时代，医学科学的发展对统计方法会有更高的要求。在病因学探讨、临床效果及方法学评价、健康与疾病的预测等方面都需要医学统计学的介入。通过信息库与应用软件，提供可靠的基础数据，利用统计方法对信息进行加工、提炼，排除和减弱偶然因素的干扰，显示和突出事物的本质，为推断与决策提供可靠的统计信息。总之，在新的世纪里，医学统计学的应用领域将更加广阔，与医学实际的联系将更为紧密。

（田考聪　周燕荣）

概　　率

概率(probability):是概率论最基本的概念之一,直观意义是描述随机事件发生的可能性大小的度量。

概率的严密数学定义:设(Ω,F)是可测空间,对每一集$A\in F$,定义实值集合函数P,它满足如下3个条件:① 对每一$A\in F$有$0\leqslant P(A)\leqslant 1$(非负性);② 对必然事件$\Omega$,$P(\Omega)=1$(规范性);③ 对任意$A_i\in F, A_i\cap A_j=\phi, i\neq j$恒有$P(\bigcup_{i=1}^{\infty}A_i)=\sum_{i=1}^{\infty}P(A_i)$(可列可加性),则称实值集函数$P$为$(\Omega,F)$上的概率,$P(A)$就称为事件$A$的概率。

概率的古典定义:如果一个试验满足:①试验只有有限个基本结果;②试验的每个基本结果出现的可能性是一样的。这样的试验,称为古典试验。对于古典试验中的随机事件A,它的概率定义为:$P(A)=f/n$,n表示该试验中所有可能出现的基本结果的总数,f表示事件A包含的试验基本结果数。这样定义的概率称为古典概率。

概率的统计定义:设在相同条件下,独立重复进行n次试验,事件A出现f次,则称f/n为事件A出现的频率。当n逐渐增大时,频率f/n始终在某一常数P的左右作微小摆动,称P为事件A的概率,记作$P(A)=P$。在许多实际问题中,当概率不易求得时,只要n充分大,可以将频率作为概率的估计值。

在一定条件下,肯定发生的事件称为必然事件,肯定不发生的事件称为不可能事件。可能发生也可能不发生的事件称为随机事件或偶然事件。必然事件的概率等于1,不可能事件的概率等于0,随机事件的概率介于0和1之间。概率越接近1,表示事件发生的可能性越大;概率越接近于0,表示事件发生的可能性越小。统计上的许多结论都是带有概率意义的,如果事件A满足:$P(A)<0.05$或$P(A)<0.01$,则称事件A为小概率事件,表示事件A发生的可能性很小。

概率运算法则

加法法则:$P(A+B)=P(A)+P(B)-P(AB)$。如A和B互不相容,$P(A+B)=P(A)+P(B)$,这一法则可以推广到有限个互不相容的事件。

乘法法则:在事件A已发生的条件下,事件B发生的概率,就称为事件B的条件概率,记作$P(B\mid A)$。任意两事件A和B同时发生的概率为:

$$P(AB)=P(B)P(A\mid B)$$

$$P(AB)=P(A)P(B \mid A)$$

若 A(或 B)发生与否并不影响 B(或 A)是否发生，则称 A 和 B 相互独立。若 A 与 B 相互独立，则：

$$P(AB)=P(A)P(B)$$

这一法则可推广到有限个相互独立的事件。

全概率公式：若 $A_i \cap A_j=\phi\ (i \neq j)$，$\bigcup_{i=1}^{n} A_i=\Omega$，$P(A_i)>0$，则：

$$P(B)=\sum P(B \mid A_i)P(A_i)$$

Bayes 公式：若 $A_j \cap A_i=\phi\ (i \neq j)$，$\bigcup_{i=1}^{n} A_i=\Omega$，$P(A_i)>0$，则在事件 B 出现的条件下 $P(B)>0$，事件 A_i 出现的概率为：

$$P(A_i \mid B)=\frac{P(A_i)P(BA_i)}{\sum_{i=1}^{n} P(A_i)P(BA_i)}$$

（易　东）

随机变量

随机变量(random variable)：直观意义是在随机试验中被测出的具有一定概率分布的量，它是随机事件的数量化。对随机变量进行描述的重要工具是随机变量的分布。下面给出其用于建立分布理论体系的严密数学定义：设(Ω,F,P)是一个概率空间，对于 $\omega \in \Omega$，$\xi(\omega)$是一个实值的单值函数，若对于任一实数 x，$\{\omega:\xi(\omega)<x\} \in F$ 是一随机事件，则称 $\xi(\omega)$为随机变量，而 $F(x)=P\{\xi(\omega)<x\}$称为 $\xi(\omega)$的分布函数。由定义可看出随机变量 $\xi(\omega)$总是联系着一个概率空间，即服从一定的概率分布。随机变量按其取值形式的不同分为不同的类型，常见的有离散型和连续型两种，均可用分布函数表达随机变量的概率性质。

1　离散型分布

若 ξ 的一切可能取值为 $x_1,x_2,\cdots,x_n,\cdots$，则称 ξ 为离散型随机变量。

如令 $p_n=P(\xi=x_n)(n=1,2,\cdots)$，称 $p_1,p_2,\cdots,p_n,\cdots$为 ξ 的分布列，亦称为 ξ 的概率函数。对离散随机变量，如下列出更为直观：

ξ	x_1	x_2	…	x_n	…
$P(\xi=x_n)$	p_1	p_2	…	p_n	…

例 设小白鼠接受一定剂量的某种毒物处理后，有80%死亡，即每只小白鼠的死亡概率为0.8，生存概率为0.2。若每组各用甲、乙、丙三只小白鼠做实验，则生存数ξ的概率分布为：

生存数ξ	0	1	2	3
$P(\xi=x_n)$	0.512	0.384	0.096	0.008

由分布函数定义，离散型分布函数为：

$$F(x)=\sum_{\xi=0}^{x}p(\xi)$$

于是有：

ξ	0	1	2	3
$F(x)$	0.512	0.896	0.992	1

2 连续型分布

若存在非负函数$f(x)$，$\int_{-\infty}^{+\infty}f(x)dx<\infty$，使随机变量$\xi$取值于任一区间$(a,b)$的概率为：

$$P\{a<\xi<b\}=\int_a^b f(x)dx$$

则称ξ为连续型随机变量。$F(x)=\int_{-\infty}^{x}f(t)dt$ 称为ξ的分布函数。即连续型随机变量的取值充满某一空间，且满足一定的分布规律。这里$f(x)$称为概率密度函数，满足：

$$f(x)>0,\ \int_{-\infty}^{+\infty}f(t)dt=1$$

例如，某市成年男性的血红蛋白量就是一连续型随机变量，其概率密度函数为：

$$f(x)=\frac{1}{1.22\sqrt{2\pi}}e^{-\frac{(x-14.18)^2}{2(1.22)^2}}$$

分布函数为：

$$F(x)=\int_{-\infty}^{x}\frac{1}{1.22\sqrt{2\pi}}e^{-\frac{(t-14.18)^2}{2(1.22)^2}}dt$$

此例中的血红蛋白量服从的是一种正态分布，其中$\overline{X}=14.18$是平均数，$s=1.22$为标准差。常见的离散型分布有二项分布、Poisson 分布、超几何分布等等；连续型分布有正态分布、指数分布等等。

（易　东）

随机变量的数字特征

对随机变量可采用特征参数进行描述，即数字特征（numerical characters）。而常用的有数学期望、方差和矩等等。

数学期望（mathematical expectation）：设有一个含量为 n 的样本，其观察值分别为 $x_1, x_2, \cdots, x_k$，对应的频数为 $f_1, f_2, \cdots, f_k$，则均数为：

$$\overline{X} = \frac{\sum f_i x_i}{\sum f_i} = \sum (x_i) \frac{f_i}{n}, \sum f_i = n \qquad i = 1, 2, \cdots, k$$

当 n 充分大时，频率 f_i/n 接近于概率。受这个加权均数的启发，我们定义散型随机变量 X 的数学期望 $E(X)$ 为：

$$E(X) = \sum XP(X)$$

式中 $\sum P(X)=1$，并要求 $E(X)$ 为一确定的数值。由此可见，数学期望就是总体均数，常简记为 μ。

类似地，对具有密度函数 $f(X)$ 的随机变量，有：

$$\mu = E(X) = \int_{-\infty}^{+\infty} Xf(X)dX$$

这里同样要求 $E(X)$ 为一确定的数值。

方差（variance）：数学期望刻画了随机变量的集中位置，为了刻画它的变异程度，下面定义随机变量的方差。

对于离散型随机变量 X 方差为：

$$V(X) = E[X - E(X)]^2 = \sum (X-\mu)^2 P(X)$$

对于连续型随机变量 X 方差为：

$$V(X) = \int_{-\infty}^{+\infty} (X-\mu)^2 f(X)dX$$

（易　东）

中心极限定理

中心极限定理(central limit theorem):是概率论中讨论随机变量和的分布以正态分布为极限的一组定理。这组定理是数理统计学和误差分析的理论基础,指出了大量随机变量之和近似服从正态分布的条件。它是概率论中最重要的一类定理,有广泛的实际应用背景。在自然界与生产中,一些现象受到许多相互独立的随机因素的影响,如果每个因素所产生的影响都很微小时,总的影响可以看作是服从正态分布的。中心极限定理就是从数学上证明了这一现象。最早的中心极限定理是讨论 n 重伯努利试验中,事件 A 出现的次数渐近于正态分布的问题。

定理 1 独立同分布的中心极限定理

设随机变量序列 $X_1, X_2, \cdots, X_n, \cdots$ 相互独立,服从同一分布,且有期望和方差:

$$E(X_k)=\mu, D(X_k)=\sigma^2>0 \quad k=1,2,\cdots$$

则对于任意实数 x,记

$$\lim_{n\to\infty} P\left(\frac{\sum_{k=1}^{n} X_k - n\mu}{\sqrt{n}\,\sigma} < x\right) = \frac{1}{\sqrt{2\pi}} \int_{-\infty}^{x} e^{-\frac{t^2}{2}} dt$$

$$Y_n = \frac{\sum_{k=1}^{n} X_k - n\mu}{\sqrt{n}\,\sigma}$$

则 Y_n 为 $\sum_{k=1}^{n} X_k$ 的标准化随机变量,$\lim_{n\to\infty} P(Y_n<x)=\Phi(x)$,即 n 足够大时,Y_n 的分布函数近似于标准正态随机变量的分布函数,$Y_n \overset{\text{近似}}{\sim} N(0,1)$。

$$\sum_{k=1}^{n} X_k = \sqrt{n}\sigma Y_n + n\mu \overset{\text{近似}}{\sim} N(n\mu, n\sigma^2)$$

定理 2 李雅普诺夫(Liapunov)定理(不同分布)

设随机变量序列 $X_1, X_2, \cdots, X_n, \cdots$ 相互独立,且有有限的期望和方差,记

$$E(X_k)=\mu_k, D(X_k)=\sigma_k^2>0 \quad k=1,2,\cdots$$

若

$$B_n^2=\sum_{k=1}^{n}D(X_k)=\sum_{k=1}^{n}\sigma_k^2$$

则对于任意实数 x，$\exists\,\delta>0$，$\frac{1}{B_n^{2+\delta}}\sum_{k=1}^{n}E(|X_k-\mu_k|^{2+\delta})\to 0, n\to\infty$

$$\lim_{n\to\infty}P\left(\frac{\sum_{k=1}^{n}X_k-\sum_{k=1}^{n}\mu_k}{B_n}<x\right)=\frac{1}{\sqrt{2\pi}}\int_{-\infty}^{x}e^{-\frac{t^2}{2}}dt=\Phi(x)$$

定理3 德莫佛—拉普拉斯中心极限定理(DeMoivre-Laplace)

设 $Y_n\sim B(n,p)$，$0<p<1$，$n=1,2,\cdots$，则对任一实数 x，有

$$\lim_{n\to\infty}P\left(\frac{Y_n-np}{\sqrt{np(1-p)}}<x\right)=\frac{1}{\sqrt{2\pi}}\int_{-\infty}^{x}e^{-\frac{t^2}{2}}dt$$

即对任意的 $a<b$，

$$\lim_{n\to\infty}P\left(a\leqslant\frac{Y_n-np}{\sqrt{np(1-p)}}<b\right)=\frac{1}{\sqrt{2\pi}}\int_{a}^{b}e^{-\frac{t^2}{2}}dt$$

即 $Y_n\overset{\text{近似}}{\sim}N(np,np(1-p))$。

（易 东）

总 体

总体(population)：是根据研究目的确定的同质的研究对象的全体。更确切地说，是性质相同的所有观察单位某种变量值的集合。例如研究某地某年正常成人的血压值，则研究的对象是该年的正常成人，观查单位是每个人，变量是血压，变量值是测得的血压值，该地该年全部正常成人的血压值就构成一个总体。它的同质基础是同一地区、同一年份、同为正常成人。这里的总体只包括有限个观察单位，称为有限总体。有时总体是设想的如研究高血压患者用某药治疗后的血压，这里总体的同质基础是同为高血压患者，同用某药治疗，包括设想该药治疗的所有高血压患者，其观察单位数显然是不确定的无限的，称为无限总体。医学研究中，很多是无限总体，要直接研究总体的情况是不可能的。即使对有限总体来说，若包括的观察单位数过多，直接研究总体耗费人力、财力也很大，有时也是不可能和不必要的。如成批罐头食品的检验，不可能将所有罐头一一作食

品卫生检查。所以在实际工作中，常常是从其样本的信息来推断总体的性质。

（易　东）

样　本

样本(sample)：是从总体中随机抽取的部分观察单位，其某指标变量实测值构成样本。样本性质的研究是推断总体性质的基础，如在对某地区成年人血压的研究中，可从该地某年的正常成人中，随机抽取一部分人，分别测定其血压值，组成样本，计算样本均数，用来估计该地该年正常成人血压的总体均数。这种方法称为抽样研究，这是一种很常用、极其重要的科学研究方法。要做好抽样研究，必须注意：

(1)样本的可靠性：首先要明确划清总体的同质范围，也就是确定被研究对象的同质基础，包括时间、空间、条件等，如观察某种疫苗预防接种的效果，首先要确定易感人群，接种组和未接种组的界限清楚，未完成全程接种的人如何划分等也要作出规定。

(2)样本的代表性：必须遵循随机抽样的原则，必须保证样本中有足够的观察单位数，即样本含量，或称样本大小。

（易　东）

参　数

参数(parameter)：是用来表示总体分布特征的数字。统计中常用的总体参数有描述总体的中心位置或集中趋势的参数，如总体平均数、中位数和众数等；描述总体分布离散度的参数，如总体标准差、极差和四分位数间距等。研究总体的特征往往是医学统计推断的目的，若能直接观察全部总体的每一部分无疑是最理想的，但事实上是做不到的，主要因为：

(1)总体中的个体数无穷多；

(2)总体随时间和空间不断变化，如某病患者不断增加，其转归情况也不断变化；

(3)研究方法具有破坏性;

(4)用于某项研究的技术力量、设备条件或资金不足等,限制了人们直接了解总体全貌。

故人们只能从总体中抽取一部分具有代表性的样本进行检测,从而对整个总体进行推断,这也是整个概率统计研究的最基本的思路和方法。

(易 东)

统 计 量

统计量(statistic):是我们对样本作了若干次观察后,依据样本观察值构造的反映样本分布特性的一些量。例如,为了解健康成年男子每升血液中白细胞数而进行检测,由所测得的一系列数值算出一个均数,这个均数就是一个"样本统计量"。样本标准差和样本率也是统计量。

从研究总体中抽取部分具有代表性的样本,用样本统计量推断总体参数的方法称为抽样研究。抽样研究有两个目的:其一是估计总体参数;其二是判断某个随机样本是否取自某一预期或假设的总体。它们都是参数与统计量关系研究的主要内容。

(易 东)

误 差

误差(error)是在相同条件下,对同一标本进行重复测定时,出现的测定值的波动和对真值的偏离。根据误差产生的原因及性质可分为系统误差与随机误差两类。

1 系统误差

1.1 概念

系统误差(systematic error)又称系统不确定度,它是指在一定实验条件下,由于某种原因，使测定结果倾向性偏大或偏小而形成的测定误差。

1.2 来源

导致系统误差的原因很多，主要源于以下几个方面：

(1)仪器误差：由于仪器本身的缺陷或没有按规定条件使用仪器，如仪器部件制造不精密，仪器磨损引起精度下降、仪器未经校正，仪器未调整到最佳状态等，而造成的误差。

(2)试剂误差：由试剂不符合要求而造成的误差，如试剂不纯、失效等。

(3)方法误差：由于测量所依据的理论公式本身的近似性，或实验条件不能达到理论公式所规定的要求，或实验方法本身不完善所造成的误差。如两率比较的 χ^2 检验中，样本例数较少时，若不进行连续性校正，其 χ^2 值略偏高，若进行校正，χ^2 值又略偏低。

(4)环境条件误差：因所处的外环境条件不同所引起的误差，如温度、湿度、通风、照明、振动等可对称量、反应、读数、测定物的获取等产生影响。

(5)操作误差：由于操作者操作不符合要求造成的误差。例如，检验者对滴定终点颜色改变的判断有误，或未按仪器使用说明正确操作等所引起的误差。

(6)受试者误差：由受试者引起的误差。表现为：①非均匀误差，是由于抽取的样本结构不能代表总体结构所引起的误差；②分配误差，是对受试者分组时，因组别间受试者的非均衡性而产生的误差。

1.3 表现形式

系统误差主要表现为以下几种形式：

(1)恒定系统误差：表现为测定结果有固定的偏向，若改变测定条件，系统误差的偏向与大小会随之改变。例如，同时用两台仪器 A(经过校正)、B(未经校正)测定同一样品，仪器 B 较仪器 A 测定值倾向性偏大或偏小；如用 A 与 B 分别测定同质的两个样品 a 与 b，然后交换样品再次测定，则 a 与 b 的测定值出现相反方向的变化。

(2)线性系统误差：因测定条件随时间延续发生改变，或测定物本身随时间而发生了改变，出现测定值随测定时间不同而呈现明显的趋向性，表现为测定误差与测定时间存在线性关系。

(3)周期性系统误差：随测定条件周期性改变，误差的大小和方向亦呈现较明显的周期性变化。

(4)非线性系统误差：测定误差随测定时间的变化而呈现某种曲线变化的趋势。

1.4 误差的控制与消除

(1)消除系统误差的根源：根据系统误差来源的不同，采用相应方法。如严格遵循随机化原则；测量前，正确调整和安装仪器、校正仪器；采用符合要求的试剂、防止外界干扰、选择环境条件比较稳定时进行测定、操作者技术培训等。

(2)修正测量的结果：引入校正值或应用回归分析技术校正误差。对于已知的恒定系统误差，可采用修正值进行校正；对于线性系统误差、周期性系统误差、非线性系统误差，找出误差的变化规律，用修正公式或修正曲线对测量结果进行修正；对于未知系统误差，则按随机误差进行处理。

2 随机误差

随机误差(random error)排除系统误差后尚存的,由一系列有关实验因素的微小随机波动引起的误差。该误差不可避免,就每一个个体而言,其值无一定方向和大小,但就误差的总体而言,在理论上呈均值为 0 的正态分布。对于一定条件下的有限次测量,其具有对称、有界、单峰和抵偿性 4 个基本特征。

对称性:绝对值相等的正负误差出现的概率相等;

有界性:在一定测量条件下,随机误差的绝对值不会超过一定的范围;

单峰性:绝对值小的随机误差比绝对值大的随机误差出现的机会多;

补偿性:当测量次数增加到无限多时,随机误差的算术平均值趋于零。

在随机误差中,最重要的是抽样误差。由于生物个体的变异性,随机抽样研究中,由于抽样引起的,表现为样本统计量与总体参数间的差异以及样本统计量之间的差异的抽样误差则不可避免,但可控制与估计。

(钟晓妮)

统计工作步骤

医学统计工作的步骤与其他行业的统计工作的步骤基本相同,一般分为统计设计、收集资料、整理资料和分析资料 4 个步骤。即在周密的统计设计指导下,再按照设计的要求,正确、完整地收集资料、整理资料,从而合理、准确地分析、推断。这4 个步骤虽先后有序,却密不可分,任何步骤的缺陷,都会影响到最后统计分析的结果。

1 统计设计

在医学研究设计中,除了医学专业设计外,还需要对数字资料的收集、整理、分析的方法和过程进行必要的设计,称为统计设计(design of statistics)。医学研究一般分为调查与实验两类,统计设计也相应地分为调查设计与实验设计。由于临床试验研究的对象主要是病人,既不能像实验研究那样进行随机抽样与分组,也很难严格控制非实验因素,因而临床试验设计与一般实验设计有所不同。

统计设计是关系到一项统计工作成败的关键,主要包括下列内容:①明确研究目的;②确定数据的采集范围,如划分观察对象的全体、选定观察指标、确定调查方法等;③规定质量方法等,如校正仪器、统一测量时间和方法、数据记录精度等;④拟定专题调查、调查问卷、登记表格式,如果数据要录入计算机,则要规定数据格式;⑤确定数据的归纳和分组方法;⑥确定统计分析指标和统计分析方法;⑦制定人员培训、组织工作、时间进程、经费预算等。对于以上诸方面,只有经过科学、周密设计,才能以较少的人力、物力和时间,获得准确、可靠的结论。另外提倡在小范围内进行预实验,以便及时发现问题,进一步完善设计方案,为大规模实验积累经验。

2 收集资料

收集资料(collection of data)是按照统计设计的要求采集原始数据的过程。由于原始数据关系到最终统计分析的正确性和可靠性,而且原始数据中有错误很难事后补救,所以对收集资料的每一个环节必须高度重视。因此,这一步骤具有极其重要的意义。

2.1 医学统计资料主要来源于三个方面

(1)统计报表。根据国家规定的报表制度,由医疗卫生机构定期逐级上报。它经常、全面地提供居民健康状况和医疗卫生机构工作的主要数据,为拟定医疗卫生工作计划,检查与总结工作提供科学根据,也给科学研究提供基础资料。但报表项目一般较少,有时不能据以进行深入细致的分析。调查或填报者对调查项目的理解和执行不尽一致,也影响到各单位之间指标的可比性。如各医院对某病的治愈标准不统一,或虽有统一的标准,而医师掌握有宽有严,这样就影响到治愈率的可比性。

(2)医疗卫生工作记录和报告卡,如病历、医疗检验记录及传染病报告卡等。这些资料常会出现漏填、重复和项目填写不清等。要使资料能用于科研分析,必须使医疗卫生人员认识到原始记录正确、完整的重要性,了解每个项目的填写要求,认真填写。

(3)专题调查资料(adhoc data)或预实验。上述两种资料不能满足研究需要时,要组织专题调查或实验研究。专项调查资料是为特定目的而专门收集的资料。

原始资料如残缺不全或不正确,会使整理及分析资料造成困难,甚至得出错误的结论。这种缺陷很难用统计方法弥补。因此除做好调查设计或实验设计外,应在调查和实验过程中及时对资料作出下述检查:①完善性。原始记录是否有遗漏或重复,各项目是否已填全。②正确性。资料是否准确反映实际情况,各项目之间有无矛盾,各数字有无不合理。发现遗漏、重复或错误应立即补充、剔除或改正。

2.2 数据的采集方式

数据的采集方式主要有以下三种:①直接使用测量工具,如磅称、体温表、血压计、血气分析仪等;②主观判断,如常见病诊断、临床疗效评价等;③借助测量仪器进行判断,如阅看 X 光片等。

从数据质量看,直接用仪器测量的数据受主观因素的影响较小,比较可靠。因此,在设计调查项目时应尽量选择测量指标。如果在调查项目中有主观判断的项目,数据采集人要统一判别或评价标准,必要时进行集体培训。

3 整理资料

整理资料(sorting data)是将原始记录按统计的要求进行归纳分组的过程。原始记录经整理后,可以将原始记录转变为有分析价值的数字信息,并且容易显现出隐藏在原始记录中的统计规律。此外,在资料的整理过程中,通过逻辑检查和简单计算,如经过简单的归纳和整理，计算均数、比率等统计指标，这样能够及时发现、更正或剔除错误的原始记录，以保证下一步统计分析的正确性。

3.1 统计归纳

(1)将原始记录按名称排列后汇总到整理表上。例如，根据门诊、巡诊和传染病员登记簿中初诊登记，逐日汇总为初诊人数；根据门诊和传染病员登记簿中诊断登记，逐日汇总各种疾病的发病人数，并记录在初诊病员分类逐日登记表上。

(2)将原始记录按顺序排列后汇总到整理表上。在形式上，该方法与按名称归纳的方法相同，但原始记录不能像“名称”那样严格定义，只有程度、等级的差别。例如治疗结果有“治愈”、“好转”、“无效”、“死亡”、“转院”和“其他”等登记结果，前四种结果只有等级的区别。

(3)当原始记录为连续型变量或散布范围较广的间断变量时，要把数据的三包区间分为若干组段排列在整理表上，然后再分别填入各组的汇总数字。

例 1 比如住院天数，可用划分组段后归纳的方法对某中心医院消化内科 1993 年 1 月出院患者的住院天数汇总得表 1，表 1 又叫做频数表(frequency table)。

表 1 出院患者的住院天数

组 段(日)	人 数	组 段(日)	人 数
0～5	6	35～40	1
5～10	21	40～45	1
10～15	14	45～50	5
15～20	13	50～55	1
20～25	6	55～60	3
25～30	2	60 以上	3
30～35	3	合计	79

3.2 统计分组

统计分组是根据研究目的将原始记录按对比因素分组后再进行统计归纳。常用的对比因素有单位间的对比、地区间的对比、不同时间的对比、实验组和对照组的对比等。

例 2 将新兵营战士分两组，一组采用科学训练法，另一组采用常规训练法，并逐人登记训练伤发生情况。分组后按有无发生训练伤归纳，得分组整理为表 2。

表 2 新兵训练伤发生人数分组整理表 单位：例

分 组	发生训练伤	未发生训练伤	合 计
科学法	23	149	172
常规法	22	61	83
合 计	45	210	255

例 3 比较某中心医院消化内科 1993 年 1～3 月出院患者的治疗结果，按月份分组后将治疗结果按顺序排列归纳，得到表 3。

表 3 1～3 月份出院患者的治疗结果 单位:例

月份	治愈	好转	无效	死亡	合计
1	52	21	2	4	79
2	29	13	3	2	47
3	38	10	1	3	52
合计	119	44	6	9	178

3.3 归组方法

(1)分类计数法:适用于卡片登记资料的分组归纳,如将医院住院卡片按疾病编码分别排放,最后分别清点各组卡片数得到各种疾病的住院人数。

(2)划记计数法:适用于表格式登记资料的分组归纳,如根据训练伤登记表,将发生训练伤的人员逐一划记在表 4 中,最后根据各组的观察人数整理成表 2。

表 4 新兵营训练伤划记计数

分组	划记号计数	合计
科学法	正正正正下	23
常规法	正正正正丅	22

(3)频数表法:主要用于连续型数据和散布范围广的间断型数据的归纳。频数表本身不包含对比分组因素,如果原始记录需要分组归纳,要分别制作频数表。频数表不仅是数据的归纳整理表,在统计分析中也有重要作用,是常用的一种统计数据的表达形式(详见“频数分布”条目)。

(4)计算机汇总:适用于记录项目多、汇总归纳复杂的数据整理工作。例如,对医院病案首页项目的汇总,可作为汇总因素的有科室名称、患者身份、疾病名称、病情等,根据统计分析要求,可以有许多种分组方式。以住院天数的分析为例,可以按科室分组,也可以按疾病名称分组,亦可以按疾病名称和病情进行两因素交叉分组。因此,用手工分组归纳有很大难度,必须借助计算机。用计算机汇总常用的软件为数据库软件,如 Epidata、Fox Pro、VB 等。此外,亦有对特定资料汇总整理的专用软件,如医院病案首页汇总软件、SAS、SPSS 统计软件等。

4 分析资料

分析资料(analysis of data)是在分组的基础上,计算有关统计指标,然后结合各专业的研究背景和业务知识对统计指标的大小和差别做出合理的分析、解释。

分析资料主要有以下三个步骤:

(1)选择正确的统计指标。这里最主要的判别标准就是要根据资料的具体分布情况来正确选择,使计算的统计指标能反映出该资料的特征。如对表 1 的统计资料计算平均住院天数应选择中位数,表 2 的资料比较两组的差别需计算训练伤发生率。关于统计指标详见后面条目。

(2)为便于分析和比较，可将分组计算后的统计指标列在统计表内或作统计图(详见后面条目)。

(3)对经常性资料和普查资料，可直接比较统计指标的大小和组间差别，并做出合理的分析和解释。如果是根据抽样调查资料推论全体观察对象的特征，则需要估计统计指标的抽样误差，并对组间差别作假设检验，有关统计方法将在以后条目介绍。

医学研究的最终目的是通过样本的信息去推断总体的情况，包括两个重要领域：一是参数估计，即用样本统计量来估计总体中相应的参数；二是假设检验，即依据资料性质和所需解决的问题，建立统计假设，然后采用适当的检验方法，根据样本是否支持所作的假设，来决定该假设应当拒绝或不拒绝。

(伍亚舟)

统计资料类型

统计资料(statistical data)一般分为数值资料和分类资料两大类，正确区分统计资料的类型是正确选用统计分析方法的首要前提。无论采用何种方式收集资料，都要先确定观察单位，也称个体，它可以是一个人、一个家庭、一个地区、一个样品、一个采集点等；然后对每个观察单位的某项特征进行测量和观察，这种特征能表现观察单位的变异性，称为变量(variable)或指标，它是确定资料类型的重要依据。对变量的测得值称为变量值(value of variable)或观察值(observed value)，变量的取值若是连续的称为连续变量(continuous variable)，若是离散的称为离散变量(discrete variable)。

例如，以人为观察单位调查某地某年 7 岁正常儿童的生长发育状况，性别、身高、体重等都可视为变量，性别有男有女，身高可高可矮，体重可轻可重，不同个体不尽相同，这种个体间的差异称为变异(variation)，变异是宇宙事物的个体反映，在生物学和医学现象中尤为重要，它使统计学有特殊用武之地。这些变异来源于一些已知的或未知的，甚至是某些不可控制的因素所导致的随机误差。变量的观察结果可以是定性的，例如属男属女；也可以是定量的，例如身高的厘米数；甚至可以是半定量的，如病情的轻、中、重。

按观察值(变量值)的定量或是定性的，可将统计资料分为数值资料和分类资料。数值资料(numerical data)是指其指标的观察结果是定量的；分类资料(categorical data)是指其指标的观察值或变量值是定性的，表现为互不相容的类别或属性，有无序分类资料(定性资料)和有序分类资料(等级资料)两种情况。

(伍亚舟)

定量资料

定量资料(quantitative data)又称计量资料(measurement data),或数值变量(numerical variable),为测定每个观察单位某项指标量的大小,经整理后而获得的资料。其变量值是定量的,表现为数值大小,一般有度量衡单位。其特征是每个观察对象都对应一个定量的观察值。如调查某地某年 7 岁正常男童的身体发育状况,以人为观察单位,每个人的身高(cm)、体重(kg)、血压(kPa)、坐高指数(%,坐高/身高)等均为定量资料。

对于定量资料,其常用的统计处理方法有:统计描述法、总体均数的估计和假设检验、方差分析方法、回归与相关分析等。

(伍亚舟)

定性资料

定性资料(qualitative data),又称计数资料(enumeration data),或无序分类资料(unordered categorical data),为将观察单位按某种属性或类别分组计数,分组汇总各组观察单位数后得到的资料。其变量值是定性的,表现为互不相容的属性,例如性别的男女,试验结果的阳性阴性,家族史的有无等。

定性资料分两种情形:

1　二项分类

如检查某小学学生大便中的蛔虫,以每个学生为观察单位,结果可报告为蛔虫卵阴性或阳性;又如观察某药治疗某病患者的疗效,以每个患者为观察单位,结果可归纳为治愈与未愈两类。两类间相互对立,互不相容。

2　多项分类

如观察某人群的血型分布,以人为观察单位,结果可分为 A 型、B 型、AB 型与 O 型,为互不相容的 4 个类别。

此类资料常用统计描述法、二项分布及 χ^2 检验等方法进行统计处理。

（伍亚舟）

等级资料

等级资料(ranked data)，又称半定量资料(semi-quantitative data)或有序分类的分类资料(ordinal categorical data)，为将观察单位按某个指标量的大小分成等级或按某种属性的不同程度分成等级后分组计数，分类汇总各组观察单位数后而得到的资料。其变量值具有半定量性质，表现为等级大小或属性程度，如观察某人群某血清反应，以人为观察单位，根据反应强度，结果可分－、＋－、＋、＋＋四级；又如观察用某药治疗某病患者的疗效，以每名患者为观察单位，结果可分为治愈、显效、好转、无效四级等。

有序分类资料的分析，应先按等级顺序，分类汇总，计观察单位数，编制等级资料的频数表。对于此类资料常用秩和检验、等级相关等方法进行统计处理。

实际上，资料类型的划分，是根据研究指标性质确定的，而统计分析方法的选用，又是与资料类型密切联系的。在资料分析过程中，根据需要在有关专业理论指导下，各类资料间可以互相转化，以满足不同统计分析方法的要求。

例如表 1，如以人为观察单位观察某人群血红蛋白(g/dl)，属计量资料；若定义血红蛋白＜6g/dl 者为重度贫血，6～9g/dl 为中度贫血，9～12g/dl 为轻度贫血，12～16g/dl 为正常，＞16g/dl 为血红蛋白增高，如此划分后分别按各等级清点人数，汇总后可转化为等级资料；若进一步根据医学专业理论，定义血红蛋白在 12～16g/dl 为正常，其余为异常，按“正常”与“异常”两种属性分别清点人数，汇总后可转化为计数资料。

表 1 资料间的相互转换

血红蛋白(g/dl)	等级	计数
＜6	重度贫血	异常
6～9	中度贫血	异常
9～12	轻度贫血	异常
12～16	血红蛋白正常	正常
＞16	血红蛋白增高	异常

以上的例子是先获取计量资料后向等级资料或计数资料的转化，只要能在专业理论的支持下，确定不同属性或不同等级的数量界限，这种转化是不难实现的，这提示我们在研究设计中，对于能测量的指标，尽可能设计为定量指标，这将为分析中的资料转化带来方便；另一方面，对于那些原本为计数或等级的资料，在资料分析过程中，为满足某些统计分析方法的要求（如各类回归分析的要求），有时要在有关理论和实践的指导下设法转化为计量资料，称为资料或指标的量化。

分类资料

分类资料(categorical data)是指其指标的观测值或变量值是定性的，表现为互不相容的类别或属性，主要有两种情况：

1 无序分类资料

无序分类资料包括：二项分类和多项分类。如检查某小学学生大便中的蛔虫卵，以每个学生为观察单位，结果可以是蛔虫卵阳性或阴性；又如观察用某药治疗某病患者的治疗结果，以每个患者为观察单位，结果分为治愈与未治愈两类，且这两类间互相对立。上述分类资料为二项分类。当我们观察某人群的血型，以人为观察单位，结果分为 A 型、B 型、AB 型与 OA 型，为互不相容的多个类别。此类资料为多项分类。无序分类变量的分析，应先分类汇总，计观察单位数，编制分类资料的频数表，以称计数资料。此类资料常用统计描述法、二项分别及 χ^2（卡方）检验等方法进行统计推断处理。

2 有序分类资料

有序分类资料的各类之间有程度的差别，给人以“半定量”的概念，亦称等级资料。其变量值具有半定量性质，表现为等级大小或属性程度，如观察某人群某血清反应，以人为观察单位，根据反应强度，结果可分－、＋－、＋、＋＋四级；又如观察用某药治疗某病患者的疗效，以每名患者为观察单位，结果可分为治愈、显效、好转、无效四级等。

有序分类资料的分析，应先按等级顺序，分类汇总，计观察单位数，编制等级资料的频数表。对于此类资料常用秩和检验、等级相关等方法进行统计推断处理。

在资料的具体分析中，有时根据分析需要，各类变量可以相互转化。如人为观察单位某人群成年男子的血红蛋白(g/L)，属数值变量；若按血红蛋白正常与异常分为两类，可按二项分类的变量处理；若按血红蛋白的多少分为五个等级：重度贫血、中度贫血、轻度贫血、正常、血红蛋白增高，这时可按等级变量处理。有时亦可将变量数值化，如将多项的治疗结果转化为评分，分别用0，1，2，…表示，则可以按数值变量处理。

分类表即为分类资料频数表。即对其观察结果的统计处理，应先按分析要求，分类汇总观察单位数，即频数，用统计表列出，即为分类资料频数表，见表1。分类资料频数表还可以用统计图形式进行描述，图1即为分类资料频数图。

表1 每家某病患者数

每家患者数	0	1	2	3	4	5	合计
家庭数	20	80	40	50	10	10	210

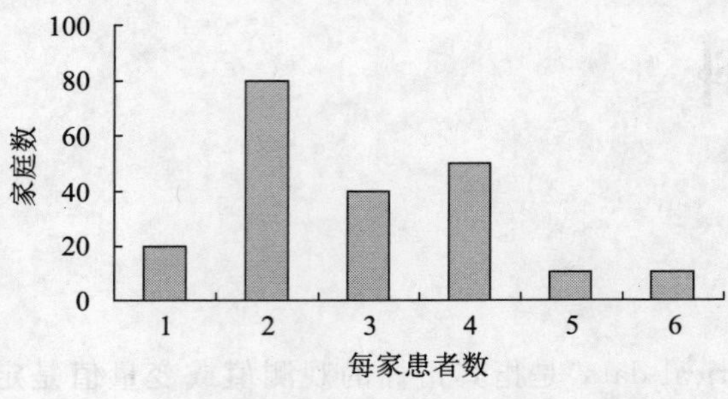

图1 分类资料频数图

（伍亚舟）

未检出值的估计

由于受到仪器或方法检测能力的限制，当被测量物浓度或含量低于可能检测的最低浓度或含量时，就不能测得其确切数值，这种不确定浓度或含量常被报告为"未检出值(nonmeasured values)"。

未检出值是按一定频率分布在零值和检测下限值之间的一群不确定量，它总是与特定的仪器或方法相联系的。在数据的预处理时，不能机械地将未检出值当作零值或检测下限值处理，应根据具体资料对未检出值作出合理估计。估计未检出值的统计方法都是在假定未检出值近似遵从某种特定分布的基础上提出的。

1 均匀分布法

均匀分布法是把未检出值在零值和检测下限区间的频数分布近似看作均匀分布而提出的一种估计未检出值的方法。其优点是简单方便，其缺点是当未检出值频数较多或不遵从均匀分布时，估计有一定偏差，故适用于未检出值甚少时。未检出值的计算公式为：

$$x_0 = \frac{1}{2} x_1 \qquad (1)$$

式(1)中，x_0 为未检出值的估计值，x_1 为检测下限值。

例 某实验室用放射免疫法测定了93例正常人血清中促甲状腺激素的浓度，测定结果见表1。本例检测下限值为1ppm，未检出值可近似估计为：

$$x_0 = 1/2 \times 1.0 = 0.5(\text{ppm})$$

未检出值总测量值可计算为：0.5×13＝6.5 (ppm)

表1 93例正常人血清促甲状腺浓度测定结果 单位：ppm

测定值 x	频数 f	测定值 x	频数 f	测定值 x	频数 f
<1.0	13	2.0	2	3.1	2
1.0	6	2.1	2	3.2	1
1.1	5	2.2	4	3.3	1
1.2	7	2.3	2	3.3	1
1.3	4	2.4	4	3.8	1
1.4	5	2.5	2	4.0	1
1.5	4	2.6	2	4.1	2
1.6	4	2.7	3	4.2	1
1.7	1	2.8	3	5.9	1
1.8	2	2.9	2	6.4	1
1.9	2	3.0	1	6.9	1

2 四点平均法

四点平均法是由我国统计学家田凤调先生提出，适用于资料全部数据(包括未检出值)呈正态分布或对数正态分布的情况。其原理是根据正态概率单位(probit)转换法使累积正态概率曲线直线化。利用四点对应坐标内插而求得未检出值的估计值。

当已知资料符合正态分布时，用均匀分布法估计的左尾未检出值偏低，这是由于在零值和检测下限区间内未检出值的概率分布曲线不呈均匀分布，而是呈缓慢递增趋势的缘故。这时可以选用四点平均法。现仍以例1的资料说明四点平均法的计算过程。

(1)用秩次概率单位转换，选定并计算4个最低值坐标：若原始测定值符合正态分布，首先选定4个最低值，令未检出值为 x_0，检出值依次排列为 x_1、x_2、x_3。若原始测定值符合对数正态分布，则令未检出值的对数值 $\ln x_0$ 为 s_0，检出值的对数值依次排列为 s_1、s_2、s_3。将各 x_i 或 s_i 值对应的累积频数秩次范围取平均秩次。计算各平均秩次占全部数据总秩次 n 的百分比，并将其换算为概率单位 y 或 Y。最后得到四点坐标分别为 (x_0, y_0)、(x_1, y_1)、(x_2, y_2)、(x_3, y_3)。若为对数正态分布，则 $\ln x_i$ 记为 s_i，y_i 记为 Y_i。

(2)按式(2)计算未检出值的估计值 x_0 或 s_0：

$$x_0=\frac{x_2+x_3}{2}-\frac{x_3-x_1}{y_3-y_1}\times\frac{y_2+y_3-2y_0}{2} \tag{2}$$

若为对数正态分布，则将式(2)中的 x_i 和 y_i 换为 $s_i=\ln x_i$ 和 Y_i 即可。例 1 的资料为对数正态分布资料，经秩次转换后可得表 2 数据。

表 2　用四点平均法估算正常人血清促甲状腺素的未检出值

最低测定值 x_i	$\ln x_i$	频数 f	累积频数 $\sum f$	秩次 R	平均秩次 $\bar{R}$	$\bar{R}/n$	概率单位
x_0	s_0	13	13	1～13	7	7.5	3.5596
1.0	s_1(0.0000)	6	19	14～19	16.5	17.7	4.0730
1.1	s_2(0.0953)	5	24	20～24	22	23.7	4.2840
1.2	s_3(0.1823)	7	31	25～31	28	30.1	4.4785

将表 2 数据代入式(2)，可得未检出值的估计值为：

$$s_0=\frac{0.0953+0.1823}{2}-\frac{0.1823-0}{4.4785-4.0730}\times\frac{4.2840+4.4785-2\times3.5596}{2}=-0.2306$$

将 s_0 还原为其真数，$x_0=\ln^{-1}(-0.2306)=0.7941$(ppm)。

由结果亦可看出对数正态分布资料用均匀分布法估计值 0.5(ppm)比四点平均法估计值 0.79(ppm)偏低 0.29(ppm)。

3　曲线拟合法

曲线拟合法适用于测定值呈任何分布的情况，故适用范围广，但根据资料的频数分布选择适当的曲线类型则有一定难度。此类方法一般均需借助于检出值的部份频数分布特征用以鉴别分布类型。国内曾有人提出用抛物线拟合法估计任何分布类型的未检出值，获得较准确的估计值。读者可参阅有关文献试行之。

（王润华）

异常数据的发现与处理

异常数据(abnormal data)在未明确属异常之前,通常称为离群值(separating value from group)。离群值是指在一组测定值中,明显偏离测定值群体的过大或过小值。这种过度偏离的数据会使研究者认为出现了异常情况或发生错误,从而引起警惕和怀疑。离群值可能是测定结果随机波动的极值,也可能是与群体测定值非属同质总体的异常值或错误。当资料中出现离群数据时,应首先反复检查核对,寻找其产生的原因。如果经反复测试确系由实验技术失误或仪器状态失常所致,或确属错误,则不管这样的测定值偏离大小,均应视为异常值予以舍弃或纠正。若一时难以找到确切原因,就不能随意舍弃。这时可采用下述统计检验方法加以推断并另行慎重分析。

在一组等精度的测定数据中,大误差值出现的概率是很小的。正态分布的小概率事件原理是统计检验离群值的理论依据。将事先给定的一个小概率事件临界点作为随机因素影响的最大波动范围,凡测定偏差超出临界值的离群值,都被认为是异常值而另作分析,反之则应视为极值而予以保留。

对离群值进行统计推断的方法有多种,由于各种方法的假定条件不同,临界值也不同。常用的方法有:① Paùта 法;② Grubbs 法;③Chauvenet 法;④Smirnov 法;⑤学生 t 分布检验法;⑥ Dixon 法。经模拟检验,一般认为以 Grubbs 法效果最好。

1 拉依达检验法

拉依达(Paùта)检验法的基本原理是:若离群值 x_m 与全部测定数据(包括离群值)的均数 x 之差的绝对值超过了全部测定数据标准差 s 的 3 倍,即

$$|x_m-\overline{x}|>3s \tag{1}$$

则认为 x_m 属异常值。该方法计算简单,不须查工具表。当测定数据较多而且要求精度不高时可以采用。其缺点是当 $n<30$ 时,犯Ⅱ类错误概率较大,若测定值个数过少(如 $n\leqslant10$)时,这种方法便不能应用。

例 1 某实验室对冻干标准样品的总蛋白作日间精密度测定,连续测定 20 天,测定结果列于表 1。试判断最大值 61(g/L)是否为异常值。

解:(a) 先计算 20 个测定值的均值 $\overline{x}$ 与标准差 s:

$$\overline{x}=(58\times4+59\times9+60\times6+61)/20=59.2$$

$$s=\sqrt{[582\times4+592\times9+602\times6+612-(58\times4+59\times9+60\times6+61)2/20]/(20-1)}$$
$$=0.83$$

表 1　标准样品总蛋白的 20 次测定结果　　单位：g/L

测定值 x_i	频数 f
58	4
59	9
60	6
61	1

(b)分别计算 $|x_m-\bar{x}|$ 和 $3s$：

$$|x_m-\bar{x}|=|61-59.2|=1.8$$

$$3s=3\times 0.83=2.49$$

(c)比较 $|x_m-\bar{x}|$ 和 $3s$，作出判断：

因 1.8＜2.49，故将最大检测值 61 判属极大值而予以保留。

2　Grubbs 检验法，Chauvenet 检验法和 Smirnov 检验法

这三种方法的计算公式相同，仅判断用临界值不同，只适用于正态分布资料。计算步骤如下：

(1)计算全部 n 个观察值(包括离群值 x_m)的均数 $\bar{x}$ 与标准差 s，并按下式计算 T 值：

$$T_m=(x_m-\bar{x})/s \tag{2}$$

(2) 查 $T_{(\alpha,n)}$ 临界值表作出判断。表 2 中所列为对应不同 n 和三种方法的临界值 $T_{(\alpha,n)}$。α 为第Ⅰ类错误的概率，n 为全观察值个数。若结果是 $T_m<T_{(\alpha,n)}$，则 x_m 不能被视为异常值，而当作极值处理；如 $T_m\geq T_{(\alpha,n)}$，则 x_m 可被看作异常值而另作分析。

表 2　统计检验离群值用 $T_{(\alpha,n)}$ 临界值表

n	Grubbs 法 (α=0.05)	Chauvenet 法 (α=1/2n)	Smirnov 法 (α=0.05)	n	Grubbs 法 (α=0.05)	Chauvenet 法 (α=1/2n)	Smirnov 法 (α=0.05)
6	1.82	1.73	1.996	18	2.50	2.20	2.577
7	1.94	1.79	2.093	19	2.53	2.22	2.600
8	2.03	1.86	2.172	20	2.56	2.24	2.623
9	2.11	1.92	2.237	25	2.66	2.33	2.717
10	2.18	1.96	2.294	30	2.75	2.39	
11	2.23	2.00	2.343	35	2.82	2.45	
12	2.29	2.04	2.387	40	2.87	2.50	
13	2.33	2.07	2.429	50	2.96	2.58	
14	2.37	2.10	2.461	60	3.03	2.64	
15	2.41	2.13	2.493	80	3.14	2.74	
16	2.44	2.16	2.523	100	3.21	2.81	
17	2.47	2.18	2.551				

(3) 若可疑离群值不止一个，则先判断离均差绝对值最大的一个，如视为异常值，则暂行舍去重新计算 $n-1$ 个数据的 $\bar{x}$ 与 s，仍按(1)和(2)的步骤进行判断，直到没有异常值为止。现对例 1 中的离群值 61(g/L)进行检验判断。按式(2)计算 T_m 值：

$$T_m = (61 - 59.2)/0.83 = 2.17$$

经查表 2，三种方法结论一致，离群值 61 应视作极大值予以保留。

例 2 某实验室对一健康男子的血红蛋白含量重复测定了 10 次，结果为：134，138，142，138，140，136，136，135，136，155(g/L)，试检验测定值 134 和 155 是否为异常值。

经计算，10 个测定值的均数 $\bar{x}=139.0$，标准差 $s=6.11$。

$$T_{\min} = |134 - 139.0|/6.11 = 0.82$$

$$T_{\max} = |155 - 139.0|/6.11 = 2.62$$

经查表 2，判断 134 为极小值，155 为异常值。

3 狄克松检验法

如果将一组 n 个测定值从小到大排列后，离群值总是位于测定值序列的两端，即为 x_1 和 x_n，用狄克松法检验 x_1 与 x_n 时，分别用不同的计算式(见表 3)。以统计量 γ 值的大小查相应显著性检验水准 α 和测定值个数 n 相对应的临界值 $\gamma_{(\alpha,n)}$，作出判断。若 $\gamma > \gamma_{(\alpha,n)}$，可将被检验的离群值作为异常值看待，否则视为极值。

表 3 Dixon 检验的统计量 γ 和临界值表

n	统计量 γ (上)检验 x (下)检验 x_1	$\alpha=0.05$	$\alpha=0.01$
3	$\gamma=\dfrac{x_n-x_{n-1}}{x_n-x_1}$	0.941	0.988
4		0.765	0.889
5		0.642	0.780
6	$\gamma=\dfrac{x_2-x_1}{x_n-x_1}$	0.560	0.698
7		0.507	0.637
8	$\gamma=\dfrac{x_n-x_{n-1}}{x_n-x_2}$	0.554	0.683
9		0.512	0.635
10	$\gamma=\dfrac{x_2-x_1}{x_{n-1}-x_1}$	0.447	0.597
11	$\gamma=\dfrac{x_n-x_{n-2}}{x_n-x_2}$	0.576	0.679
12		0.546	0.642
13	$\gamma=\dfrac{x_3-x_1}{x_{n-1}-x_1}$	0.521	0.615

续表

n	统计量 γ (上)检验 x (下)检验 x_1	$\alpha=0.05$	$\alpha=0.01$
14		0.546	0.641
15		0.525	0.616
16		0.507	0.595
17		0.490	0.577
18		0.475	0.561
19	$\gamma=\dfrac{x_n-x_{n-2}}{x_n-x_3}$	0.462	0.547
20		0.450	0.535
21		0.440	0.524
22		0.430	0.514
23	$\gamma=\dfrac{x_3-x_1}{x_{n-2}-x_1}$	0.421	0.505
24		0.413	0.497
25		0.406	0.489
26		0.399	0.486
28		0.387	0.469
30		0.376	0.457

现对例 2 的离群值 155(g/L) 进行检验。先将 10 个测定值按从小到大排序为：

序号	1	2	3	4	5	6	7	8	9	10
x_i	134	135	136	136	136	138	138	140	142	155

再计算 γ 值，本例 $n=10$，$x_n=155$，$x_{n-1}=142$，$x_1=134$，$x_2=135$。

$$\gamma=(155-142)/(155-135)=0.65$$

结果按 $\alpha=0.05$ 概率水准判断 155 为异常值。

4 t 检验准则

此方法从 t 分布检验出发，将被检验的离群值 X_m 暂行剔除，对余下的 $n-1$ 个数据计算平均数 $\bar{x}.$ 与标准差 $s.$

$$\bar{x}.=\frac{\sum x}{n-1}$$

$$s.=\sqrt{\frac{\sum(x-\bar{x}.)^2}{n-2}}$$

再利用下式求得 t 值

$$t=\frac{|x_m-\bar{x}.|}{s.}$$

根据 t 统计量查 t 检验 $K_{(\alpha,n)}$ 临界值表(见表 4)进行判断。

现仍然对例 2 的离群值 155(g/L)进行检验。暂排除 155 后,余下 9 个测定值的均数 $\bar{x}.=137.2$,$s.=2.539$,则 t 值计算为

$$t=|155-137.2|/2.539=7.01$$

结果按 $\alpha=0.01$ 水准判断 155 为异常值。

表 4　离群值 t 检验用 $K_{(\alpha,n)}$ 临界值表

n	α		n	α		n	α	
	0.05	0.01		0.05	0.01		0.05	0.01
4	4.97	11.46	13	2.29	3.23	22	2.14	2.91
5	3.56	6.53	14	2.26	3.17	23	2.13	2.90
6	3.04	5.04	15	2.24	3.12	24	2.12	2.88
7	2.78	4.36	16	2.22	3.08	25	2.11	2.86
8	2.62	3.96	17	2.20	3.04	26	2.10	2.85
9	2.51	3.71	18	2.18	3.01	27	2.10	2.84
10	2.43	3.54	19	2.17	3.00	28	2.09	2.83
11	2.37	3.41	20	2.16	2.95	29	2.09	2.82
12	2.33	3.31	21	2.15	2.93	30	2.08	2.81

(王润华)

有效数字与数字舍入规则

在仪器或方法测试中,根据被测组分仪器读数最大精度单位所得到的数字称为有效数字。最大精度以下的第一位值尚可估读,便构成估计误差部分,称之为安全数字。由此可知,有效数字误差的绝对值小于或等于 0.5。例如用一个有毫米刻度的直尺去测量某一物体的长度。毫米以上的数值可以直接读出为 6.352m,毫米以下的第一位值只能估读为"$_6$",即构成数字 6.352$_6$m(估读数字暂为小体字表示)。则称 6.352(m)为有效数字,有效数字后的"$_6$"即为近似意义的安全数字。有效数字与所取度量衡单位大小无关。

6.352m 又可表示 0.006352km，有效数字仍为 4 位。有效数字后一般只保留一位安全数字构成科学运算中的估计值。但在大量运算中，为使误差不迅速累积到参加运算的估计数字，其安全数字后可以适当多取几位。

数字运算中计算结果的舍入规则原则上取第二位安全数字，按"四舍六入五单双"规则取舍。若第二位安全数字≤4，则舍弃之，如为≥6，则进 1 到第一位安全数字。若为 5 则分 3 种情况区别对待：①若第二位安全数字 5 之后全为 0，而 5 的前一位数（第一安全数字）又是奇数，则在第一位安全数字上加 1；②若第二位安全数字 5 之后全为 0，而 5 的前一位数为偶数，则舍去不计；③若第二位安全数字 5 之后不全为 0，则在 5 的前一位数上加 1。例如将下列数字修改为 3 位有效数字，并保留一位安全数字：

55.6341→ 55.63　　55.6361→ 55.64

55.6350→ 55.64　　55.6351→ 55.64

（王润华）

频数分布

1 频数表的概念

数值资料的频数表（frequency table）是对样本量较大的计量资料进行统计描述的常用方法。在对数值资料进行整理后，其某一变量出现的次数称为频数，将各变量值及其相应的频数列为频数分布表，简称频数表。通过频数表可以显示数据分布的范围与形态。使用统计软件（如 SAS、SPSS 等）或办公自动化软件的组件 Excel 均可以方便地由原始数据编制出频数表。

样本中的数据个数 n 称为样本含量。若样本的样本含量较大，其分布特征可以用频数表来表示，资料可以用频数表来陈述。如表 1，第（1）栏"子女数"为各观察单位（每个已婚育龄妇女）的观察值，第（2）栏为相应的观察单位数，亦称频数。列有类似第（1）、（2）栏的统计表称为频数分布表，简称频数表。必要时还可计算出各观察值范围内的相应的频率，用以反映该观察值范围内的观察单位数占总观察单位数的百分比。有时还需要计算第（4）栏的累计频数和第（5）栏的累计频率。

2 频数表的编制方法

离散型变量与连续型变量在频数表的编制方法上略有差别。

表 1 我国农村 1982 年已婚育龄妇女按现有子女数的分布

子女数 (1)	妇女数 (2)	频率(%) (3)=(2)/145525	累计频数 (4)	累计频率(%) (5)=(4)/145525
0	13751	9.45	13751	9.45
1	25171	17.30	38922	26.75
2	30426	20.91	69348	47.65
3	28560	19.62	97908	67.28
4	21719	14.92	119627	82.20
5	13695	9.41	133322	91.61
6	7255	4.98	140577	96.60
7	3268	2.25	143845	98.85
8	1151	0.79	144996	99.64
9	373	0.26	145369	99.89
≥10	156	0.11	145525	100.00
合 计	145525	100.00	—	—

2.1 离散型变量资料

对离散型变量,当观察值较少时,可直接列出其可能的值及其相应的频数,如表 1;当观察值较多时,可以用组段形式表示,如表 2。每个组段的起点称为该组段的下限,终点称为上限,上限与下限之差称为组距。如表 2 中第一组的下限为 0,上限为 3,组距为 3,余类推。归组后,该组的变量值用该组段的中值代替,称为组中值。如第一组的组中值为 1.5,第二组为 5.5。

表 2 204 名轧钢工人白细胞中大单核分布

大单核数(个/每百细胞)	0~3	4~7	8~11	12~15	16~19	合计
人数	64	92	45	2	1	204

2.2 连续型变量资料

对连续型变量资料,编制频数表的方法比离散型变量资料稍复杂一些。现以表 3 的数据为例说明其具体编制步骤。

表 3 某市 110 名健康男性工人的血红蛋白量 单位:g/L

118	148	158	163	138	156	134	140	152	132
149	165	160	119	174	137	152	154	140	122
138	148	139	168	160	120	151	121	146	135
156	149	135	148	138	133	150	132	153	140
148	135	146	158	137	153	142	155	114	147
133	127	132	155	134	138	139	131	142	135
145	134	143	128	147	137	142	119	139	131
145	141	150	152	125	147	144	131	162	138
146	121	143	130	141	150	128	142	150	107
123	143	140	140	147	130	141	126	151	149
140	139	140	125	147	129	149	142	154	151

步骤如下：

(1)求全距。全距(range,R)亦称极差，即观察值中最大值与最小值之差。本例最大值为 174，最小值为 107。

$$R=\text{最大值}-\text{最小值}=174-107=67(\text{g/L})$$

(2)估计组数，定组距，选低限。频数表中组数过少，计算结果不够准确；组数过多，计算过程繁琐，达不到简化计算的目的，也反映不出数据的分布规律。应根据观察值的数量多少及频数表使用目的而定，组数一般可在 10～15 选择。本例初定为 15 组。此时组距＝极差/组数＝67/15＝4.5g/L。为便于划记与计算，组距应取一整齐的值，故本例以 5g/L 为组距较适宜。再取一个等于或略小于最小值的整齐的数为第一组段的下限，称为频数表的低限。本例最小值为 107，故第一个组段的下限取 105g/L，其后每增加一个组距作为下一组段的下限，一一列于表 4 的"组段"列。最后一组段应要包括最大值。采用组距分组时，一定要遵循"不重不漏"的原则，习惯上规定"上组限不在内"，即当相邻两组的上下限重叠时，恰好等于某一组上限的变量值不算在本组内，而算在下一组内。如 120 归入"120～125"，而不归入"115～120"。

(3)划记计数。扫描观察值，将其逐个归入相应的组段内。如 118 归入"115～120"，149 归入"145～150"，…，每归入一个变量值，便在该组段之划记栏中标记一下，以便最后计数。全部观察值划记完毕，获得各组段频数，求出合计值，见表 4。

表 4　某市 110 名健康男性工人血红蛋白量频数表　　单位：g/L

组　段	组中值 x	划记	频数 f	fx	fx^2
105～110	107.5	一	1	107.5	11556.25
110～115	112.5	一	1	112.5	12656.25
115～120	117.5	下	3	352.5	41418.75
120～125	122.5	正	5	612.5	75031.25
125～130	127.5	正丅	7	892.5	113793.75
130～135	132.5	正正下	13	1722.5	228231.25
135～140	137.5	正正正一	16	2200.0	302500.00
140～145	142.5	正正正正	19	2707.5	385818.75
145～150	147.5	正正正下	18	2655.0	391612.50
150～155	152.5	正正正	14	2135.0	325587.50
155～160	157.5	正一	6	945.0	148837.50
160～165	162.5	正	4	650.0	105625.00
165～170	167.5	丅	2	335.0	56112.50
170 以上	172.5	一	1	172.5	29756.25
合　计	—	110		15600.0	2228537.50

3 频数表的分布和用途

3.1 揭示频数的分布特征

将各变量值编制成频数表,可初步确定频数的分布类型。如将表 4 绘成直方图(图 1),则可清楚地看出频数分布的特征:图 1 的高峰位于中部(即集中位置在正中),左右两侧的频数大体对称,是对称分布。所谓偏态分布是指集中位置偏向一侧,频数分布不对称。如图 2 高峰偏于左侧,长尾向右侧伸延,为偏态分布,而且为正偏态分布;相反,若高峰偏于右侧,长尾向左侧(即观察值较小的一侧)伸延,则称为负偏态分布。医学资料多为正偏态分布和对称分布。不同类型的分布,应采用相应的统计分析方法,描述这两种分布所用指标不同,以后将加以讨论。

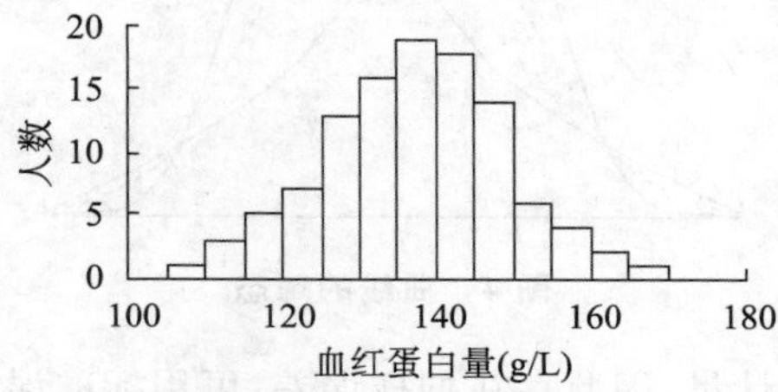

图 1 110 例健康男性工人血红蛋白量分布

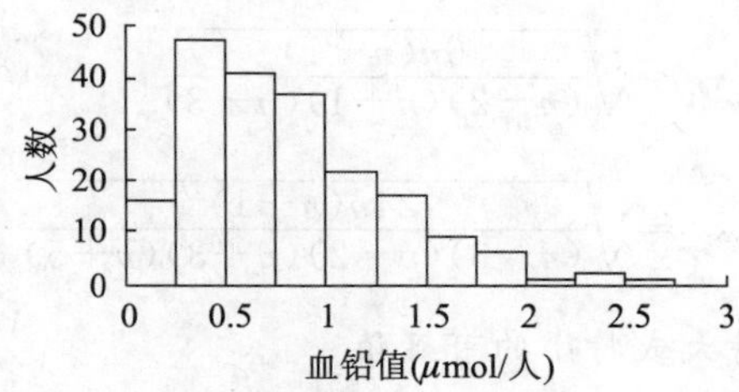

图 2 某地 200 名健康人血铅值的分布

偏度系数(skewness coefficient)g_1 和峰度系数(kurtosis coefficient)g_2 是反映分布曲线形状的两个重要指标。其计算公式如下:

$$g_1 = \frac{n\sum(x-\bar{x})^3}{(n-1)(n-2)\left[\frac{\sum(x-\bar{x})^2}{(n-1)}\right]^{\frac{3}{2}}} \tag{1}$$

$$g_2 = \frac{n(n+1)\sum(x-\bar{x})^4}{(n-1)(n-2)(n-3)\left[\frac{\sum(x-\bar{x})^2}{(n-1)}\right]^2} - \frac{3(n-1)^2}{(n-2)(n-3)} \tag{2}$$

正态分布的特征就是偏度系数和峰度系数均为 0。偏度系数描述分布的对称性,大于 0 为正偏态,小于 0 为负偏态,等于 0 为对称分布(见图 3)。峰度系数用来刻画分布曲线峰的形状,峰度系数大于 0 为尖峭峰,小于 0 为平阔峰,等于 0 为正态峰(见图 4)。

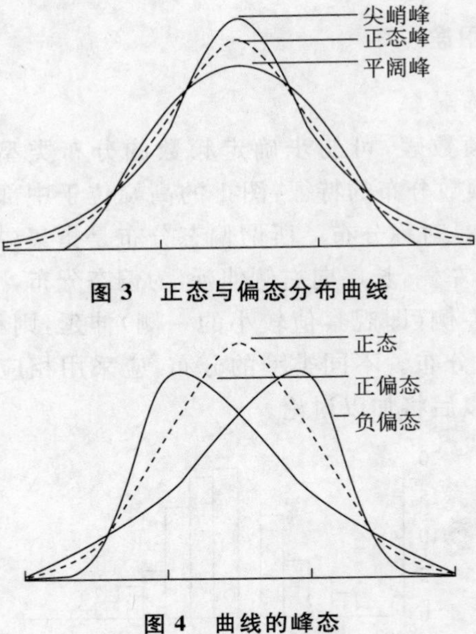

图 3　正态与偏态分布曲线

图 4　曲线的峰态

由于 g_1 和 g_2 均为统计量，因此存在抽样误差，可用标准误 s_{g_1} 与 s_{g_2} 来描述其抽样误差的大小，其计算公式如下：

$$s_{g_1}=\sqrt{\frac{6n(n-1)}{(n-2)(n+1)(n+3)}} \tag{3}$$

$$s_{g_2}=\sqrt{\frac{24n(n-1)^2}{(n-3)(n-2)(n+3)(n+5)}} \tag{4}$$

3.2　便于发现某些特大或特小的可疑值

在一组观察值中有时出现少数过大或过小的极端值，比较可疑，这种数值称为可疑值，它在频数表上很容易发现。如频数表的两端出现连续几个组段的频数为零后，尚有一特大或特小的值，即可提醒研究者需进一步检查，核对原始数据，寻找错误的原因而予以纠正。若找不出引起错误的任何原因，则不能随意舍去，可增加观察例数，必要时通过统计判别，决定其取舍。

3.3　样本含量足够大时以频率作为概率的估计值

3.4　将频数表作为陈述资料的形式

在文献报道中，一一列出原始资料殊嫌繁冗，常列出频数表，既可反映被研究事物的分布特征，又便于进一步计算指标和统计分析处理。

参考文献

[1]　贾俊平，何晓群，金勇进. 统计学. 北京：人民大学出版社，2002.

（伍亚舟　梁　超）

平 均 数

平均数(average)是描述数值变量频数分布集中趋势的指标体系,用于反映一组同质观察单位某变量值的平均水平或集中位置。

平均数包括算术均数(arithmetic mean)、几何均数(geometric mean)、中位数(median)、众数(mode)、调和均数(harmonic mean)等,最常用的是前三种。

(王洁贞　刘　静)

算术均数

算术均数(arithmetic mean)简称为均数(mean),是一组观察值的算术平均,即所有观察值的和除以观察值的个数。通常用 $\overline{X}$ 表示样本均数,用 μ 表示总体均数。均数适用于描述对称分布的资料,特别是正态分布或近似正态分布资料的集中趋势。

1　均数的计算

1.1　直接法

适用于样本含量较小时,其公式为:

$$\overline{X}=\frac{\sum X}{n}=\frac{X_1+X_2+\cdots+X_n}{n} \tag{1}$$

式中,希腊字母$\sum$(读作 sigma)表示求和;$X_1,X_2,\cdots,X_n$ 为各观察值;n 为观察值的个数,即样本含量。

例 1　某地随机抽取 10 名 18 岁健康男大学生身高(cm)分别为 168.7,178.4,170.0,170.4,172.1,167.6,172.4,170.7,177.3,169.7,求平均身高。

$$\overline{X}=\frac{\sum X}{n}=\frac{168.7+178.4+\cdots+169.7}{10}=171.73(\mathrm{cm})$$

1.2 频数表法

适用于频数表资料，计算公式为：

$$\overline{X}=\frac{f_1X_1+f_2X_2+\cdots+f_kX_k}{f_1+f_2+\cdots+f_k}=\frac{\sum fX}{\sum f} \tag{2}$$

式中，$X_1,X_2,\cdots,X_k$ 与 $f_1,f_2,\cdots,f_k$ 分别为频数表资料中各组段的组中值及其相应的频数（或相同观察值与其对应的频数）。频数 f 在这里起了“权”(weight)的作用，频数多，则权重大，对计算均数的影响也大；反之，频数少，则权重小，对计算均数的影响也小。因此，又称之为加权法。

例 2 某研究者随机抽查了 323 名 20～29 岁健康成年男性的体重指数(BMI，kg/m²)，整理后的频数表见表 1。试求该 323 名健康成年男性体重指数的均数。

本例中，先求出各组段的组中值与相应频数的乘积(表 1 中(4)栏)，再求和得 $\sum fx$。

$$\overline{X}=\frac{\sum fX}{\sum f}=\frac{17\times5+19\times12+\cdots+35\times5}{5+12+45+\cdots+5}=\frac{8279}{323}=25.63(\mathrm{kg/m^2})$$

该 323 名 20～29 岁健康成年男性 BMI 的均数为 25.63kg/m²。

表 1 某地 323 名 20～29 岁健康成年男性 BMI 的频数分布 单位：kg/m²

BMI 组段 (1)	频数 f (2)	组中值 X (3)	fX (4)=(2)×(3)
16～18	5	17	85
18～20	12	19	228
20～22	45	21	945
22～24	55	23	1265
24～26	62	25	1550
26～28	61	27	1647
28～30	32	29	928
30～32	31	31	961
32～34	15	33	495
34～36	5	35	175
合 计	323		8279($\sum fX$)

2 均数的性质

均数是统计学中最常用的描述性指标，它反映了一组数据的中心点或代表值。从数学公式看，均数有其重要的数学性质：①一组数据的各观察值与均值的离差之和等于零，

即 $\sum(X-\overline{X})=0$；②一组数据的各观察值与均值的离差平方和最小，即 $\sum(X-\overline{X})^2 < \sum(X-a)^2,(a\neq\overline{X})$。

（王洁贞　刘　静）

几何均数

几何均数(geometric mean)是一组观察值的乘积被观察值的个数开方后所得到的数值，常用 G 表示。适用于观察值呈倍数关系或近似倍数关系的资料，或对数正态分布资料。如医学中的抗体滴度、平均效价、正常人群血清中某些重金属含量（如血铅、血镉）等。

1　几何均数的计算

1.1　直接法

适用于样本含量较小时，其公式为：

$$G=\sqrt[n]{X_1X_2\cdots X_n} \tag{1}$$

或 $$G=\lg^{-1}\left(\frac{\lg X_1+\lg X_2+\cdots+\lg X_n}{n}\right)=\lg^{-1}\left[\frac{\sum\lg X}{n}\right] \tag{2}$$

例 1　收集了 10 例类风湿关节炎患者血清中某抗体滴度，测定值分别为 1∶10，1∶20，1∶40，1∶80，1∶80，1∶160，1∶160，1∶320，1∶320，1∶640，求其平均抗体滴度。

用抗体效价的倒数代入式(2)，求出平均效价的倒数

$$G=\lg^{-1}\left[\frac{\sum\lg X}{n}\right]=\lg^{-1}\left(\frac{\lg10+\lg20+\cdots+\lg640}{10}\right)=\lg^{-1}(1.9934)=98.49$$

该 10 例类风湿关节炎患者血清中某抗体的平均滴度为 1∶98.49。

1.2　频数表法

适用于频数表资料，计算公式为：

$$G=\lg^{-1}\left(\frac{f_1\lg X_1+f_2\lg X_2+\cdots+f_k\lg X_k}{f_1+f_2+\cdots+f_k}\right)=\lg^{-1}\left[\frac{\sum f\lg X}{\sum f}\right] \tag{3}$$

例 2　某地区 50 名麻疹易感儿童接种麻疹疫苗 1 个月后，测其血凝抑制抗体滴度，

如表 1 中(1)、(2)栏,求平均抗体滴度。

表 1　50 名麻疹易感儿童平均抗体滴度计算表

抗体滴度 (1)	人数 f (2)	滴度倒数 X (3)	$\lg X$ (4)	$f\lg X$ (5)=(2)×(4)
1∶4	1	4	0.6021	0.6021
1∶8	2	8	0.9031	1.8062
1∶16	6	16	1.2041	7.2246
1∶32	10	32	1.5051	15.0510
1∶64	16	64	1.8062	28.8992
1∶128	8	128	2.1072	16.8576
1∶256	5	256	2.4082	12.0410
1∶512	2	512	2.7093	5.4186
合　计	50	—	—	87.9003

$$G=\lg^{-1}\left[\frac{\sum f\lg X}{\sum f}\right]=\lg^{-1}\left(\frac{87.9003}{50}\right)=\lg^{-1}(1.758006)=57$$

50 例名麻疹易感儿童接种麻疹疫苗 1 个月后,其血凝抗体的平均滴度为 1∶57。

2　几何均数的应用

(1)计算几何均数时观察值中不能有 0,因为 0 不能与其他数值呈倍数关系,且 0 不能取对数;一组观察值中不能同时有正值和负值。

(2)适用于观察值呈倍数关系或近似倍数关系的资料。

(3)对于某些正偏态分布资料,若经对数变换后($\lg X$)服从正态或近似正态分布,医学统计学中称其为对数正态分布资料。对于该类资料,宜用几何均数描述其平均水平。

(王洁贞　刘　静)

中　位　数

中位数(median)是一种位置指标,常用 M 表示。它是一组观察值按由小到大的顺序排列后位次居中的数值,小于和大于中位数的观察值个数相等。理论上中位数可用于描述任何分布类型的资料,而实际应用中,常用于描述偏态分布资料以及一端或两端无确切数值资料的中心位置。

1 中位数的计算

1.1 直接法

适用于样本含量 n 较小的资料。将观察值由小到大排列，按式(1)或式(2)计算。

$$n\text{为奇数时}\quad M=X_{(n+1)/2} \tag{1}$$

$$n\text{为偶数时}\quad M=(X_{(n/2)}+X_{(n/2+1)})/2 \tag{2}$$

式中，右下标$(n+1)/2$、$n/2$ 和 $n/2+1$ 为有序数列的位次；$X_{(n+1)/2}$、$X_{n/2}$ 和 $X_{n/2+1}$ 为相应位次的观察值。

例 1 某病患者 9 名，其发病的潜伏期(d)分别为：2，3，3，3，4，5，6，9，16，求发病潜伏期的中位数。

本例 $n=9$，为奇数，按式(1)得：$M=X_{(n+1)/2}=X_5=4$(d)。

例 2 若在例 1 资料的基础上再继续观察，在第 20 天又发现 1 例患者，则 $n=10$，为偶数，按式(2)得：$M=(X_{(n/2)}+X_{(n/2+1)})/2=\dfrac{(X_5+X_6)}{2}=\dfrac{(4+5)}{2}=4.5$(d)。

1.2 频数表法

适用于频数表资料。其公式为：

$$M=L+\frac{i}{f_M}(n\cdot 50\%-\sum f_L) \tag{3}$$

式中，L,i,f_M 分别为中位数所在组段的下限、组距和频数；$\sum f_L$ 为小于 L 的各组段的累计频数。

例 3 某疾病控制中心记录了 199 名沙门氏菌属食物中毒患者发病的潜伏期(小时，h)，并整理成表 1 中(1)、(2)栏，试计算其平均发病潜伏期。

表 1 199 名食物中毒患者潜伏期中位数的计算

潜伏期(h) (1)	人数 f (2)	累计频数 $\sum f$ (3)	累计频率(%) (4)=(3)/n
0～12	30	30	15.1
12～24	71	101	50.8
24～36	49	150	75.4
36～48	28	178	89.4
48～60	14	192	96.5
60～72	6	198	99.5
72～84	1	199	100.0
合 计	199	—	—

对表 1 第(2)栏数据，自上而下计算累计频数及累计频率，见第(3)、(4)栏。由第(4)栏知 50%在 15.1%与 50.8%之间，故中位数 M 在“12～24”组段内，将相应的 L,i,f_M，

$\sum f_L$ 代入式(3),求得 M:

$$M=L+\frac{i}{f_M}(n\cdot 50\%-\sum f_L)=12+\frac{12}{71}\times(199\times 50\%-30)=23.75(\text{h})$$

该 199 名食物中毒患者发病潜伏期的中位数为 23.75 小时。

2 百分位数

百分位数(percentile)是一种位置指标,用 P_x 表示,它表示将一组观察值按从小到大的顺序排序以后,若将观察值的个数平均分成 100 份,累计前 x 份所对应的变量值范围的上限。即 P_x 将所有观察值分成两部分,理论上有 $x\%$的变量值比它小,$(100-x)\%$的变量值比它大。其计算公式为:

$$P_x=L_x+\frac{i}{f_x}(n\cdot x\%-\sum f_L) \tag{4}$$

式中,L_x,i,f_x 分别为 P_x 所在组段的下限、组距和频数;$\sum f_L$ 为小于 L 的各组段的累计频数。

例 4 利用例 3 资料,分别计算该批食物中毒患者潜伏期的第 25、75、90 百分位数 P_{25}、P_{75}、P_{90}。根据表 1 第(4)栏数据,知 P_{25}、P_{75}、P_{90} 分别在"12～24"、"24～36"、"48～60"组段内,将相应的 L,i,f_M,$\sum f_L$ 代入式(4),分别求得 P_{25}、P_{75}、P_{90}:

$$P_{25}=L+\frac{i}{f_M}(n\cdot 25\%-\sum f_L)=12+\frac{12}{71}\times(199\times 25\%-30)=15.34(\text{h})$$

$$P_{75}=L+\frac{i}{f_M}(n\cdot 75\%-\sum f_L)=24+\frac{12}{49}\times(199\times 75\%-101)=35.82(\text{h})$$

$$P_{90}=L+\frac{i}{f_M}(n\cdot 90\%-\sum f_L)=48+\frac{12}{14}\times(199\times 90\%-178)=48.94(\text{h})$$

该批食物中毒患者潜伏期的第 25、75、90 百分位数分别为 15.34 小时、35.82 小时和 48.94 小时。

3 中位数和百分位数的应用

(1)中位数适用于描述偏态分布资料以及一端或两端无确切数值资料的中心位置。

(2)百分位数是一组有序数列的百分界值,用于描述一组观察值序列在某百分位置上的水平。中位数 M 是百分位数的一个特例,即第 50 百分位数 P_{50}。

(3)计算百分位数时,样本含量要足够大,特别是计算靠近两端的百分位数(如 P_5、P_{95})时。

(4)实际应用中,常将 P_{25}、P_{50} 和 P_{75} 结合,将所有观察值等分为四部分,称之为四分位数,其中 P_{25} 称为第 1 四分位数(或下四分位数),P_{75} 称为第 3 四分位数(或上四分位数)。上四分位数与下四分位数之差称为四分位数间距,表示一组数据的中间 50%观察值的波动范围,常用来描述一组偏态分布资料的离散趋势,详见"四分位数间距"条目。

(王洁贞 刘 静)

众　数

众数(mode)是由英国统计学家 Pearson 提出的，是指一组观察值中出现频数最多的数值，记为 Mo。在频数表资料中，频数最多的那个组段的组中值可作为众数的概约估计值(或观察众数)。

1　众数的计算

(1)分类变量和离散型数值变量数列资料：对于该类资料，确定众数比较容易，频数最多的变量值就是众数。

例 1　某县医院为加强物资管理，避免库存积压，对一次性消耗器材进行了调查。其中某月输液用头皮针的消耗情况如下，求其众数。

规格(mm)	0.40	0.45	0.50	0.55	0.6	0.7	0.8	0.9	1.2	合计
消耗数	2751	2732	1651	1543	5205	30264	5503	4402	550	54601

由频数可看出，0.70 mm 的头皮针消耗最多，因此众数为 0.7mm。若计算均数，则均数为 0.68 mm，该规格显然没有实际意义，而用众数(0.7mm)作为该例的集中趋势指标才有实际意义。

(2)连续性数值变量的频数表资料：首先确定众数所在的组段，然后按下列公式计算众数：

$$Mo=L+\frac{\Delta_1}{\Delta_1+\Delta_2}\cdot i \tag{1}$$

或

$$Mo=U-\frac{\Delta_2}{\Delta_1+\Delta_2}\cdot i \tag{2}$$

式中，L 为众数所在组段的下限，U 为众数所在组段的上限，Δ_1 为众数所在组段与其相邻上一组段的频数之差，Δ_2 为众数所在组段与其相邻下一组段的频数之差，i 为众数所在组段的组距。

例 2　某社区调查了 2008 年登记结婚的 1160 名妇女的初婚年龄，结果见表 1。请计算其初婚年龄的众数。

按式(1)，本资料的众数为：

$$Mo=L+\frac{\Delta_1}{\Delta_1+\Delta_2}\cdot i=26+\frac{610-350}{(610-350)+(610-170)}\times 3=27.11(\text{岁})$$

表1 某社区2008年登记结婚的1160名妇女的初婚年龄分布

初婚年龄(岁)	人 数
<20	1
20～23	9
23～26	350
26～29	610
29～32	170
≥32	20
合 计	1160

2 众数的应用

(1)只有在观察单位数比较多,而且又明显地集中于某个观察值时,计算众数才有意义。如果一组观察值中有多个高峰点,也可以有多个众数;如果观察值的分布没有明显的集中趋势或最高峰点,则众数不存在。

(2)众数与均数、中位数的关系:对于对称分布的资料,众数、中位数、均数理论上是相等的。但对于偏态分布资料,三者通常不再是同一个数值。对于正偏态分布资料,众数最小,中位数居中,均数最大;对于负偏态分布资料,则众数最大,中位数居中,均数最小。

(3)相对于均数、几何均数和中位数而言,众数更适用于医院物资管理中的物资配置,如注射器、医用手套、头皮针等型号的购置。

(王洁贞 刘 静)

调和均数

调和均数(harmonic mean)亦称倒数平均数,是变量值倒数的算术均数的倒数,记为H。调和均数通常用于计算平均速率,以及资料两端的数值波动很大或在一定观察期间内无观察结局(可视为无穷大)时。

1 调和均数的计算

计算公式为:

$$H=\frac{n}{\frac{1}{x_1}+\frac{1}{x_2}+\cdots+\frac{1}{x_n}}=\frac{n}{\sum_{i=1}^{n}\frac{1}{x_i}} \tag{1}$$

或
$$H=\frac{f_1+f_2+\cdots+f_k}{f_1\cdot\frac{1}{x_1}+f_2\cdot\frac{1}{x_2}+\cdots+f_k\cdot\frac{1}{x_k}}=\frac{\sum_{i=1}^{k}f_i}{\sum_{i=1}^{k}f_i\cdot\frac{1}{x_i}} \qquad (2)$$

(1)式用于不分组的原始资料,式中 x_i 为变量值,n 为变量值的个数;(2)式用于频数表资料,x_i 和 f_i 分别为频数表中第 i 个组段的组中值和频数,k 为组段数。

例 1 7 只大鼠应用一定剂量的环己巴比妥后,其睡眠持续时间(min)分别为 25、26、30、35、50、55、>120,求调和均数。(注:假定观察时间限定为 120min,而最后一只动物对药物敏感,其睡眠时间持续至观察结束之后。计算调和均数时,可把该动物的睡眠时间视为∞,其倒数为 0。)

将数据代入(1)式得:

$$H=\frac{7}{\frac{1}{25}+\frac{1}{26}+\frac{1}{30}+\frac{1}{35}+\frac{1}{50}+\frac{1}{55}+\frac{1}{\infty}}=39.2(\text{min})$$

7 只大鼠用药后睡眠持续时间的调和均数为 39.2 分钟。

例 2 某患者在一定时间内,前 5 个小时排尿 500ml,排尿速率为 100ml/h;其后 10 个小时又排尿 500ml,排尿速率为 50ml/h;再后 2.5 个小时排尿 500ml,排尿速率为 200ml/h。求此人在这段时间内的平均排尿速率。

本例,平均排尿速率应该是用观察时间内总排尿量(500+500+500)ml 除以总的观察时间(5+10+2.5)h,得 86ml/h。

如果用调和均数计算得:

$$H=\frac{3}{\frac{1}{100}+\frac{1}{50}+\frac{1}{200}}=86(\text{ml/h})$$

调和均数即为平均排尿速率。若本例用算术均数计算 3 段时间的平均排尿速率,得(100+50+200)/3=117(ml/h),以此作为平均排尿速率,则是错误的。

2 调和均数的应用

(1)调和均数适用于计算平均速率,以及资料两端的数值波动很大或在一定观察期间内无观察结局(可视为无穷大)时。

(2)应用调和均数时,变量值中不能有 0;调和均数易受极端值的影响,且极小值的影响比极大值的影响更大。

参考文献

[1] 孙振球. 医学统计学. 2 版. 北京:人民卫生出版社,2005:13-32.
[2] 方积乾. 卫生统计学. 6 版. 北京:人民卫生出版社,2008:13-18.
[3] 颜虹. 医学统计学. 2 版. 北京:人民卫生出版社,2010:25-29.

(王洁贞 刘 静)

相对数

分类变量资料是将观察单位按属性或类别分组计数所得的资料。各类别下相应的观察单位数为绝对数,只能用于说明某现象在特定条件下的规模和水平,是统计分析和制定计划的基础,但不能做进一步的深入分析比较。如某医院眼科调查了该地甲、乙两所中学初中三年级全体学生的近视眼患病情况,结果显示甲校近视眼患者120人,乙校近视眼患者105人,甲校比乙校多15人。但不能由此得出甲校近视眼患病情况比乙校严重的结论。如要进行比较,还需考虑两校被调查的学生数。若甲校为400人,乙校为300人,则甲校近视眼患病率为120/400×100%=30%;乙校近视眼患病率为105/300×100%=35%,可见乙校近视眼患病率高于甲校。患病率是一种相对数。对于分类变量资料,只有计算相对数后才能做进一步的分析比较。

相对数(relative number)是分类变量资料的描述性指标,是两个相关联指标的数值之比,表示相对大小。相对数是一个指标体系,根据相对数的分子和分母选用的指标性质不同,分为率、构成比和相对比。例如表1资料中,(3)、(6)栏为率,(4)、(7)栏为构成比,(8)栏为相对比。

表1 2008年某地恶性肿瘤死亡资料(人口数:男312556,女294349)

肿瘤部位	男			女			男、女
	死亡人数	死亡率(1/10万)	构成比(%)	死亡人数	死亡率(1/10万)	构成比(%)	死亡率相对比
(1)	(2)	(3)	(4)	(5)	(6)	(7)	(8)
肺癌	199	63.67	39.33	96	32.61	35.16	1.9525
肝癌	100	31.99	19.76	37	12.57	13.55	2.5449
胃癌	76	24.32	15.02	37	12.57	13.55	1.9348
结肠、直肠癌	51	16.32	10.08	38	12.91	13.92	1.2641
食道癌	44	14.08	8.70	13	4.42	4.76	3.1855
白血病	15	4.80	2.96	11	3.74	4.03	1.2834
膀胱癌	12	3.84	2.37	4	1.36	1.47	2.8235
鼻咽癌	9	2.88	1.78	3	1.02	1.10	2.8235
乳腺癌	0	0.00	0.00	28	9.51	10.26	0.0000
宫颈癌	—	—	—	6	2.04	2.20	—
合　计		161.90	100.00		92.75	100.00	1.7456

(王洁贞　刘　静)

变异系数

变异系数(coefficient of variation)又称离散系数,是描述变量离散程度的统计量。常用的其他描述变异程度的统计量如标准差、极差、四分位间距等都具有和原变量相同的量纲,一般用于同质变量的变异程度比较,它们不能比较不同质变量的离散程度。如测量单位不同的资料、均数相差悬殊的资料,这些资料都被视为是不同质的,不能直接用标准差来比较它们的变异程度。在这些情况下,若要比较变量间的变异程度则应计算变异系数。

变异系数是变量的标准差与其均数之比,它是一个相对变异指标,记为CV。

当总体的均数和标准差已知时,其计算公式为:

$$CV=\frac{\sigma}{\mu}\times 100\% \tag{1}$$

当总体的标准差和均数未知时,采用样本的均数和标准差作为总体均数和标准差的估计值,此时其计算公式为:

$$CV=\frac{S}{\bar{x}}\times 100\% \tag{2}$$

变异系数是离散程度的一个归一化量度,是一个无量纲的量。它反映单位均值上的离散程度。变异系数只在均值不为零时有定义,一般适用于均值大于零的情况。当均值接近于0的时候,均值的微小波动也会对变异系数产生巨大影响,影响其精确度。变异系数有时也被称为标准离差率或单位风险。若两个总体的均值相等,则比较变异系数与比较标准差是等价的。

例 医师同时测定7名1岁男童血红蛋白和红细胞数,分别求得血红蛋白的$\bar{x}=126$ g/L,$S=10.39$ g/L,红细胞数的$\bar{x}=510$万/mm^3,$S=10$万/mm^3,试比较两个检验项目的结果,何者变异度大?

由于两个检测指标的度量单位不同,不能直接用标准差进行比较,故应计算变异系数,然后再比较其变异度。将上述血红蛋白和红细胞数计算结果代入公式(1),计算变异系数。

$$\text{血红蛋白 } CV=\frac{10.39}{126}\times 100\%=8.25\%$$

$$\text{红细胞 } CV=\frac{10}{510}\times 100\%=1.96\%$$

从变异系数可以看出:这 7 名 1 岁男童的血红蛋白的变异度比红细胞数的变异度大。

（曾　庆）

方差和标准差

方差(variance)和标准差(standard deviation)描述一个随机变量的离散程度,表示随机变量与它的数学期望之间的平均偏离程度。一个实随机变量的方差也是它的二阶矩,同时也是它的二阶累积量。

标准差是方差的算术平方根,又称为根均方差。由于标准差具有和原随机变量相同的量纲,在实际应用中采用标准差描述随机变量的变异程度比方差应用更为常见,是使用最广泛的变异指标。

1　方差和标准差的定义

1.1　方差的定义

设 X 为服从分布 F 的随机变量,如果 $\mu=E(X)$ 是该随机变量 X 的期望值(平均值)则称:

$$Var(X)=E(X-E(X))^2=E(X^2)-(E(X))^2=E(X-\mu)^2=\sigma^2 \tag{1}$$

为随机变量 X 或者分布 F 的方差。

一个实数随机变量的方差是其第二阶中心矩,也正好是其第二阶累积。并非所有的随机变量都具有方差,因为有的随机变量不具有数学期望值(平均值),例如柯西分布。

1.2　连续随机变量的方差定义

如果随机变量 X 是服从连续分布 F 且概率密度函数为 $f(x)$ 的随机变量,则其方差定义为:

$$Var(X)=\int_{-\infty}^{+\infty}(x-\mu)^2 f(x)dx \tag{2}$$

其中,$\mu=\int_{-\infty}^{+\infty} xf(x)dx$。

1.3　离散随机变量的方差定义

如果随机变量 X 的全部可能取值为 $x_1, x_2, \cdots, x_n$,是离散的,而 X 取 x_i 的概率 $P\{X$

$=x_i\}=p_i, i=1,2,\cdots,n$，为随机变量 X 的概率密度函数，则该随机变量 X 的方差定义为：

$$Var(X)=\sum_{i=1}^{n} p_i \cdot (x_i-\mu)^2 \tag{3}$$

其中，$\mu=\sum_{i=1}^{n} p_i \cdot x_i$。

1.4　随机变量 X 的标准差定义

随机变量 X 的标准差定义为方差的算术平方根。即：

$$\sigma=\sqrt{E(X-E(X))^2}=\sqrt{E(X^2)-(E(X))^2}=\sqrt{E(X-\mu)^2} \tag{4}$$

对于连续型的随机变量又可定义为公式(2)的算术平方根，对于离散型的随机变量又可定义为公式(3)的算术平方根，不再赘述。

2　方差和标准差的性质

(1)方差和标准差是非负的实数，常数的方差和标准差为0。

(2)随机变量加上一个常数 a 后其方差和标准差不变；随机变量乘以常数 a 后其标准差扩大 a 倍而其方差扩大常数 a 的平方倍。即：

$$Var(aX+b)=Var(aX)=a^2Var(X) \tag{5}$$

$$\sigma(aX+b)=\sigma(aX)=a\sigma(X) \tag{6}$$

(3)随机变量 X 与随机变量 Y 独立或者称不相关，那么随机变量 X 和 Y 的和的方差是随机变量 X、Y 的方差之和。即：

$$Var(X+Y)=Var(X)+Var(Y) \tag{7}$$

$$Var(aX+bY)=Var(aX)+Var(bY) \tag{8}$$

(4)随机变量 X 与随机变量 Y 独立或者称不相关，那么随机变量 X 和随机变量 Y 的积的方差采用下面的公式计算：

$$Var(XY)=(E(X))^2Var(X)+(E(Y))^2Var(Y)+Var(X)Var(Y) \tag{9}$$

3　估计与计算

总体方差用符号 σ^2 表示，其公式为：

$$\sigma^2=\frac{\sum(x-\mu)^2}{N} \tag{10}$$

总体标准差 σ 的计算公式为：

$$\sigma=\sqrt{\frac{\sum(x-\mu)^2}{N}} \tag{11}$$

总体中每个变量值 x 与总体均数 μ 之差，称为离均差 $x-\mu$。将每个变量值的离均差平方后相加求和 $\sum(x-\mu)^2$，称为离均差平方和。若随机变量的观察值离均数近，$\sum(x-\mu)^2$ 就小，表示观察值变异小；若观察值离均数远，$\sum(x-\mu)^2$ 就大，表示观察值变异大。很明显，离均差平方和 $\sum(x-\mu)^2$ 受观察值个数的影响，即个数越多其值也越大。为了消除观察值个数对离均差平方和的影响，便于在观察值数目不等时进行比较，用离均差平方和除以观察值个数来表示离散程度。方差和标准差亦大，表示变量的变异大。

对于对称分布，尤其是正态分布的计量资料，离均差平方和表示每一个观察值与其代表值均数的偏离程度，所以方差和标准差比极差、四分位数间距表达数据的变异情况更全面，应用更广泛。

在实际工作中，总体均数 μ 往往不易得到或者未知，利用式(10)、式(11)来计算方差和标准差是困难的，所以采用抽样调查的方法，用样本均数 $\bar{x}$ 作为总体均数 μ 的估计值，用样本方差 S^2 和标准差 S 作为总体方差 σ^2 和标准差 σ 的估计值。

样本方差的计算公式：

$$S^2=\frac{\sum(x-\bar{x})^2}{n-1} \tag{12}$$

样本标准差的计算公式：

$$S=\sqrt{\frac{\sum(x-\bar{x})^2}{n-1}} \tag{13}$$

标准差常用的计算方法有：

(1)小样本方差和标准差的直接计算法　计算公式为：

$$S=\sqrt{S^2}=\sqrt{\frac{\sum x^2-\left(\sum x\right)^2/n}{n-1}} \tag{14}$$

式中$\left(\sum x\right)^2$ 表示各观察总和的平方，$\sum x^2$ 表示各观察值平方的总和。

例 1　现有三组 1 岁男童测得其血红蛋白含量(g/L)如下，试计算其标准差。

甲组	96	114	121	126	130	139	156
乙组	112	116	122	126	130	134	142
丙组	112	118	124	126	128	132	142

求得甲组 $\sum x=882$，$\sum x^2=113286$，乙组 $\sum x=882$，$\sum x^2=111780$，丙组 $\sum x=882$，$\sum x^2=111692$。三组的样本含量 n 均为 7，我们将各组的 $\sum x$，$\sum x^2$，n 值代入式(14)，便可计算出甲、乙、丙三组 1 岁男童血红蛋白含量的标准差分别为：

$$S_{甲}=\sqrt{\frac{113286-(882)^2/7}{7-1}}=18.95(\text{g/L})$$

$$S_{乙}=\sqrt{\frac{111780-(882)^2/7}{7-1}}=10.39\ (g/L)$$

$$S_{丙}=\sqrt{\frac{111692-(882)^2/7}{7-1}}=9.66\ (g/L)$$

从甲乙丙三组标准差来看，三组个体差异分布情况不尽相同，甲组标准差最大，说明甲组个体差异变异最大，乙组次之，丙组最小。乙组与丙组虽然全距相等，但各组内部个体差异分布不同，在计算标准差时，把每个观察值的差异都加以考虑，这种差异用 $\sum(x-\bar{x})^2$ 表达出来，经计算标准差表明：$S_{甲}>S_{乙}>S_{丙}$，说明对于同类性质的两组或多组资料相比较，标准差大，表示该资料个体观察值的变异大，反之，标准差小，表示该资料个体观察值变异就小。

(2)大样本频数表资料加权法计算标准差　当变量值数据较多时，可编制频数表，用加权法计算标准差，公式为：

$$S=\sqrt{S^2}=\sqrt{\frac{\sum fx^2-\left(\sum fx\right)^2\Big/\sum f}{\sum f-1}} \tag{15}$$

上式中 f 为所在频数组段的频数，x 为所在组段的代表值，一般情况使用组中值。组中值所在组段的上下限的中间值。

例 2　有 200 名 1 岁男童血红蛋白测定值频数分布如表 1，试用加权法计算标准差。

表 1　200 名 1 岁儿童血红蛋白标准差计算表

组　段	频数(f)	组中值(x)	fx	fx^2
95～100	2	97.5	195.0	19012.50
100～105	5	102.5	512.5	52531.25
105～110	9	107.5	967.5	104006.25
110～115	14	112.5	1575.0	177187.50
115～120	21	117.5	2467.5	289931.25
120～125	24	122.5	2940.0	360150.00
125～130	47	127.5	5992.5	764043.75
130～135	25	132.5	3312.5	438906.25
135～140	22	137.5	3025.0	415937.50
140～145	16	142.5	2280.0	324900.00
145～150	9	147.5	1327.5	195806.25
150～155	5	152.5	762.5	116281.25
155～160	1	157.5	157.5	24806.25
合　计	200		25515.0 ($\sum fx$)	3283500.00 ($\sum fx^2$)

以表 1 中 $\sum fx$ 及 $\sum fx^2$ 的结果代入式(15)得到标准差如下：

$$S=\sqrt{\frac{3283500-(25515)^2/200}{200-1}}=11.95(\text{g/L})$$

4 标准差的用途

4.1 表示观察值之间的离散程度

在比较两组或多组同类性质的计量资料时，若标准差小，表示观察值围绕均数的波动较小，说明均数的代表性好；反之，标准差大，表示观察值围绕均数的波动性大，说明均数的代表性差。

4.2 概括地估计变量值的频数分布

对于服从正态分布的资料，就可以应用正态曲线下面积分布的规律，对实际资料的频数分布作出概括的估计。在资料服从正态分布的条件下，资料中约有 68.26%的观测值在平均数左右一倍标准差($\bar{x}\pm S$)范围内；约有 95.43%的观测值在平均数左右两倍标准差($\bar{x}\pm 2S$)范围内；约有 99.73%的观测值在平均数左右三倍标准差($\bar{x}\pm 3S$)范围内。也就是说全距近似地等于 6 倍标准差，可用(全距/6)来粗略估计标准差。

例如：我们算得 200 名 1 岁男童血红蛋白的均数为 127.58 g/L，标准差为 11.95 g/L。从表 2 可看出其频数分布近似正态分布，根据正态分布的理论，可以估计 200 人中，约有 136 人其血红蛋白含量在 127.58±1×11.95 (即 115. 63～139.53 g/L)之间；约有 190 人在 127. 58±1.96×11.95(即 104.16～151.00 g/L)之间；约有 198 人在 127.58±2.58×11.95(即 96.75～158.41 g/L)范围内。由此可见，对于接近正态分布的资料，只要有了均数与标准差，即可对该资料的全貌有所了解。

4.3 估计医学参考值范围(或正常值范围)

在医疗卫生工作中，医务人员经常要应用各种医学检验指标的正常值，来判断健康人的生理、生化指标的观察值有无异常的情况。如果检测值的分布是近似正态的，在求得均数和标准差后，即可应用上述正态分布理论概括估计变量值频数分布的方法。该理论用于估计医学参考值范围(或正常值范围)的计算通式为 $\bar{x}\pm u_{\alpha/2}S$，常用 U 值见表 2。实际应用中常用 $\bar{x}\pm 1.96S$ 估计 95%的参考值范围。

表 2 常用 U 值表

参考值范围(%)	单 侧	双 侧
80	0.842	1.282
90	12.82	1.645
95	1.645	1.960
99	2.326	2.58

例如：所检测的 200 名 1 岁男童的血红蛋白含量，已经求得 $\bar{x}=127.58$ g/L，$S=11.95$g/L，$\bar{x}\pm 1.96S=127.58\pm 1.96\times 11.95$，即 104.16～151.00 g/L，在这一范围内可认为是正常的，这个范围就是 95%正常值范围，104.16 g/L 是下界，151.00 g/L 是上界，同理，可根据研究目的，计算其他所需要的参考值范围。应当注意：当样本含量不大，

正常值范围的百分数取值不要太高；确定正常值范围必须事先明确双侧或单侧问题；对偏态资料不宜应用$\bar{x} \pm u_{\alpha/2} S$计算方法估计参考值范围，而应采用百分位数法。

4.4 其他用途

标准差是计算其他常用指标的基础指标，如它结合均数计算变异系数，结合样本含量计算标准误等。

5 标准差与其他变异指标的关系

标准差在各种变异指标中，是用以反映观察值离散趋势的最佳指标，它与极差、四分位数间距和标准误之间存在一定的联系。

5.1 标准差与极差的关系

对于服从一定分布的资料，标准差和极差间存在着一定关系，如在正态分布中样本含量、极差与标准差的关系，见表 3。

表 3 正态分布中"极差/标准差"的值

样本含量	"R/S"的界值				R/σ	
n	下界	$P_{2.5}$	$P_{97.5}$	上界	中位数	均数
2	1.41	1.41	1.41	1.41	0.95	1.13
3	1.73	1.74	2.00	2.00	1.39	1.69
4	1.73	1.93	2.44	2.45	1.98	2.06
5	1.83	2.09	2.78	2.83	2.26	2.33
6	1.83	2.22	3.06	3.16	2.47	2.53
7	1.87	2.33	3.28	3.46	2.65	2.70
8	1.87	2.43	3.47	3.74	2.79	2.85
9	1.90	2.51	3.63	4.00	2.92	2.97
10	1.90	2.59	3.78	4.24	3.02	3.08
15	1.94	2.88	4.29	5.29	3.42	3.47
20	1.95	3.09	4.63	6.16	3.69	3.73
30	1.97	3.37	5.06	7.62	4.04	4.09
50	1.98	3.73	5.54	9.90	4.45	4.50
100	1.99	4.21	6.11	14.07	4.97	5.02
200	1.99	4.68	6.60	19.95	5.49	5.49
500	2.00	5.25	7.15	31.59	6.07	6.07

表 3 列出了不同样本含量 R/S 的界值。运用表 3 我们可以由计算简便的 R 去估计复杂的 S 或 σ，也可以对算出的结果进行检查。在例 1 中，甲组 7 名 1 岁男童血红蛋白最大值为 156，最小值为 96，其极差 $R=60$，算得 $S=18.95$ g/L，$R/S=60/18.95=3.17$。查表 3，3.17 在 $P_{2.5}$ 与 $P_{97.5}$ 之间，所以计算结果很可能是对的，如果没有计算 S，用 R 估计，则查表 3，$n=7$ 时，$R/\sigma=2.70$，所以 $\sigma=R/2.7=60/2.7=22.22$，与 $S=18.95$ 相近。

又如表 2 资料，200 名 1 岁男童血红蛋白的最大值为 156，最小值为 96，算得极差为 60，查表 3，$n=200$ 时，R/σ 的均数为 5.49，因此 $\sigma=R/5.49=10.93$，与用表 2 计算所得 $S=11.95$ 相接近。

5.2 标准差与四分位数间距的关系

在正态分布中，标准差与四分位数间距有如下关系，即 $Q/2=0.6745S$，所以 $S=Q/(2\times0.6745)=Q/1.349$，如在例 2 中算得 1 岁男童血红蛋白的 Q 值为 15.92，按式 $Q/2=0.6745S$，估计 S，则有 $S=Q/1.349=15.92/1.349=11.80$ 与计算所得 $S=11.95$ 亦很接近。

5.3 标准差与标准误的关系

标准差与标准误是医学统计中常用的两种描述变异的指标。描述一组个体值之间的变异用标准差，当观察值呈正态分布或近似正态分布时，可将均数与标准差同时写出，如 $\bar{x}\pm S$。描述统计量的抽样误差程度，可将统计量与标准误同时写出，如样本均数与标准误写为"$\bar{x}\pm S_{\bar{x}}$"；当资料服从正态分布时，把标准差与均数相结合估计参考值范围，如 $(\bar{x}-1.96S)\sim(\bar{x}+1.96S)$ 为双侧 95%参考值范围。标准误常用于估计参数的可信区间，如 $(\bar{x}-t_{0.05}\cdot S_{\bar{x}},\bar{x}+t_{0.05}\cdot S_{\bar{x}})$ 为总体均数的 95%可信区间；标准误的大小与标准差成正比，与 $\sqrt{n}$ 成反比，标准误随着 n 的增多，逐渐减少，若 n 趋近于总例数时，则标准误趋近于 0，抽样误差几乎消失，当样本含量不变时，标准差越小标准误亦越小。

（曾 庆 施学忠）

极 差

极差(range，简记为 R)又称全距，它是一组变量值中最大值与最小值之差，反映个体差异的波动范围和变量的变异程度。若极差大，说明该资料的变异程度大；反之，说明变异程度小。

极差是反映变量变异程度的变异指标中最简单的一个，用来说明变异度的大小，简单明了，计算方便，被广泛采用。医学上常用于说明传染病、食物中毒潜伏期的长短。

但是极差只能反映最大值和最小值之间的差距，不能表示每个变量值的离散情况，因而仅据极差说明变量的变异程度不够全面，且极差容易受极端值的影响，故在应用上有较大的局限性。若样本含量小于 10，用极差也往往是满意的。当样本含量越大，抽到较大与较小变量值的可能性也越大，因而极差可能也越大，也越不稳定。

当测定值个数较少，且要求统计分析的精度不高时，一般在非常简单地报告数据离散程度时才会采用极差。

此外，极差常用来检查产品质量的稳定性和进行质量控制。在正常条件下，极差在一定范围内波动，若极差超过给定的范围，就说明有异常情况出现。因此，利用极差有助于及时发现问题，以便采取措施，保证产品质量。

（曾　庆　冯丽云）

分位数和百分位数

分位数和百分位数是分割有序变量为特定等距范围的分割值或者界值，它们是描述随机变量位置的统计指标。

1　分位数

分位数是一个界值或者分割值，是一种位置指标。分位数将随机变量的分布函数(频数)分为若干相等的规则区间，如果它们将顺序排列的变量值分为 q 个相等频数区间则称它们为 q 分位数(q-quartiles)，实际上 q 分位数就是这些相等的连续相邻区间的边界值(临界值、分割值)。换句话说，随机变量 X 的 q 分位数的第 k 个分位(点)数是这样的一个数:任意随机变量值 X 小于该分位点数的概率是 k/q，大于它的概率是 $(q-k)/q$。随机变量 X 的 q 分位数共有 $q-1$ 个分位(点)数，各个分位位次可表示为 k，其取值范围是 $0<k<q$ 的整数。

分位数的数学定义公式:设随机变量 X 的分布函数为 $F(X)$，其 q 分位数的第 k 位分位点数是 x，则该第 k 位分位点数是:

$$P(X \leqslant x)=F(x)\leqslant k/q,\quad \text{或者相应的 } P(X\geqslant x)\leqslant 1-k/q \tag{1}$$

根据分位数将有序变量值等分的频数区间数可以分为中位数，四分位数，十分位数、百分位数、千分位数等。分位数提供了随机变量值在最小值与最大值之间分布的信息。

在实际应用中常常采用实数 p 来代替整数 k 和 q，即 $0<p<1$，且 $p=k/q$。

2　中位数

中位数(median)是二分位数的分位点数，其位置居中，符号为 M。中位数将分布函数分为 2 个规则区间。中位数处在频数分布的中点，在这个点的上、下各分布有一半的频数，即在 n 个变量值中，小于和大于中位数的变量值的个数相等。将 n 个变量值按大小顺序排列后，位于中间位置的变量值就是中位数。

3　四分位数

四分位数(quartile)是四分位点数的简称，其符号为 Q。四分位点数将分布函数分为 4 个规则区间，两个相邻分数点数间的频数是 1/4。将所有变量值由小到大排列并分成四等分，处于三个分割点位置的变量值就是四分位点数。

四分位点数共有 3 个，分别表示为：

第一四分位数(Q_1、Q_L)，又称下四分位数、较小四分位数，等于该样本中所有数值由小到大排列后第 25%的数字。

第二四分位数(Q_2)，即中位数，等于该样本中所有数值由小到大排列后第 50%的数字。

第三四分位数(Q_3、Q_U)，又称上四分位数、较大四分位数，等于该样本中所有数值由小到大排列后第 75%的数字。

上四分位数 Q_U(第三四分位数)与下四分位数 Q_L(第一四分位数)之差称四分位数间距(inter quartile range，简记为 IQR)。即 $IQR=Q_L-Q_U$，其间包含了全部观察值的一半，所以四分位数间距可看成中间一半观察值的极差，它和极差类似，用 IQR 值的大小，能表示观察值变异度的大小，IQR 值越大，说明变异度越大；反之，说明变异度越小。用四分位数间距作为说明个体差异的指标，比极差稳定，但它只反映了居中间的 50%数据的变异情况，仍未考虑到每个变量值的变异情况，不能代表全部观察值的离散程度。

4 百分位数

将频数等分为一百的分位数称为百分位数。百分位数用 P_x 表示，x 即百分位。一个百分位数，将 n 个按大小顺序排列的变量值分为两部分，理论上有 x%的变量值比 P_x 小，有$(100-x)$% 的变量值比 P_x 大。当 $x=50$ 时，第 50 百分位数，记为 P_{50}。显然第 50 百分位数就是中位数，中位数实际上是一个特定的百分位数。当 x 分别等于 25、50、75 时则分别为四分位数 Q_1、Q_2 和 Q_3。

5 百分位数和中位数的计算

5.1 直接法计算中位数

例数较少时，可将变量值按大小顺序排列：$\chi_1 \leqslant \chi_2 \leqslant \chi_3 \leqslant \cdots \leqslant \chi_n$，直接求中位数 M。如果观察值的个数为奇数，则居中的一个观察值即为中位数；如果观察值个数为偶数，则居中的两个观察值的平均数即为中位数。公式如下：

$$n\text{为奇数}\quad M=X_{(\frac{n+1}{2})} \tag{2}$$

$$n\text{为偶数}\quad M=\frac{X_{\frac{n}{2}}+X_{(\frac{n}{2}+1)}}{2} \tag{3}$$

例 1 测定 7 名正常人末梢血嗜酸性粒细胞数(个/微升)，从小到大排列为：

68 82 110 194 198 326 956

求其中位数。

本例 n 为奇数。按公式(2)计算 M。

$$M=X_{(\frac{7+1}{2})}=X_4=194(\text{个/微升})$$

例 2 某病患者 8 人，其潜伏期(天)分别为：

2 3 5 5 7 8 15 20

求中位数。

本例 n 为偶数，按公式(3)计算 M。

$$M=[X_{(8/2)}+X_{(8/2+1)}]/2=[X_4+X_5]/2=(5+7)/2=6(\text{天})$$

5.2 用频数表计算百分位数和中位数

当变量值个数较多时，可先将观察值编制成频数表，按所分的组段计算累计频数和累计频率(如表1第(3)、(5)列或(4)列)，结合(1)、(3)、(5)列或(1)、(4)列，即可从中找到百分位数 P_x 所在的组段，然后按式(4)或式(5)计算百分位数 P_x。

$$P_x=L+\frac{i}{f_x}\left(\frac{n\times x}{100}-\sum f_L\right) \tag{4}$$

$$P_x=U-\frac{i}{f_x}\left(\frac{n\times(100-x)}{100}-\sum f_U\right) \tag{5}$$

公式中，n 为总例数，i、f_x 分别为百分位数所在组段的组距和频数，L 为百分位数所在组段的下限，$\sum f_L$ 为小于 L 的各组段的累计频数，U 为百分位数所在组段的上限，$\sum f_U$ 为大于 U 的各组段的累计频数。

如果按所分组段由小到大累计频数，频数累计到略大于 $nx\%$ 为止，则用公式(4)计算百分位数。如果按所分组段由大到小累计频数，频数累计到略大于 $(100-x)\%$ 为止，用公式(5)计算百分位数。总之，如果想求 $x\%$ 分位数，则要先按所分组段找到 $x\%$ 分位数(即 $nx\%$ 或 $n(100-x)\%$ 位置)所在组段，然后再按公式(4)或(5)计算。

计算中位数 M，也就是计算百分位数 P_{50}，此时 $x=50$。

例3 300名正常人的尿汞值(μg/L)资料，见表1第(1)、(2)列，求中位数。

表1 300名正常人尿汞值的中位数和百分位数计算

尿汞值(μg/L)	频数	累计频数		累计频率(%)
(1)	(2)	(3)	(4)	(5)
0～4	49	49	300	16.33
4～8	27	76	251	25.33
8～12	58	134	224	44.67
12～16	50	184	166	61.33
16～20	45	229	116	76.33
20～24	22	251	71	83.67
24～28	16	267	49	89.00
28～32	10	277	33	92.33
32～36	9	286	23	95.33
36～40	4	290	14	96.67
40～44	5	295	10	98.33
≥44	5	300	5	100.00
	300	—	—	—

从表1第(1)、(2)列频数分布上可看到300名观察对象的尿汞值已经由上而下，从小到大排队，中位数的位置应在总频数的一半（即$(n+1)/2$)处，通过计算累计频数或累计频率可找出中间位置。第(3)、(5)列分别是按频数表由小到大计算的累计频数及累计频率，(第(4)列是由大到小计算的累计频数。)计算累计频数至略大于$n/2$即可。本例，频数应累计到略大于$300/2=150$为止。从第(1)、(3)、(5)列可见，中位数的位置在"12～16"这一组段，该组的频数$f_x=50$，该组下限$L=12$，组距$i=4$，小于L的累计频数$\sum f_L=134$，代入公式(4)即可求得中位数。

$$M=P_{50}=12+\frac{4}{50}\left(\frac{300}{2}-134\right)=13.28(\mu\text{g/L})$$

若按所分组段由大到小累计频数，改用公式(5)计算则为：

$$M=P_{50}=16-\frac{4}{50}\left(\frac{300}{2}-116\right)=13.28(\mu\text{g/L})$$

本例尿汞值中位数为13.28(μg/L)。

例4 计算表1资料的第95百分位数。

本例若按所分组段由小到大累计频数，从表1第(1)、(3)、(5)列可见，95%分位数的位置在累计频数为$nx\%=300\times95\%=285$处。即在"32～36"这一组段内。将$L=32$，$i=4$，$f_{95}=9$，$\sum f_L=277$代入公式(4)得：

$$P_{95}=32+\frac{4}{9}(300\times95\%-277)=36(\mu\text{g/L})$$

本例若按公式(5)计算：

$$P_{95}=36-\frac{4}{9}(300\times5\%-14)=36\ (\mu\text{g/L})$$

同样，也可以求P_5、P_{25}、P_{95}等百分位数。

6 百分位数和中位数的应用

(1)中位数适用于表达偏态分布、分布的末端无确切数值以及分布不清楚的资料的集中位置。

(2)百分位数用于描述一组观察值序列在某百分位置上的水平。百分位数是分布数列的百分界值，表示它的上、下各分布有百分之几的观察值。常用的第50百分位数(P_{50})即中位数。

(3)在实际工作中，对非正态分布资料，常用百分位数法确定医学正常值范围(参考值范围)。比如，用百分位数法确定儿童身高的95%正常值范围，因为儿童身高过高或过低均属异常，则应计算$P_{2.5}$及$P_{97.5}$作为双侧95%正常值范围的下界和上界值；又如确定尿汞值的95%正常值范围，由于尿汞只以过高为异常，则应计算P_{95}作为单侧上界值；再如确定肺活量95%正常值范围，因为肺活量只以过低为异常，应计算P_5作为单侧下界值，这是单侧正常值范围。

(4)用一组百分位数，如 P_5、P_{25}、P_{50}、P_{75}、P_{95}，可以表达数据的分布特征。在大样本时，算得的百分位数比较稳定，有较好的代表性。小样本时，不宜计算百分位数，尤其不宜取太靠近两端的百分位数。

（曾　庆　施学忠）

四分位数间距

分位数间距(inter quartile range，简记为 IQR)是随机变量的两个分位数之差，用来描述随机变量的变异程度。

实际应用中使用四分位数、十分位数和百分位数来描述资料的位置分布特征，如此就可以同时计算它们所对应的四分位数间距、十分位数间距和百分位数间距来描述资料的变异程度。采用分位数和分位数间距来描述资料特征，尤其多用于偏态分布的资料。

四分位数间距是上四分位数 Q_U 与下四分位数 Q_L 之差，用公式表示为 $IQR=Q_U-Q_L$，其间包含了全部观察值的一半，所以四分位数间距可看成中间一半观察值的极差，它和极差类似，用 IQR 值的大小，能表示观察值变异度的大小，若 IQR 值越大，说明变异度越大；反之，说明变异度越小。用四分位数间距作为说明个体差异的指标，比极差稳定，但它只反映了居中间的 50%数据的变异情况，仍未考虑到每个观察值的变异情况，不能代表全部观察值的离散程度。

（曾　庆　冯丽云）

列联系数

列联系数(contingency coefficient)是描述两个分类变量间关联程度的一类统计量，对于不同类型的列联表可以选择不同的列联系数，它们一般是在列联表卡方分析基础上得到的。

1　列联表

一般而言，假定从总体中抽取大小为 n 的样本，且这 n 个观察对象可按两个随机变量 A 与 B 的属性分类，其中属性 A 有 r 个分类，即 $A_1,A_2,\cdots,A_r$，属性 B 有 c 个分类，即 $B_1,B_2,\cdots,B_c$，设该样本中观察对象同时具有属性 A_i 和 B_j 的频数是 n_{ij}。将这 $r\times c$ 个频数 n_{ij} $(i=1,2,\cdots,r;j=1,2,\cdots,c)$ 以属性 A 为行，属性 B 为列，按矩阵的形式排列为一个 r 行 c 列的二维表，这种二维表就称为 $r\times c$ 列联表(contingency table)。由于二维表是按两个变量属性交叉分类获得，所以又称为交叉表。列联表常常用来记录和分析分类变量或者等级变量间的关系，在医学、生物学及社会科学中十分常用。

当随机变量 A 和 B 仅具有两个分类属性时，列联表最简单，称为 2×2 表，又称四格表(fourfold table)。

例　为了解某中药治疗原发性高血压的疗效，将 88 名高血压患者随机分为两组。试验组用该药加辅助治疗，对照组用安慰剂加辅助治疗，观察结果如表 1。

表 1　两种治疗方法治疗原发性高血压的疗效比较

组　别	有效	无效	合计
对照组	20	24	44
试验组	34	10	44
合　计	54	34	88

在列联表中，各个变量的分类合计称为周边合计(边界合计)，这些合计可以根据列联表内的其他单元格频数推算得到，基于列联表的定义，周边合计不是列联表的组成部分。

在 $r\times c$ 列联表中，如果仅有列变量的属性分类是有序的，则称该列联表是单向有序列联表。如果 $r\times c$ 列联表中行、列变量的属性分类都是有序的，就称该列联表为双向有序列联表。如果列联表的行数 r 等于列数 c 则称列联表是对称的，否则称列联表是非对称的。

当变量超过两个时，可以按类似的方式作出列联表，此时称为多维列联表。

二维或者多维列联表不仅可以描述分类数据分布特点，而且可以利用列联表进行变量间的关联性分析，对变量间是否存在关联性进行统计学检验，在关联性分析的基础上还可以计算描述变量间关联程度的统计量。

2　列联表的关联分析

有很多统计方法可以用于列联表两个变量间的关联分析，包含卡方检验(chi-square test)，似然比卡方检验，精确概率法(Fisher's exact test)，以及巴纳德检验(Barnard's test)，而这些方法中卡方检验应用最为广泛。如果检验结果显著则称两个变量不独立，相互关联(contingency)，反之，就称两个变量独立，没有关联。详细的内容参见《中华医学统计百科全书．假设检验分册》。

3 列联表的关联测度

当列联表关联分析的假设检验结果是关联的，可以进一步计算关联系数来说明行列两个变量的关联程度。列联表分析中，行列两个变量的关联程度采用列联系数来描述和测量。和计量资料的乘积相关系数 r 相似，列联系数的取值定义在 -1 和 1 之间，即 $-1\leqslant$列联系数$\leqslant 1$。其中列联系数值等于 0 表示行列变量无关联，列联系数值大于 0 表示行列变量正关联，列联系数值小于 0 表示行列变量负关联。

基于不同的考虑和应用条件，多种列联系数可以用来描述关联程度，它们都是在列联表关联分析的基础上提出的，多数列联系数都是基于列联表卡方统计量计算的。行列变量是分类而非有序等级的列联表，可以计算 φ 系数，列联系数 C，φ_c 系数，不对称系数或者不对称 λ 系数以及不对称系数或者不对称不确定系数。

双向有序列联表可以计算伽玛系数(γ)，肯德尔系数(τ_b)，斯托特系数(τ_c)和索莫尔 D 系数(Somers' D)等列联系数。这类系数测量的是当列变量的等级提高时行变量的等级是否也相应的提高，它们说明行列两个变量的有序等级的一致或者不一致的程度。在列联表中当列变量的观测频数大而对应的行变量频数也大时，称为行列变量一致，而当列变量频数大而行变量频数小则是不一致。此外乘积相关系数和等级相关系数也可以用来表示双向有序列联表的关联程度。

3.1 φ 系数

φ 系数是最简单的列联系数，仅用于四格表，它的计算公式是：

$$\varphi=\sqrt{\frac{\chi^2}{N}} \tag{1}$$

式中，χ^2 是卡方检验的卡方值，而 N 是样本量。φ 系数的取值在 0 到 1 之间，即 $0\leqslant\varphi\leqslant 1$。其中 φ 系数值为 0 表示行列变量无关联，当 φ 系数值>0 表示行列变量关联。当 4 个周边频率比为 0.5，且对角线频数为 0 时，φ 系数值达到 1，表示完全关联。

当四格表频数表示为表 2 的形式时，φ 系数可以直接用公式(2)获得：

$$\varphi=\sqrt{\frac{ad-cd}{(a+b)(c+d)(a+c)(b+d)}} \tag{2}$$

表 2 φ 系数直接计算表

组别	B_1	B_2	合计
A_1	a	b	$a+b$
A_2	c	d	$c+d$
合计	$a+c$	$b+d$	N

3.2 列联系数 C

适合对称列联表，其列联系数 C 的计算公式是：

$$C=\sqrt{\frac{\chi^2}{N+\chi^2}} \tag{3}$$

列联系数 C 的取值在 0、1 之间，且其值不能达到 1。当行列数增加时其值也逐渐加大，行列数越多，其值也就越接近 1，比如对于四格表其值最大值仅为 0.707，但是 4×4 表其值最大可达 0.870。鉴于这个原因它不能用于分类不同的列联表关联程度的比较，也不能用于不对称表。

3.3 φ_c 系数

适合对称列联表，可以计算 φ_c(Cramér's V)来描述行列变量的关联程度。公式是：

$$\varphi_c=\sqrt{\frac{\chi^2}{N(k-1)}} \tag{4}$$

公式中，χ^2 是卡方检验的卡方值，而 N 是样本量，k 是行数和列数较小的一个，即 $k=\min(r,c)$。φ_c 的值在 0 和 1 之间，即 $0\leqslant\varphi_c\leqslant1$。当列联表是四格表时，其结果就是 φ 系数。

φ_c 系数主要测量行列变量属性的对称性，它既可以用于有序列联表也可以用于分类列联表，而且计算结果不受行列变量值的位置影响。需要说明的是，当行数列数相差较大时，φ_c 按公式(4)计算，结果趋向于得到接近 1 的结果值，而不是有意义的行列关联结果。

（曾　庆）

率

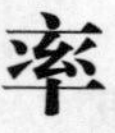

1　率的定义

率(rate)又称频率指标或强度指标，说明在一定条件下某现象发生的频率或强度。计算公式为：

$$率=\frac{实际发生某现象的观察单位数}{可能发生该现象的观察单位总数}\times K \tag{1}$$

式中，K 为比例基数，常用的 K 有 100% 或 1000‰、10000/万、100000/10 万等。选择 K 的要点：①根据习惯用法以便于比较，如治愈率、某病病死率、人工流产率等用百分率，出生率、死亡率等用千分率，恶性肿瘤死亡率用十万分率；②使算得的率小数点前至少保留 1～2 位有效数字。

2 率的分类

率又分为频率指标和强度指标。

2.1 频率指标

频率指标是指发生某现象的观察单位数在所研究的观察单位总数中所占的比例，通常用于反映某事件发生的频率。如患病率、病死率等。

(1)患病率

患病率(prevalence rate)也称现患率，指某特定时点或短期内(如两周)研究人群中某病现患病人数所占的比例，常用于说明某慢性病在目标人群中的患病情况。

$$\text{患病率}=\frac{\text{某疾病的现患病人数}}{\text{同期研究对象的总观察单位数}}\times K \tag{2}$$

(2)病死率

病死率(case-fatality rate)表示一定条件下，患某病的全部病人中因该病死亡者所占的比例，用于反映某病预后的严重程度。

$$\text{病死率}=\frac{\text{死于该疾病的患者人数}}{\text{同期研究对象中的某疾病总患病人数}}\times K \tag{3}$$

2.2 强度指标

强度指标是指一定时期内某现象在单位时间内发生的频率，通常用于反映某事件发生的平均频率或概率。计算时应考虑研究时间的长短。常用的强度指标有发病率、死亡率、院内感染率等，分述如下：

(1)发病率

发病率(incidence rate)指在一定时期内单位人群中某病新发病例发生的频率，用于说明目标人群在一定时期内某病的发病水平或发病密度。

$$\text{发病率}=\frac{\text{单位时间内发生某疾病的新发病例数}}{\text{同期研究对象的平均人口数}}\times K \tag{4}$$

或

$$\text{发病率}=\frac{\text{一定时期内发生某疾病的新发病例数}}{\text{研究对象的观察人数}\times\text{时间}}\times K \tag{5}$$

式(5)又常称为人时发病率(如人年发病率)或发病密度。

例如，某市 2009 年全年发生某急性肠道传染病患者共 2000 例，同年全市平均人口数((年初人数＋年末人数)/2)为 200 万人，则 2009 年该市此急性肠道传染病的发病率为 1‰。再如，某研究机构在某市随机抽查了 10 万人，随访观察 5 年，共发现新发食管癌患者 120 例，则该人群食管癌的年均发病率为 24/(10 万)，或食管癌发病率为 120/(50 万人年)。

(2)死亡率

死亡率(mortality rate)指在一定时期内，某地单位人群中死亡人口数所占的比例。

用于衡量一定时期内目标人群的死亡危险性大小。

$$死亡率=\frac{单位时间内死亡人数}{同期研究对象的平均人口数}\times K \tag{6}$$

所有死因的死亡率称为粗死亡率或总死亡率，通常以千分率表示。死亡率还可按病种、年龄、性别、职业等分类，计算死亡专率（如，某病死亡率、年龄别死亡率等），用于探讨病因或评价防治措施。例如“相对数”条目中的表 1 中（3）、（6）栏分别为男性和女性各种恶性肿瘤的死亡率。

（3）院内感染率

院内感染率（hospitality infection rate）是指单位时间内在医院内获得感染的住院患者占同期住院病人数的比例。计算时，分子为研究期内观察到的院内感染人次数，分母通常为同期住院病人数与观察日数的乘积（人日数）。例如，某医院对 5031 个住院病人共观察了 127859 人日，其中有 596 人次在医院内发生感染，则院内感染率为 596/127859＝0.0047/人日，即平均每天有 0.47％的住院病人发生院内感染。

关于率，在实际应用时需要注意：（1）分母不宜过小。分母过小时，最好用绝对数描述；或者，同时列出总体率的可信区间。（2）对观察单位不等的几个率求平均率时，要用各率的分子之和除以分母之和，而不能直接计算几个率的算术均数。（3）两个或多个率比较时，要注意其可比性。首先各组的观察对象要同质，研究方法相同，观察时间相等以及研究条件相近。如比较不同疗法的疗效时，须注意各组病例在年龄、性别、病情、病程、疾病类型和疗程等方面应基本相同。其次，应注意影响率的主要因素在各组的内部构成是否相同，如比较两地恶性肿瘤总死亡率时，两地的性别、年龄构成应相同或相近，否则不能直接比较；如需比较，可通过比较性别、年龄别的分率或进行率的标准化。（4）由样本率推断总体信息时，需要考虑抽样误差，进行参数估计或假设检验。

（王洁贞　刘　静）

构　成　比

构成比（proportion）又称构成指标，用于说明某事物（或现象）内部各组成部分所占的比重或分布情况，常以百分数表示。计算公式为：

$$构成比=\frac{该事物内部某一组成部分的观察单位数}{某事物各组成部分的观察单位总数}\times 100\%$$

某事物各组成部分的构成比之和应为 100％，但有时因尾数四舍五入使构成比之和略大于(或小于)100%,应适当调整保留的小数位数,以使总和等于 100%。报告结果时,同一事物内部各部分的构成比应保留相同的小数位数。

应用时需注意,构成比与率不同,分析时不能以构成比代替率。构成比是说明事物内部各组成部分比重的指标,不能用其反映事物发生的频率或强度,应用时不要与率混淆。例如,某医师对医院某季度门诊龋齿患者的年龄情况(表 1)进行分析,并得出 40~49 岁组患病率高,0~9 岁组和 70 岁及以上组患病率低的结论。

表 1 某医院某季度门诊龋齿患者年龄构成

年龄组(岁)	人 数	构成比(%)
0~9	9	3.8
10~19	36	15.3
20~29	34	14.4
30~39	37	15.7
40~49	45	19.1
50~59	39	16.5
60~69	21	8.9
70 以上	15	6.3
合 计	236	100.0

表中资料仅能说明该门诊龋齿患者中各年龄组病人所占的比重,不能用于反映各年龄组的患病水平,因此不能据此认为 40~49 岁组患病率高,而老年组和少年组低。因为医院门诊资料无法提供当地各年龄组人口数和全部现患病例数,故不能计算年龄别患病率。欲了解该地不同年龄人群龋齿患病情况时,需要通过抽样调查,然后根据各年龄组的调查人数及现患病例数,才能计算年龄别患病率,从而分析龋齿患病水平与年龄大小的关系。

(王洁贞 刘 静)

相对比

相对比是两个相互关联指标 A 与 B 的比值,用于说明两指标间的比例关系。计算公式为:

$$相对比=\frac{A\,指标}{B\,指标}(\times 100\%)$$

相对比中，指标 A 与 B 不相互包含，且 A 与 B 可以是同类指标，也可以是不同类的指标。

若 A 与 B 为同类指标，其比值用于反映 A 与 B 的相对大小，常以百分数或倍数表示，说明 A 是 B 的百分之几或几倍。此时，A 和 B 可以是绝对数，也可以是相对数或平均数。例如，"相对数"条目中的表 1 数据显示，该地区 2008 年男性的肝癌死亡率约是女性的 2.54 倍。再如，人口统计学中常用的出生性别比，是指一定时期内出生的新生儿中，男、女新生儿的人数之比；流行病学的病因研究中，用来反映危险因素与疾病联系强度的指标——相对危险度(relative risk, RR)和比值比(odds ratio, OR)也都属于相对比。

若 A 与 B 是不同类的指标，其比值用于表示相对于 B 的一个单位，A 有多少个单位与之相对应。如反映卫生资源的指标每千人口的医生数、每千人口的病床数、每名医生平均每天的门诊量等都属此类。

相对比是动态数列资料分析的基本指标，详见"动态数列"条目。

（王洁贞　刘　静）

标准化率

标准化率(standardized rate)简称标化率，亦称调整率(adjusted rate)，是将研究人群的构成按照选定的"标准"调整后计算得到的率。计算标准化率的目的在于消除混杂因素(confounding factor)对率的影响，使得各组的率具有可比性。例如，比较两地的总死亡率时，若两地的年龄(或性别)构成不同，而年龄(或性别)又影响死亡率时，则年龄(或性别)为混杂因素，为消除年龄(或性别)的影响，需进行标准化，使之具有可比性。

标准化率的基本思想是将所比较的各组研究对象，按照统一的"标准"进行调整后，计算标准化率，使其具有可比性。标准化率常用于研究人群的性别、年龄构成不同的两地出生率、患病率和病死率的比较；也可用于病情轻重、病程长短不同的两组治愈率的比较；还可用于均数的标准化，如比较两组平均治愈天数时，应考虑两组病型、病情、病程等的标准化。

标准化率的计算方法有直接法、间接法和反推法 3 种，现以死亡率的年龄构成标准化为例说明其基本步骤：

(1)根据现有数据的条件选用适当的方法。①当被标化组的年龄别死亡率已知时，一般用直接法，此时需获取标准人口各年龄组的人口数或各年龄组的人口构成比；②当仅知被标化组总死亡人数和年龄别人口数，而年龄别死亡人数或死亡率未知时，可用间接法，此时需获取标准人口的年龄别死亡率和总死亡率；③当仅知被标化组总人口数和各年龄别死亡人数，而各年龄组人口数未知时，可用反推法，此时需获取标准人口的年龄别死亡率和总死亡率。

(2)选定标准。一般应首选有代表性的、较稳定的、数量较大的人群作为标准人口，如全世界的、全国的、全省的或本地区历年积累的数据作为标准，时间最好与被标化资料一致或接近。有时也可用相互比较的各组人群的合并或任选其中一组作为标准。

(3)将有关数据代入相应的公式，计算标准化率。表1为计算标准化率所需用的数据符号，其后为各种方法的计算公式。

表1 计算标准化率的数据符号

年龄组	被标化组			标 准 组		
	人口数	死亡数	死亡率	人口数	死亡数	死亡率
1	n_1	r_1	p_1	N_1	R_1	P_1
2	n_2	r_2	p_2	N_2	R_2	P_2
3	n_3	r_3	p_3	N_3	R_3	P_3
⋮	⋮	⋮	⋮	⋮	⋮	⋮
i	n_i	r_i	p_i	N_i	R_i	P_i
⋮	⋮	⋮	⋮	⋮	⋮	⋮
k	n_k	r_k	p_k	N_k	R_k	P_k
合计	n	r	p	N	R	P

直接法：已知标准组年龄别人口数时，

$$p'=\frac{\sum N_i p_i}{N} \tag{1}$$

或已知标准组年龄别人口构成比时，

$$p'=\sum\left(\frac{N_i}{N}\right)p_i \tag{2}$$

间接法：

$$p'=P\cdot\frac{r}{\sum n_i P_i}=P\cdot SMR \tag{3}$$

反推法：

$$p'=P\,\frac{\sum\left(\frac{r_i}{P_i}\right)}{n} \tag{4}$$

式(3)中的SMR是标准化死亡比(standardized mortality ratio)的缩写，是指某人群实际死亡数与预期死亡数之比。$SMR>1$说明被标化组的死亡率高于标准组；$SMR<1$

说明被标化组的死亡率低于标准组。在抽样研究中，由于抽样误差的存在，样本的 *SMR* 是否等于 1 需要作假设检验，见《中华医学统计百科全书．单变量推断统计分册》“标准化死亡比的假设检验”条目。

应用率的标准化法时应注意：①标准化的目的在于消除混杂因素对结果的影响，使计算的标准化率具有可比性；通常，直接法因其计算简便更为常用，但若被标化组原始资料中有些年龄组人口过少，易使年龄别死亡率波动较大时宜用间接法；②标准化率并不表示某地实际水平，只能表明对比资料间的相对水平，且同一资料用不同“标准”标化，所得标化率不同，但是对比时的分析结论通常不变；③对于存在混杂因素的两个率进行比较时，若不进行标准化，也可通过比较两组的各年龄别发病（死亡）率，得出正确结论；④比较两样本的标准化率时，还应进行两样本标准化率的假设检验（见有关统计学书籍）。

在一般情况下，直接法与间接法计算结果接近。直接法计算简便，易于理解，更为常用；如果原资料中有些年龄组的人口数过少，致使年龄别死亡率波动较大时，则宜用间接法。反推法不如其他两种方法精确，计算又较繁，只有当资料不足，前两法不能用时方采用。同一资料用不同方法进行标准化，所得标准化率的数值不同，但对比时的分析结论大多是一致的。同一资料，按不同的标准组用同一方法计算，所得标准化率也有所不同，但对比时的分析结论也通常是一致的。

例 对表 2 资料计算标准化率并进行比较。

表 2 甲乙两地区各年龄组人口数及食管癌死亡率 单位:1/10 万

年龄组（岁）	甲地				乙地			
	人口数	人口构成	食管癌死亡人数	食管癌死亡率	人口数	人口构成	食管癌死亡人数	食管癌死亡率
0～29	1756897	0.6520	0	0	1725819	0.6580	0	0
30～39	244942	0.0909	12	4.9	289298	0.1103	25	8.6
40～49	251678	0.0934	91	36.2	250480	0.0955	125	49.9
50～59	206947	0.0768	307	148.3	191204	0.0729	344	179.9
60～69	143893	0.0534	460	319.7	114355	0.0436	371	324.4
70 以上	90270	0.0335	292	323.5	51670	0.0197	170	329.0
合 计	2694627	1.0000	1162	43.12	2622826	1.0000	1035	39.46

由表 2 资料可看出，甲、乙两地食管癌死亡率均随年龄增长而明显升高，且乙地各年龄组死亡率比甲地高，但甲地的食管癌总死亡率却高于乙地。究其原因是由于食管癌死亡率与年龄有关，而两地人口的年龄构成不同，乙地人口较甲地人口的年龄结构年轻化所致。因此应对两地食管癌总死亡率标准化以后再进行比较。

方法一：直接法。选取标准人口，并根据标准人口各年龄组的人口数对甲乙两地的死亡率用直接法进行标准化计算（表 3）。也可以标准人口各年龄组的构成比来计算标准化率，本例略。

表 3　用标准人口数计算食管癌标准化死亡率(直接法)

年龄组(岁)	标准人口数 N_i	甲地		乙地	
		原食管癌死亡率 p_i(1/10 万)	预期食管癌死亡人数 N_ip_i	原食管癌死亡率 p_i(1/10 万)	预期食管癌死亡人数 N_ip_i
(1)	(2)	(3)	(4)	(5)	(6)
0～29	3860241	0	0	0	0
30～39	553681	4.9	27	8.6	48
40～49	566717	36.2	205	49.9	283
50～59	482455	148.3	715	179.9	868
60～69	344998	319.7	1103	324.4	1119
70 以上	207377	323.5	671	329.0	682
合 计	6015469 (N)	43.12	2721 ($\sum N_ip_i$)	39.46	3000 ($\sum N_ip_i$)

$$甲地标化死亡率：p'=\frac{2721}{6015169}\times 100000/10\ 万=45.23/10\ 万$$

$$乙地标化死亡率：p'=\frac{3000}{6015169}\times 100000/10\ 万=49.87/10\ 万$$

可见，乙地食管癌的标化死亡率高于甲地，与分年龄组比较的结论一致。

方法二：间接法。选取标准人口，利用标准人口各年龄组的死亡率和被标化组各年龄组人口数，对两地的死亡率用间接法进行标准化计算(表 4)。

表 4　甲乙两地区食管癌标准化死亡率的计算(间接法)

年龄组(岁)	标准人口食管癌死亡率 P_i(1/10 万)	甲地		乙地	
		人口数 n_i	预期食管癌死亡人数 n_iP_i	人口数 n_i	预期食管癌死亡人数 n_iP_i
(1)	(2)	(3)	(4)=(2)×(3)	(5)	(6)=(2)×(5)
0～29	0.5	1756897	8.78	1725819	8.63
30～39	14.6	244942	35.76	289298	42.24
40～49	88.1	251678	221.73	250480	220.67
50～59	332.1	206947	687.27	191204	634.99
60～69	591.0	143893	850.41	114355	675.84
70 以上	663.3	90270	598.76	51670	342.73
合 计	79.8	2694627	2402.71 ($\sum n_iP_i$)	2622826	1925.09 ($\sum n_iP_i$)

甲地食管癌标准化死亡比：

$$SMR_{甲}=\frac{r}{\sum n_iP_i}=\frac{1162}{2402.71}=0.4836$$

标准化率：

$$p'_{甲}=P\cdot SMR_{甲}=P\cdot\frac{r_{甲}}{\sum n_iP_i}=79.8/10\text{ 万}\times0.4836=38.59/10\text{ 万}$$

乙地食管癌标准化死亡比：

$$SMR_{乙}=\frac{r}{\sum n_iP_i}=\frac{1035}{1925.09}=0.5376$$

标准化率：

$$p'_{乙}=P\cdot SMR_{乙}=P\cdot\frac{r_{乙}}{\sum n_iP_i}=79.8/10\text{ 万}\times0.5376=42.90/10\text{ 万}$$

可见,间接法求得的食管癌的标化死亡率也是乙地高于甲地,与直接法和分年龄组比较的结论一致。

方法三:反推法。选取标准人口,利用标准人口各年龄组的死亡率和被标化组各年龄组实际死亡人数,对两地的死亡率用反推法进行标准化计算(表5)。

表5 甲乙两地区食管癌标准化死亡率的计算(反推法)

年龄组(岁)	标准人口食管癌死亡率 P_i(1/10万)	甲地		乙地	
		实际食管癌死亡人数 r_i	预期人口数 r_i/P_i	实际食管癌死亡人数 r_i	预期人口数 r_i/P_i
(1)	(2)	(3)	(4)=(3)/(2)	(5)	(6)=(5)/(2)
0～29	0.5	0	0.00	0	0.00
30～39	14.6	12	82191.78	25	171232.88
40～49	88.1	91	103291.71	125	141884.22
50～59	332.1	307	92442.04	344	103583.26
60～69	591.0	460	77834.18	371	62774.96
70以上	663.3	292	44022.31	170	25629.43
合 计	79.8	1162	399782.02 $\sum(r_i/P_i)$	1035	505104.74 $\sum(r_i/P_i)$

甲地食管癌标准化率：

$$p'_{甲}=P\cdot\frac{\sum(r_i/P_i)}{n_{甲}}=79.8/10\text{ 万}\times\frac{399782.02}{2694627}=11.84/10\text{ 万}$$

乙地食管癌标准化率：

$$p'_{乙}=P\cdot\frac{\sum(r_i/P_i)}{n_{乙}}=79.8/10\text{ 万}\times\frac{505104.74}{2622826}=15.38/10\text{ 万}$$

可见,反推法求得的食管癌的标化死亡率也是乙地高于甲地,与直接法和间接法的结论一致。

（王洁贞 刘 静）

动态数列

动态数列(dynamic series)是一系列按时间顺序排列起来的统计指标(包括绝对数、相对数或平均数),用以说明事物在时间上的变化和发展趋势。动态数列由两个要素组成,一是现象所属的时间,另一个是反映变化的指标数值。

动态数列常用的分析指标有绝对增长量、发展速度、增长速度、平均发展速度、平均增长速度等。为表达方便,设动态数列各时间上的发展水平分别以 $a_0, a_1, a_2, a_3, \cdots, a_n$ 表示,现以我国 1997～2007 年全国卫生事业总费用的发展变化情况(表 1)为例,说明各分析指标的计算方法。表 1 中 $a_0=3196.71$ 亿元,$\cdots$,$a_{10}=11289.50$ 亿元。

表 1　1997～2007 年全国卫生事业总费用的发展变化情况

年　份	卫生事业总费用(亿元)	绝对增长量(亿元)		发展速度		增长速度	
		累计	逐年	定基比	环比	定基比	环比
(1)	(2)	(3)	(4)	(5)	(6)	(7)	(8)
1997	3196.71	—	—	—	—	—	—
1998	3678.72	482.01	482.01	1.1508	1.1508	0.1508	0.1508
1999	4047.50	850.79	368.78	1.2661	1.1002	0.2661	0.1002
2000	4586.63	1389.92	539.13	1.4348	1.1332	0.4348	0.1332
2001	5025.93	1829.22	439.30	1.5722	1.0958	0.5722	0.0958
2002	5790.03	2593.32	764.10	1.8112	1.1520	0.8112	0.1520
2003	6584.10	3387.39	794.07	2.0596	1.1371	1.0596	0.1371
2004	7590.29	4393.58	1006.19	2.3744	1.1528	1.3744	0.1528
2005	8659.91	5463.20	1069.62	2.7090	1.1409	1.7090	0.1409
2006	9843.34	6646.63	1183.43	3.0792	1.1367	2.0792	0.1367
2007	11289.50	8092.79	1446.16	3.5316	1.1469	2.5316	0.1469

注:本表数据来自《2009 中国卫生统计年鉴》。

1　绝对增长量

绝对增长量用于说明某事物在一定时期内其发展水平所增加的绝对量大小,有累计增长量和逐年增长量之分。累计增长量以基期水平 a_0 为基数,逐年增长量以相邻上一期的水平为基数。计算公式如下:

$$累计增长量=a_i-a_0 \tag{1}$$

$$逐年增长量=a_i-a_{i-1} \tag{2}$$

其中，a_i 为报告期水平，$i=1,2,3,\cdots,n$。

表1第(3)栏为全国卫生事业总费用相对于1997年水平的累计增长量，例如2000年比1997年增加了1389.92亿元，…，2007年比1997年的卫生总费用增加了8092.79亿元。表1第(4)栏为卫生总费用的逐年增长量，如2000年比1999年增加了539.13亿元，…，2005年比2004年增加了1069.62亿元，…，2007年比2006年增加了1446.16亿元。

2 发展速度

发展速度表示报告期指标的发展水平相当于基期或相邻上一期的几倍或百分之几，为相对比指标，分为定基比发展速度和环比发展速度。

2.1 定基比发展速度

用报告期水平(a_i)除以基期水平(a_0)得到的比值，表示该期水平相当于基期水平的几倍或百分之几。

$$定基比发展速度=\frac{a_i}{a_0} \tag{3}$$

表1第(5)栏为某年全国卫生事业总费用与1997年的相对大小，如1998年是1997年的1.1508倍，…，2000年是1997年的1.4348倍，…，2007年是1997年的3.5316倍。

2.2 环比发展速度

用报告期水平(a_i)除以相邻上一期水平(a_{i-1})得到的比值，表示该期水平相当于相邻上一期水平的几倍或百分之几。

$$环比发展速度=\frac{a_i}{a_{i-1}} \tag{4}$$

表1第(6)栏为某年全国卫生事业总费用与相邻上一年的相对大小，如1998年是1997年的1.1508倍，…，2000年是1999年的1.1332倍，…，2007年是2006年的1.1469倍。

3 增长速度

增长速度表示报告期指标的发展水平比基期或相邻上一期增加了几倍或百分之几，反映的是净增加速度，亦为相对比指标。

$$增长速度=发展速度-1(或100\%) \tag{5}$$

也相应地分为定基比增长速度和环比增长速度。

3.1 定基比增长速度

表示报告期水平(a_i)比基期水平(a_0)增加的倍数或百分数。

$$定基比增长速度=定基比发展速度-1=\frac{a_i-a_0}{a_0}(或\times 100\%) \tag{6}$$

表1第(7)栏为某年全国卫生事业总费用比1997年增加的倍数或百分数,如1998年比1997年增加了0.1508倍(或15.08%),…,2000年比1997年增加了0.4348倍(或43.48%),…,2007年比1997年增加了2.5316倍(或253.16%)。

3.2 环比增长速度

表示报告期水平(a_i)比相邻上一期水平(a_{i-1})所增加的倍数或百分数。

$$环比增长速度=环比发展速度-1=\frac{a_i-a_{i-1}}{a_{i-1}}(或\times 100\%) \tag{7}$$

表1第(8)栏为某年全国卫生事业总费用比相邻上一年增加的倍数或百分数,如1998年比1997年增加了0.1508倍(或15.08%),…,2000年比1999年增加了0.1332倍(或13.32%),…,2007年比2006年增加了0.1469倍(或14.69%)。

4 平均发展速度和平均增长速度

4.1 平均发展速度

平均发展速度是各期环比发展速度的几何平均数,说明事物在一个较长时期内诸期(如逐年)平均发展的程度。

$$平均发展速度=\sqrt[n]{\frac{a_n}{a_{n-1}}\cdot\frac{a_{n-1}}{a_{n-2}}\cdot\dots\cdot\frac{a_2}{a_1}\cdot\frac{a_1}{a_0}}=\sqrt[n]{\frac{a_n}{a_0}} \tag{8}$$

例如,表1资料中,1997～2007年间全国卫生事业总费用的平均发展速度为$\sqrt[10]{\frac{11289.50}{3196.71}}=1.1345$,可理解为1998～2007年间,平均每年是上一年的1.1345倍。

4.2 平均增长速度

平均增长速度是各环比增长速度的平均数,表示事物在一个较长时期内诸期平均增长的程度。计算公式为:

$$平均增长速度=(平均发展速度-1)\times 100\% \tag{9}$$

例如,表1资料中,1997—2007年间全国卫生事业总费用的平均增长速度=(1.1345－1)×100%=13.45%,即1998—2007年间,全国卫生事业总费用平均每年增加13.45%。

参考文献

[1] 孙振球. 医学统计学. 2版. 北京:人民卫生出版社,2005:98－113.
[2] 方积乾. 卫生统计学. 6版. 北京:人民卫生出版社,2008:27－44.

(王洁贞　刘　静)

统 计 表

统计表(statistical table)是将统计分析结果中的事物、指标和数据按照一定的逻辑关系用表格的形式列出，其特点是既能避免冗长的文字叙述、减少篇幅，又便于计算、分析和比较，并清晰地表达事物间的内在联系和区别。广义的统计表包括：①表达统计结果的统计表；②搜集资料用的调查表；③整理资料用的整理表；④计算指标用的计算表等。狭义的统计表即指其中第①种，本条目仅限于介绍狭义统计表。

1 统计表的结构

统计表由标题、标目、线条、数字和备注等部分组成，其基本格式如表1。

表1 表序号 标题×××××××××

横标目的总标目	总标目		总标目	
	纵标目	纵标目	纵标目	纵标目
横标目	×××	×××	×××	×××
横标目	×××	×××	×××	×××
⋮	⋮	⋮	⋮	⋮
合计	×××	×××	×××	×××

1.1 标题

置于表的上方，高度概括表的中心内容，必要时注明资料的时间和地点。一篇文章中即便只有1个统计表，标题前也应加序号。

1.2 标目

分为横标目、纵标目和总标目。①横标目：位于表的左侧，说明表格中各横行数字的涵义，如表2中各种类型的肝炎；②纵标目：又称作表头，位于标目线的上端，说明表格中各纵栏数字的涵义，如表2中“阳性例数”、“检出例数”和“检出率”；③总标目：必要时，在横标目或纵标目上冠以总标目。如表3中的“男”、“女”。标目的文字应简明，有单位的指标用括号注明单位，如检出率(%)、平均体重(公斤)。

1.3 线条

通常用三线表，包括顶线、底线和标目线，将统计表分割成表头和表体两部分。根据纵标目分层的需要，表头可用短横线分隔，最多不超过两层。若含合计，可再用横线将合计分隔开。统计表中的竖线和斜线一概省去，但标目间应有明显的间隔。

表2 反向血凝法对509例各型肝炎HBsAg阳性者的检出率

肝炎类型	阳性例数	检出例数	检出率(%)
急性黄疸型肝炎	93	90	96.8
急性无黄疸型肝炎	96	87	90.6
重症肝炎	41	41	100.0
迁延型肝炎	125	121	96.8
慢性活动型肝炎	154	150	97.4
合　计	509	489	96.1

表3 2005年中国6～7岁儿童身体发育情况

地　区	男		女	
	平均体重(kg)	平均值身高(cm)	平均体重(kg)	平均值身高(cm)
城　市	22.51	120.0	21.55	118.9
农　村	20.79	117.4	20.11	116.5

注:本表数据来自《2005年中国九市七岁以下儿童体格发育调查研究资料》。

1.4　数字

数字是统计表的基本语言,用阿拉伯数字表示。同一指标的小数位数应一致,位次对齐。表内不宜留空格,数字为零时记为"0",缺失数字用"…"表示,无数字用"—"表示。

1.5　备注

表中未尽事宜不列入表内,必要时可用"＊"等符号标出,写在表的底线以下,如表3。

2　统计表的种类

根据分组标志(主语)的复杂程度,统计表可分为简单表与组合表。

2.1　简单表

主语按一个标志分组,有一个或多个统计指标(宾语)。如表2,HBsAg阳性者按"肝炎类型"分为急性黄疸型肝炎、急性无黄疸型肝炎、重症肝炎、迁延型肝炎和慢性活动型肝炎5组。

2.2　组合表(或复合表)

主语有两个或两个以上分组标志,将部分主语置于表的上方与宾语复合起来排列。如表3,将6－7岁儿童按地区和性别结合起来分组,可以分析不同地区与性别的关联情况。

3　制表原则

3.1　重点突出,简洁明了

每张统计表最好只有一个中心内容,表格的结构要简单明了,主语的分组标志不宜过多,否则反而显得庞杂而失去统计表简明、醒目的功能。

3.2 符合逻辑，易读易懂

每张统计表都有主语和宾语，应合理安排主语和谓语的位置。主语指被研究的事物，通常置于表的左侧，作为横标目；宾语则是说明主语的各项指标，置于表的右侧，作为纵标目。因此，统计表中各栏目按主语、宾语排列后，应能构成一个完整而通顺的句子。如表2第一行可读成“93例急性黄疸型肝炎HBsAg阳性者用反向血凝法的检出例数为90例，检出率为96.8%”。

3.3 科学严谨，完整可靠

表中的数据应准确齐全、真实可靠，表中反映的结果应与文章阐述的论点一致，与相应文字衔接应合理自然、表文互应。

（张彦琦）

统 计 图

统计图（statistical graph）是用点、线、面、体等几何图形，有时也利用自然地图来表示统计指标的大小、分布、变化趋势及相互关系等。统计图变抽象的文字叙述为直观形象的视觉再现，比统计表更便于理解和比较，更能获得生动深刻的印象。其缺点是不能精确地表示数字大小。

1 统计图的构造

统计图通常由标题、标目、刻度、图形、图例和图注等部分组成，如图1。

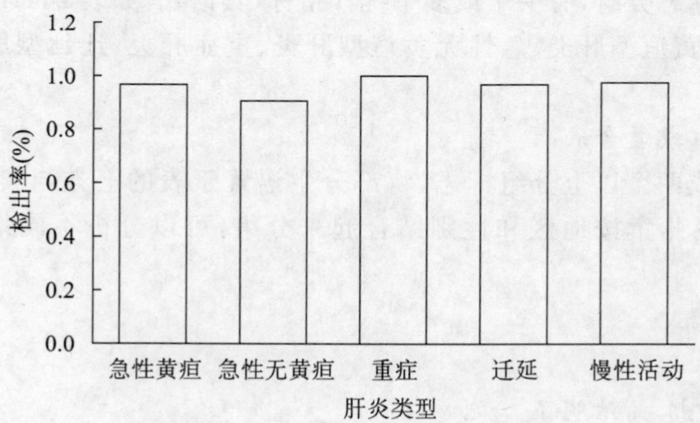

图1 反向血凝法对509例各型肝炎HBsAg阳性者的检出率

1.1 标题

简明确切地概括要说明资料的内容，必要时注明资料的时间和地点，常置于图的下方。同一篇文章中有两个以上统计图时，标题前应有序号。

1.2 标目

分为纵标目与横标目，说明纵、横轴数字刻度的意义，需要时注明单位。

1.3 尺度

纵轴尺度自下而上、横轴尺度自左至右，尺度分点要清楚，距离要相等，并从小至大地标明数值。常用的尺度有算术尺度和对数尺度两种。

1.4 图形

要位于图域中央，除圆图外，图形长宽之比一般以 7∶5(或 5∶7)左右为宜。

1.5 图例

在同一图内比较几个不同的事物时，须用不同的图案或颜色表示，并附图例说明。图例一般放在图中适当的空白位置或图的下方，位置要与图体协调。

1.6 图注

图中需借助文字或数字另作说明的部分，可帮助读者正确理解图的含义而不致产生歧义；图注字体比标题要小些，内容要简明扼要，一般置标题之下。

2 资料类型与统计图的选择

根据资料的性质和应用图形的目的，有许多种类的图形在统计学中得到使用，如常用的统计图有条图、圆图、百分条图、线图、半对数线图、散点图、直方图、箱式图和统计地图等。每种统计图各有其适用的范围，不可误用。表 1 列出了常用统计图的适用范围。

表 1 常用统计图及其适用范围

统计图类型	适用范围
条图	用不同长短的直条表达互相独立的非连续性资料某指标值的大小。
百分条图	用直条各段的长度(或面积)表达事物内部的百分构成比。
圆图	用圆的扇形面积表达事物内部的百分构成比。
线图	用线段的升降表示连续性资料某指标的变动趋势。
半对数线图	用线段的升降表示连续性资料某指标的发展速度。
散点图	用点的位置显示两连续型变量间的数量关系和变化趋势。
直方图	用于表示连续性资料的频数分布。
箱式图	用于连续性资料分布特征的描述。
统计地图	用不同纹线或颜色代表指标高低，表示事物的地域分布情况。

(张彦琦)

线　图

线图(line graph)是线段的升降表示某事物在时间上的发展变化趋势或某现象随另一现象变化的情况，适用于分组标志为连续型变量(如时间、年龄等)的资料。

绘图时应注意：

(1)线图的横轴和纵轴均采用算术尺度，横轴代表分组标志，可以是时间、年龄或其他变量表示的组段；纵轴为统计指标，相对数、绝对数或平均数均可。

(2)绘制线图要求横轴变量与纵轴变量的观察值要一一对应，即同一取值的横轴变量对应纵轴变量的取值是唯一的，反之亦然。否则不能绘制线图，可绘制散点图。

(3)线图横轴与纵轴的刻度都可以不从“0”开始。

(4)绘图时先用点描画出每一对观察值所在的位置，再用直线连接相邻的点，切勿用光滑的曲线连接。

(5)同一线图中可以用不同的线条表示不同的对比组，但不宜太多，并附图例说明。如表 1 资料可绘成图 1。

表 1　某医院 2007 年和 2009 年各月西药纯消耗量情况　　单位：万元

年份	月份											
	1	2	3	4	5	6	7	8	9	10	11	12
2007	12.86	14.97	16.00	17.20	17.71	17.69	18.19	15.59	19.58	18.23	20.07	21.00
2009	27.26	20.77	29.14	30.48	29.61	27.44	29.33	26.22	24.44	27.55	33.41	38.82

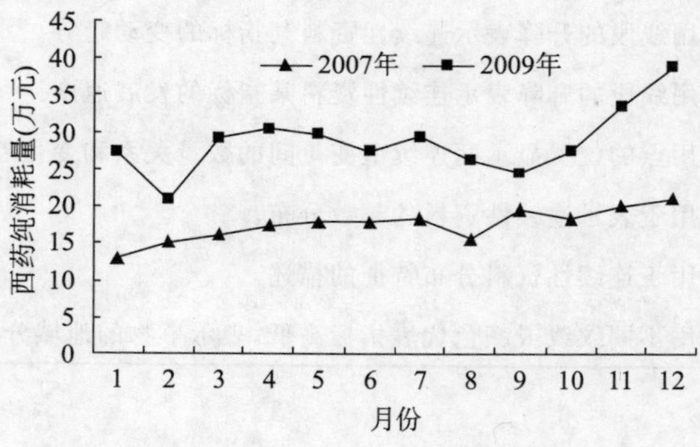

图 1　某医院 2007 年和 2009 年各月西药纯耗量

（张彦琦）

半对数线图

半对数线图(semi-logarithmic line graph)是线图的一种特殊形式,适用于表示事物发展速度(相对比)。其纵轴为对数尺度,横轴为算术尺度,使线图上的数量关系变为对数关系。

绘图时应注意:

(1)绘制半对数坐标系,横轴为算术尺度,纵轴为对数尺度,没有零点,将每对观察值描点连线。

(2)也可以依然采用横纵坐标均为算数尺度的坐标系,将纵轴变量观察值取对数,横轴变量观察值不变,描点连线。

(3)对于比较变异度相差悬殊(达到几个数量级)的资料的变化趋势时,采用半对数线图来描述数据结果更加准确。

例如表1中,两组最大值与最小值的绝对差,感冒为126.27－33.92＝92.35,支气管炎为6.63－2.27＝4.36,即前者为后者的21倍多,两者的变异度相差悬殊。若在算数尺度坐标系中作图,会呈现出前者下降速度明显快于后者,如图1。而实际上,两组的下降速度(相对比)很接近,即感冒为126.27/33.92＝3.72,支气管炎为6.63/2.27＝2.92。若绘成半对数线图才能正确地反映出两组的下降速度,如图2。

表1 某部队历年感冒与支气管炎发病率 单位:‰

	1977年	1978年	1979年	1980年	1981年	1982年	1983年	1984年	1985年
感　冒	126.27	92.19	107.59	101.93	92.60	73.20	51.40	42.39	33.92
支气管炎	6.63	6.37	5.90	5.69	5.49	4.32	3.04	2.42	2.27

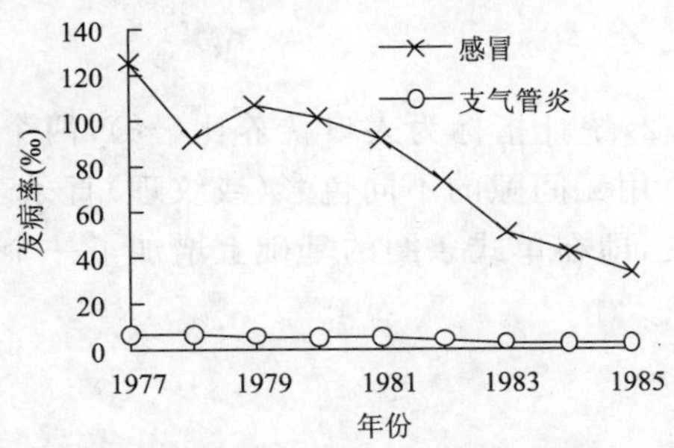

图1 某部队历年感冒与支气管炎发病率
(普通线图)

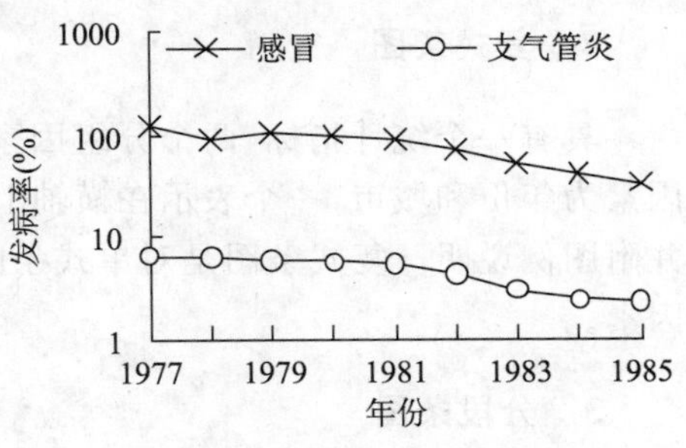

图2 某部队历年感冒与支气管炎发病率
(半对数线图)

(张彦琦)

条 图

条图(bar graph)是用等宽直条的长短表示彼此独立的各组某统计指标的大小。其指标可以是绝对数,也可以是相对数或平均数。常用的条图有三种。

1 单式条图

具有一个统计指标,一个分组因素。如图1,统计指标为检出率(%),作为纵轴标目;分组因素为肝炎类型,作为横轴标目。

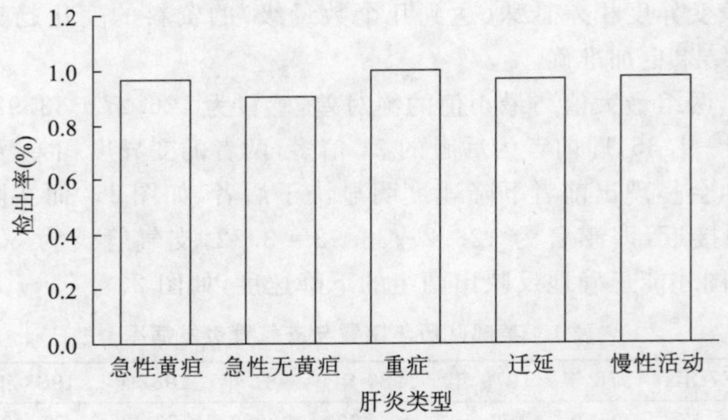

图1 反向血凝法对509例各型肝炎 HBsAg 阳性者的检出率

2 复式条图

具有一个统计指标,两个分组因素。如图2,统计指标为人口抚养比(%),两个分组因素为年份和城市,一个表示在横轴上,另一个用无间隙的不同色彩(或纹理)直条表示,并附图例说明。复式条图是对单式条图的扩展,即在单式条图的基础上增加了一个分组因素。

3 分段条图

具有多个统计指标,一个分组因素,且多个统计指标必须有隶属关系。如表1中,3个统计指标分别为总抚养比、少年人口抚养比和老年人口抚养比,后二者隶属于前者,即是总抚养比的构成部分。用图3表示,整个直条高度为总抚养比,而有条纹的部分为少年人口抚养比,白色部分为老年人口抚养比。

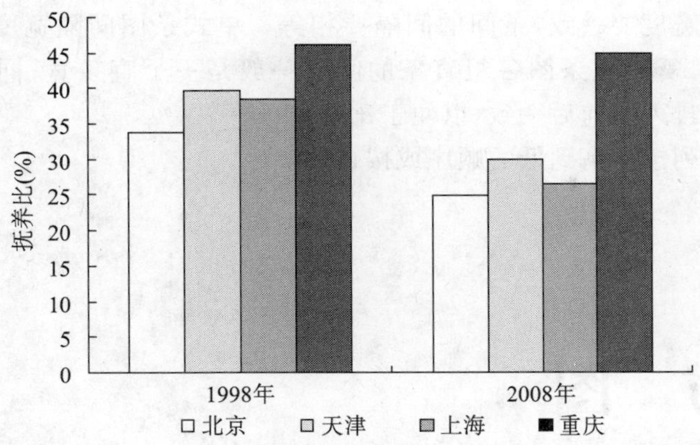

图 2 4个直辖市的人口抚养比比较

表 1 2008 年 4 个直辖市人口抚养比比较 单位：%

直辖市	总抚养比	少年人口抚养比	老年人口抚养比
北　京	24.99	12.13	12.86
天　津	29.92	13.96	15.96
上　海	26.49	10.00	16.50
重　庆	44.87	27.55	17.33

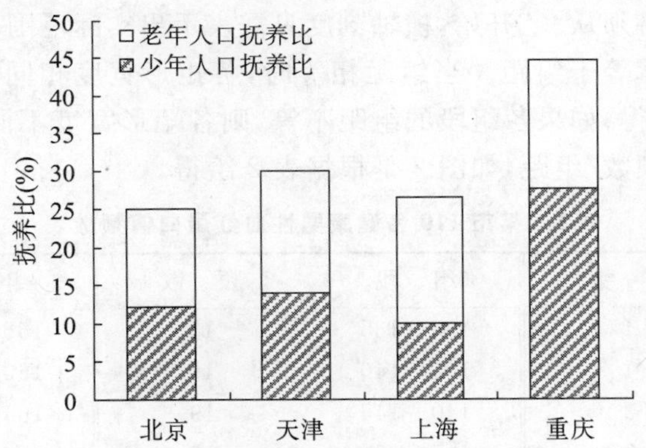

图 3 2008 年 4 个直辖市人口抚养比比较

绘制条图时应注意：

(1)纵轴的刻度必须从“0”开始，否则会改变各对比组间的比例关系，如图 4 所示。

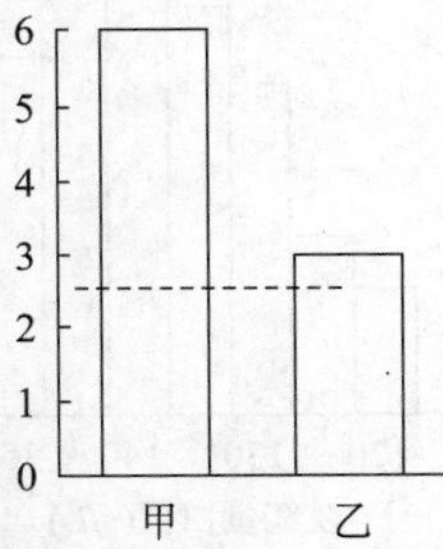

图 4 纵轴尺度起点为零示意

(2)各直条的宽度要一致，条间的间隔要相等。单式条图间隔宽度一般与直条宽度相等或为其一半。复式直条图各组直条的间隔一般是一个直条宽；同组直条间不留空隙，组内各直条的排列要前后一致，以便于比较。

(3)直条的排列按从高到低的顺序或按自然顺序。

（张彦琦）

直　方　图

直方图(histogram)通常根据频数表资料绘制而成，是用各矩形面积表示某个连续型变量在各组段的频数或频率，各矩形面积总和为总频数或总频率。直方图用于描述连续型资料的频数分布。绘制直方图时应注意：

(1)以横轴表示连续型变量的组段，以纵轴表示频数或频率。

(2)纵轴的刻度必须从“0”开始，横轴刻度只需表示出实际范围。

(3)各矩形的宽度等于组距。当组距相等时，各矩形宽度相同，高度为频数或频率，如图 1 是根据表 1 绘得；如果各组段的组距不等，则各矩形宽度不同，应调整各矩形的高度：矩形高度＝组段频数/组距，如图 2 是根据表 2 绘得。

表 1　某市 110 名健康男性血红蛋白值频数表　　单位：g/L

组　段	频　数	组　段	频　数	组　段	频　数
105～110	1	130～135	13	155～165	6
110～115	1	135～140	16	160～165	4
115～120	3	140～145	19	165～170	2
120～125	5	145～150	18	170 以上	1
125～130	7	150～155	14	合　计	110

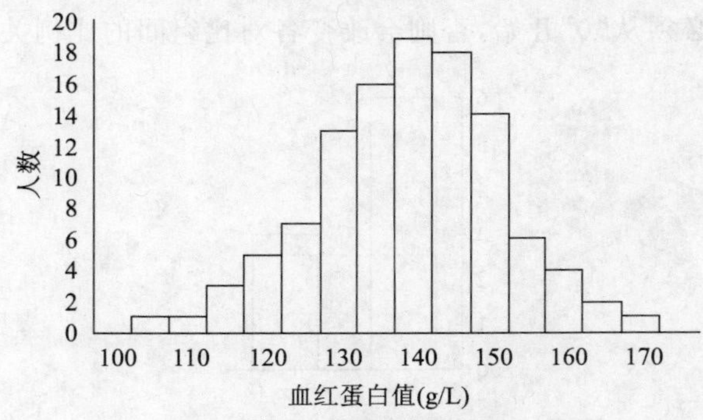

图 1　110 例健康男性血红蛋白值分布

表 2 某年某市流行性乙型脑炎患者的年龄分布

年龄(岁)	0～1	1～2	2～3	3～4	4～5	5～6	6～7	7～8
人　数	3	3	9	11	23	22	11	14
每岁患者人数	3	3	9	11	23	22	11	14

年龄(岁)	8～9	9～10	10～20	20～30	30～40	40～50	50 以上	合计
人　数	8	6	36	13	11	4	1	175
每岁患者人数	8	6	3.6	1.3	1.1	0.4	0.1	—

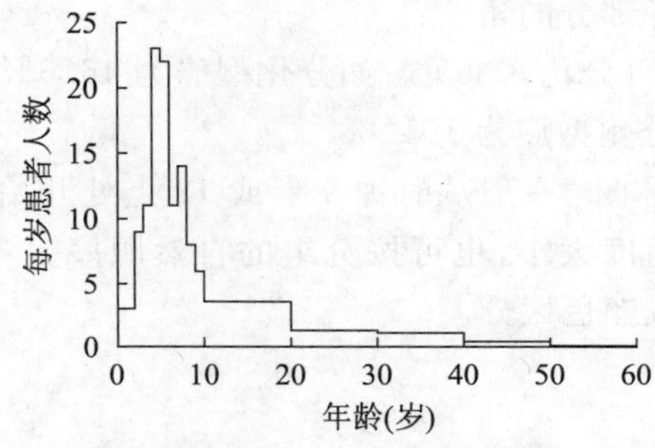

图 2 某年某市流行性乙型脑炎患者年龄分布

（张彦琦）

圆　图

圆图(pie graph)是用圆的总面积表示事物的全部，用各个扇形的面积(圆心角的大小)表示各个构成部分，适用于结构相对数资料。如表 1 中的合计百分比用图 1 表示。

表 1 251 例胃癌患者病理组织学类型的分布情况

性别	例数	癌型			百分比(%)			
		分化型癌	低分化腺癌	未分化型癌	分化型癌	低分化腺癌	未分化型癌	合计
男	202	101	54	47	50.0	26.7	23.3	100.0
女	49	16	9	24	32.7	18.4	49.0	100.0
合计	251	117	63	71	46.6	25.1	28.3	100.0

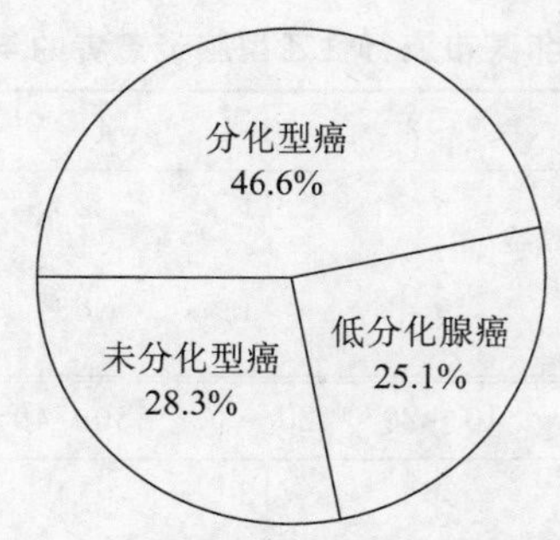

图 1　251 例胃癌患者病理组织学类型的构成

绘制圆图时，先计算各部分的角度：

圆心角(度)＝各部分百分比×360°。如分化型癌为 46.6％×360°＝167.76°，仿此得低分化腺癌为 90.36°，未分化型癌为 101.88°。

绘制图形时，第一个圆心角一般从时钟 9 点或 12 点处开始，顺时针方向排列。各扇形的排列次序，可按圆心角度大小，也可按分组的自然顺序。各扇形内要注明简要的文字和百分比，还可用花纹或颜色区分。

（刘　岭）

散　点　图

散点图(scatter diagram)，用点的密集程度和趋势表示两种现象间的相关关系。其绘制方法：以横轴表示自变量 X，纵轴表示因变量 Y，纵轴与横轴的起点可根据资料的情况而定。在每一对自变量与因变量数值相交处绘点即成散点图。例如母血 TSH 水平与新生儿脐带血 TSH 水平的关系(见表 1)，它显示新生儿脐带血 TSH 水平随着母血 TSH 水平的增加而升高(见图 1)。

表 1　母血与新生儿脐带血 TSH 含量　　单位：mU/L

编　号	1	2	3	4	5	6	7	8	9	10
母血 TSH 水平 X	1.21	1.30	1.39	1.42	1.47	1.56	1.68	1.72	1.98	2.10
脐带血 TSH 水平 Y	3.90	4.50	4.20	4.83	4.16	4.93	4.32	4.99	4.70	5.20

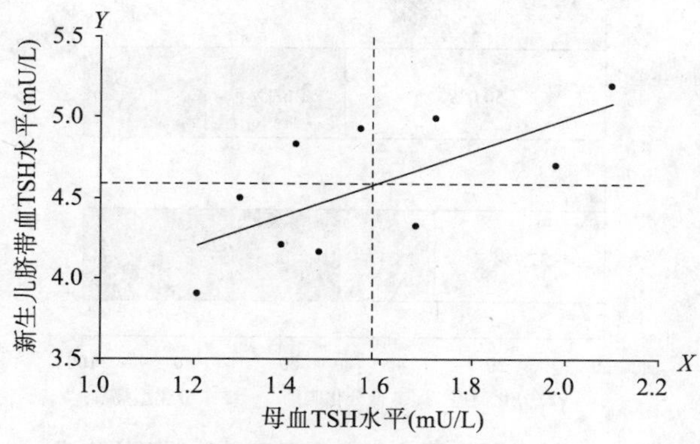

图 1　母血与新生儿脐带血 TSH 含量

（刘　岭）

百分条图

百分条图(percentage bar graph)是用一个矩形条子的面积表示事物全部,用其中各段表示各构成部分。其作用与圆图相同,但绘制更方便,适用于多组结构相对数的比较,竖条形的百分条图中横坐标是组别,纵坐标是构成比;横条形的百分条图中横坐标是构成比,纵坐标是组别。例如男、女胃癌患者病理组织学类型的百分比(见表 1),更容易看出性别间各类型的构成差异(见图 1)。

表 1　251 例男女胃癌患者病理组织学类型的构成

性别	例数	癌型			百分比(%)			
		分化型癌	低分化腺癌	未分化型癌	分化型癌	低分化腺癌	未分化型癌	合计
男	202	101	54	47	50.0	26.7	23.3	100.0
女	49	16	9	24	32.7	18.4	49.0	100.0
合计	251	117	63	71	46.6	25.1	28.3	100.0

绘制百分条图时,用纵轴表示分组因素,横轴表示累计百分比,最大刻度为 100%。各条内部的百分构成排列顺序和图例应一致,各个百分数值应在图内注明,其名称可用图例说明,也可标在图内。

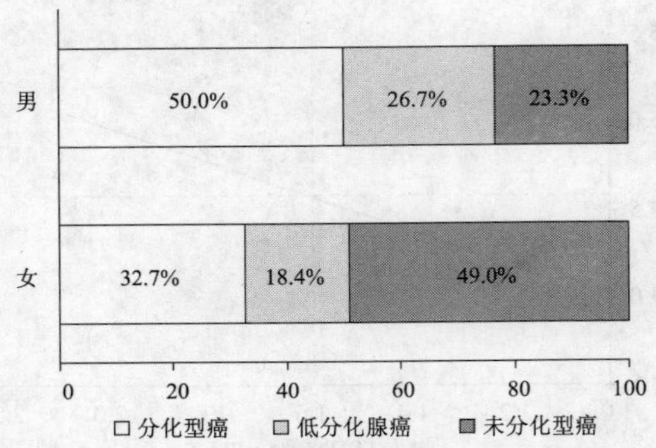

图 1　251 例男女胃癌患者病理组织学类型的构成

（刘　岭）

茎 叶 图

茎叶图(stem-and-leaf)，用来描述频数分布，将频数表的组段用实际数值取代，数值分离成两部分：整数部分和尾数部分，整数部分形成图的"茎"，尾数部分形成图的"叶"。茎叶图的排列方式与频数表有些相似，每行由一个整数的茎和若干叶构成。左边是茎的数值，茎宽一般标在图的下方。右边是叶，图显示每个叶的尾数数值，同样在图的下方标示每个叶代表几个实际观察值。茎叶图可以非常直观地显示数据的分布范围和形状(见图 1)。

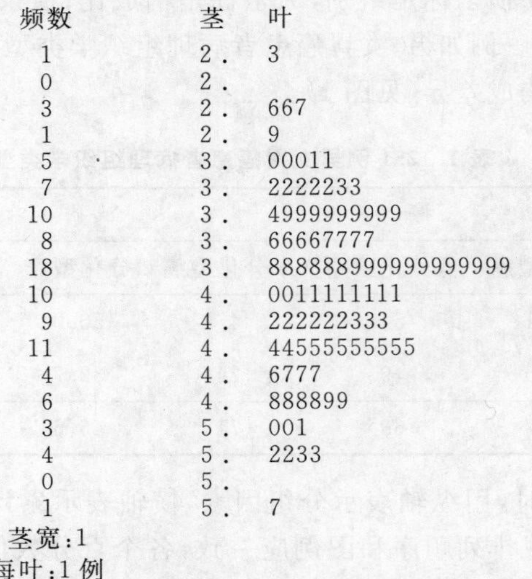

频数	茎	叶
1	2.	3
0	2.	
3	2.	667
1	2.	9
5	3.	00011
7	3.	2222233
10	3.	4999999999
8	3.	66667777
18	3.	888888999999999999
10	4.	0011111111
9	4.	222222333
11	4.	44555555555
4	4.	6777
6	4.	888899
3	5.	001
4	5.	2233
0	5.	
1	5.	7

茎宽:1
每叶:1 例

图 1　101 名正常成年女子的血清总胆固醇(mmol/L)茎叶图

（刘　岭）

箱 式 图

箱式图(box plot),又称箱－髯图(box-whisker plot),用于比较两个或多个样本分布的中心位置和散布范围。绘制箱式图时,中心位置用中位数(P_{50})表示,散布范围用四分位数间距($P_{75}-P_{25}$)和极差 ($X_{max}-X_{min}$)等表示。"箱子"的宽度为四分位数间距,其中包括了 50%的样本数据,"箱子"内的"＊"为中位数的位置,"箱子"外的延长线一般表示极差的散布范围。此外,对于大样本资料(如例数大于 100),最小值和最大值容易受个别极端值的影响,应分别用 $P_{0.5}$ 位数和 $P_{99.5}$ 位数取代箱式图中的最小值和最大值。例如图 1 是根据表 1 绘制的。

表 1　某市汞作业工人和居民血汞含量的分布情况　　单位:μmol/L

组　　别	$P_{0.5}$	P_{25}	P_{50}	P_{75}	$P_{99.5}$
汞作业工人	0.102	0.165	0.200	0.242	0.475
居　　民	0.052	0.105	0.145	0.210	0.405

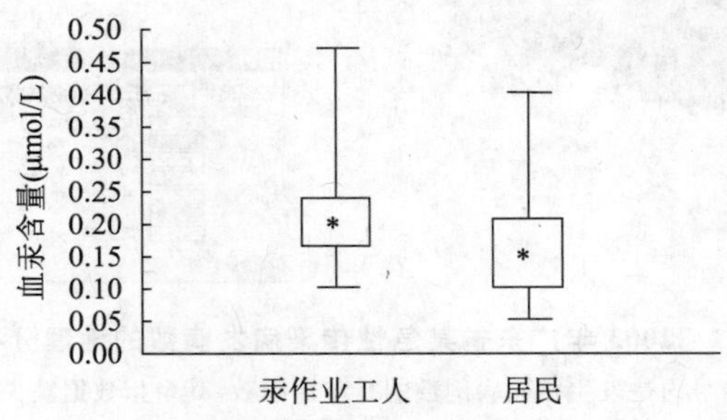

图 1　某市汞作业工人和居民血汞含量的分布情况

(刘　岭)

统计地图

统计地图(statistical map),是用不同的颜色和花纹表示统计量的值在地理分布上的变化,适宜描述研究指标的地理分布,主要表现各种社会经济现象的特征、规模、水平、结构、地理分布、相互依存关系及其发展趋势。其绘制方法:先绘制按行政区域或地理特征分区的地图,然后按各区域统计指标值分别标记不同颜色或花纹,并加以图例说明不同颜色或花纹的意义。注意颜色或花纹的选择最好与统计量数值增减的趋势一致,如颜色由浅入深代表统计量数值的增加(见图1)。

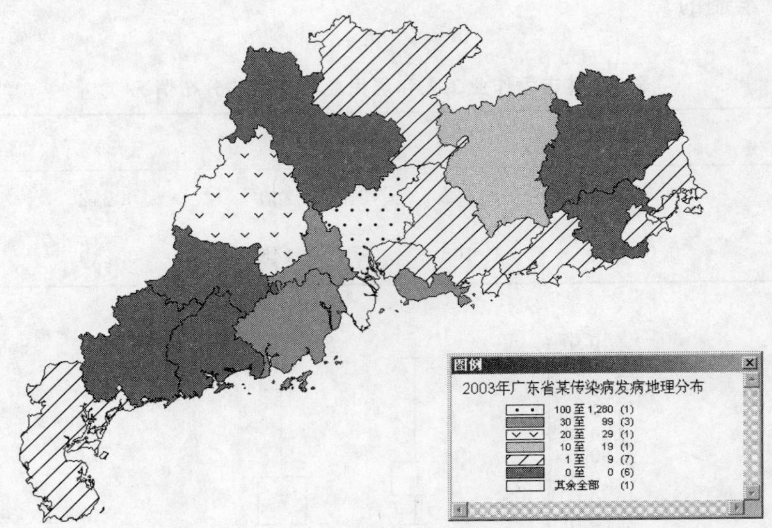

图1 2003年广东省某急性传染病发病数的地理分布

注:图例中括号内是发生相同病例数的行政区频数,其余指数据缺失的行政区。

参考文献

[1] 杨树勤. 中国医学百科全书·医学统计学. 上海:上海科学技术出版社.

[2] 易东. 军事医学统计学. 北京:军事医学科学出版社.

[3] 田考聪. 中国医学统计百科全书. 描述性统计分册. 北京:人民卫生出版社.

[4] 范引光,张文慧,陈国平. 统计表的正确书写. 中华疾病控制杂志.

[5] 白书忠. 中国军事后勤百科全书·卫生勤务卷. 北京:金盾出版社.

[6] 杨志寅. 临床执业医师手册. 北京:中国医药科技出版社.

[7] 王翔朴,王营通,李珏声. 卫生学大辞典. 青岛:青岛出版社.

[8] 颜虹. 医学统计学. 北京:人民卫生出版社.
[9] 中华人民共和国国家统计局. 中国统计年鉴,2009.
[10] 中华人民共和国国家统计局. 中国统计年鉴,1998.

(刘 岭)

发 病 率

发病率(incidence rate)是指在一定期间内,一定人群中某病新发病例人数除以该时期内所有个体非病人时(person－time)总数所得到的比值。发病率有时也称作人时发病率(person－time incidence rate)和发病密度(incidence density),属于疾病发病强度统计指标。计算公式为:

$$\text{发病率}=\frac{\text{新发病例人数}}{\sum_{\text{观察人群}}\text{个体非病观察时间}}$$

发病率是一个时间区间指标,因此,发病率一定需要包含时间维度信息。时间区间通常用年、季度、月、周等来度量。例如,10 个人每人观察 1 年就是 10 人年,5 个人每人观察 2 年也是 10 人年。需要注意,如果同一对象在观察期间先后两次发生同一种疾病,则分子应计 2 例;分母应为具有患病风险的人群,对于不可能患该病的人(如某疾病的永久免疫获得者、非易感人群等)则不应计入;计算人时所用的时间为非疾病状态之下的观察时间。

在实际工作中,精确计算每个个体的人时数或者排除无患病风险的人群可能很困难。因此,当计算某地区某人群的发病率时,经常用观察时间区间长度(T)乘以观察人群平均人数($\overline{N}$)来估计分母,即:

$$\sum_{\text{观察人群}}\text{个体非病观察时间}=\overline{N}\times T$$

其中,观察人群平均人数 $\overline{N}$ 多以观察人群总人数、观察中期人数等来代替,则发病率计算公式简化为:

$$\text{发病率}=\frac{\text{新发病例人数}}{\text{观察人数}\times T}$$

如果观察时间 T 以“年”为度量单位,则为“年发病率”;以“月”为度量单位,则为“月发病率”,其他情况以此类推。

发病率反映疾病发生的风险和强度，是分析病因的重要依据。通过对比不同特征人群发病率的高低可以帮助寻找病因、建立病因假说以及评价疾病防治效果。发病率通过发病报告或队列研究获得。发病率可按不同特征，如年龄、性别、职业、民族等分别计算，即为发病专率。

发病率作为最常用的反映疾病发生强度的指标之一，优点是计算简单、易于理解；缺点是只能从发生频率上反映疾病的危害程度，很难反映疾病本身在生理及心理上对患者或人群的伤害程度和持续时间。

罹患率(attack rate)为局部地区、短时间内的发病率，测量短期内疾病发生的风险和强度。主要用于传染病、食物中毒、职业中毒等暴发流行情况。计算公式为：

$$\text{罹患率}=\frac{\text{新发病例人数}}{\text{暴露人数}}\times 100\%$$

累积发病率(cumulative incidence rate)指在一定时期内，新发病例占全部观察人数的比例，用于测量疾病的发生，计算上较发病率更简单，属于疾病发病频率统计指标。发病率的分母需要计算总人时，而累积发病率的分母则为观察人数。计算公式为：

$$\text{累积发病率}=\frac{\text{观察时期内累积新发病例人数}}{\text{观察人数}}\times 1000‰$$

累积发病率常用千分率(‰)表示，即在一定时期内，每 1000 人口的累积新发病例数。从统计学角度看，累积发病率表示在一定的观察时间长度内个体发生某疾病的概率或风险。累积发病率的大小依赖于发病率的高低及观察时间窗的长短。当发病率比较低或观察时间窗比较短时，累积发病率近似等于发病率。

参考文献

[1] 王家良.临床流行病学——临床科研设计、衡量与评价.2版:上海科学出版社,2001.
[2] Rothman, Kenneth J. Modern Epidemiology. 3rd Edition. Lippincott Williams & Wilkins, 2008.
[3] Beaglehole R. Basic epidemiology. World Health Organization, Geneva, 2002.
[4] Antony Stewart. Basic statistics and epidemiology: a prcctical guide. Radcliffe Medical Press Ltd., 2002.
[5] Wolfgang Ahrens. Handbook of Epidemiology. Springer-Verlag Berlin Heidelberg, 2005.

（彭 斌）

患 病 率

患病率(prevalence rate)是指特定时间截点接受调查人群中某病现患人数所占的比

例。计算公式为：

$$患病率=\frac{某病现患人数}{调查总人数}\times 100\%$$

患病率可按调查时间长短分为时点患病率(point prevalence rate)和期间患病率(period prevalence rate)。时点患病率指调查时间很短获得的患病率，时间跨度一般不超过一个月。期间患病率调查时间较长，多超过一个月。在没有明确说明时，患病率通常指时点患病率。

患病率多通过现况调查获得，主要用于测量慢性病的流行及现患情况。影响患病率的因素主要有：病程长短、诊断水平高低、治愈水平高低等，如病程延长、诊断水平提高(发现病人能力提高)、新病例增加(发病率升高)等均可能使得患病率升高。患病率是评价人群卫生保健需求和进行卫生服务规划的重要依据。

当疾病的发病率和病程在相对较长时期内保持稳定时，患病率(P)、发病率(I)和平均病程(D)三者有以下关系：

$$\frac{P}{1-P}=I\times D$$

特别地，当患病率(P)比较小时，如小于 0.1，三者关系可近似表示为：

$$P\approx I\times D$$

即患病率约等于发病率乘以平均病程。

例 1 根据图 1 所示假想的 10 名个体随访资料计算某疾病的发病率、累积发病率、患病率。

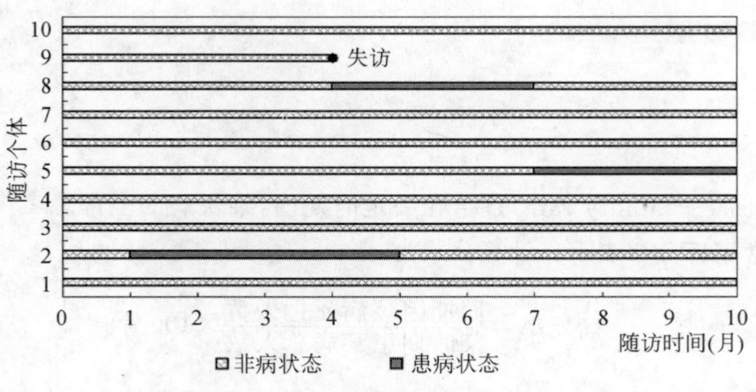

图 1 观察人群随访示意图

根据图 1 所示，观察期间长度为 10 个月，观察期间新发病例 3 例，9 号随访个体观察 4 个月后失访。

(1)10 名随访个体总共观察人时为：10＋6＋10＋10＋7＋10＋10＋7＋4＋10＝84(人月)，所以该疾病的发病率为：观察期间新发病例数÷观察人时总数(3/84)，即 3.57%，表示每观察 100 人月可能平均会有 3.57 人发病；

(2)累积发病率为:观察期间新发病例数除以观察总人数(3/10),即30%,表示在10个月的随访期间内每观察100人可能平均有30人发病;

(3) 疾病的平均观察病程为总患病时间除以患病人数,即(4+3+3)/3=3.3月;

(4)患病率通常计算时点患病率,比如要计算随访6月末时的患病率,用随访6月末时的患病人数除以此时的观察总人数(1/9),即11.1%,表示观察100人可能平均有11.1个患者;

(5)根据患病率、发病率和平均病程三者的近似关系(患病率约等于发病率乘以平均病程)估计的患病率大致为:3.57%×3.3=11.78%。

参考文献

[1] 王家良.临床流行病学——临床科研设计、衡量与评价.2版:上海科学出版社,2001.

[2] Rothman, Kenneth J. Modern Epidemiology. 3rd Edition. Lippincott Williams & Wilkins, 2008.

[3] Beaglehole R. Basic epidemiology. World Health Organization, Geneva, 2002.

[4] Antony Stewart. Basic statistics and epidemiology: a prcctical guide. Radcliffe Medical Press Ltd., 2002.

[5] Wolfgang Ahrens. Handbook of Epidemiology. Springer-Verlag Berlin Heidelberg, 2005.

(彭　斌)

病　死　率

病死率(case-fatality rate)是指在一定时期内,某疾病的全部患者中因该病而死亡的比例。通常用百分率表示。计算公式为:

$$\text{病死率}=\frac{\text{同期因该病死亡人数}}{\text{某时期患某病总人数}}\times 100\%$$

病死率反映疾病的严重程度,可在一定程度上显示医疗水平。在计算病死率时,需要有明确的死因和完善的随访。实际中,病死率多用于急性病,较少用于慢性病。

参考文献

[1] 王家良.临床流行病学——临床科研设计、衡量与评价.2版.上海:科学出版社,2001.

[2] Rothman, Kenneth J. Modern Epidemiology. 3rd Edition. Lippincott Williams & Wilkins, 2008.

(彭　斌)

生 存 率

生存率(survival rate)又称存活率,是指确诊为某种疾病或接受某种治疗后,经过一定时间尚存活的患者占全部患者的比例。生存率通常用百分率表示。

$$n\text{年生存率}=\frac{\text{随访满}\,n\,\text{年尚存活的患者人数}}{\text{随访满}\,n\,\text{年的患者总数}}\times 100\%$$

生存率的重要用途是判断疾病或治疗措施的预后,也可以反映疾病对生命的危害程度。实际中,可根据具体情况计算不同时间生存率,如 1 年生存率、3 年生存率、5 年生存率等。

患者有时并非直接死于某种疾病,而是死于如火灾、车祸等意外事故。如果不考虑患者的具体死因,则计算的生存率称为实际生存率(observed survival rate)或总生存率(overall survival rate)。实际生存率不仅受到疾病本身死亡威胁的影响,同时也受到其他死因的影响。医生常用实际生存率来估计病人的预后。

当扣除所研究疾病之外的其他死因之后,所计算的生存率称为净生存率(net survival rate),也称作校正生存率(corrected survival rate)。计算净生存率的方式主要有两种:相对生存率(relative survival rate,RSR)和疾病(死因)别生存率(disease (cause) specific survival rate)。

相对生存率是指疾病确诊后患病人群的总生存率与未患该疾病但内部特征(性别、年龄、职业等)相似的普通人群总生存率的比值。未患该疾病的普通人群总生存率可以直接通过队列研究观察获取,但是在实际测算中很少采用,通常采用寿命表(expected life table)来估计。因此,相对生存率也可定义为患病人群的总生存率与其期望生存率的比值。相对生存率校正了其他死因对生存的影响,比较客观地测量了疾病本身的危害程度,广泛用于癌症预后评价。例如,美国国立癌症研究所(National Cancer Institute)2010年发布的统计数据显示,乳腺癌的 5 年相对生存率为 89%、肺癌为 15.8%,肝癌为 14.6%。相对生存率的优点是可以不必依赖于准确的死因报告。

疾病别生存率是指扣除因研究疾病而死亡人员之后的剩余人群占全部研究人群的比例。它反映了在排除了其他死因之后该人群存活的概率。计算疾病别生存率需要知道具体的死因,特别需要明确是否直接由于所研究疾病造成的死亡。对于个体的死因并非所研究的疾病时,应当作删失(censored)对象处理,不纳入死亡统计。疾病别生存率不受其他死因改变的影响。因此,疾病别生存率可以追踪测量所研究疾病在不同时期生存率的变化。

参考文献

[1] Everitt BS. The Cambridge dictionary of statistics (fourth edition). Cambridge university press. The edinburgh building, cambridge cb2 8ru, uk, 2010.

[2] Wolfgang Ahrens. Handbook of Epidemiology. Springer-Verlag Berlin Heidelberg, 2005.

[3] National Cancer Institute (NCI). Dictionary of Cancer Terms. http://nci.nih.gov/dictionary. [2011-2-11].

(彭 斌)

人口总数

人口总数(population size),简称人口数,是指一定时点、一定地区范围内的有生命的个人总和。因此,人口总数是指一定时点的人口数,且只包括在统计指定时点存活的人数。确定人口总数,对于了解国情国力,制订人口、经济、社会发展规划有十分重要的意义。某时点准确的人口总数一般通过人口普查(censuses of population)获得。按照国际惯例,一般将7月1日零时作为标准时点进行人口统计。为了避免重复或遗漏,国际上规定了两种统计人口总数的方法:一种称为实际制(de facto),指只统计标准时刻某地实际存在的人口数,包括在该地的临时人员;另一种称为法定制(de jure),指只统计标准时刻某地的常住人口数。人口总数不包括标准时刻之后出生的人口及标准时刻之前死亡的人口。一般每隔10年左右进行一次人口普查,我国已先后于1953年、1964年、1982年、1990年、2000年、2010年共进行了六次全国人口普查,确定的标准时点前四次为7月1日零时,后两次为11月1日零时。

一个国家或地区的人口,受到出生、死亡等自然变动和迁入、迁出等机械变动的影响,处于变动之中。因此,要了解一定时期的人口数,应计算该时期的平均人口数。比较准确的平均人口数是把一定时期内每日人口数相加除以相应的天数,即:

$$\text{平均人口数}=\frac{\text{该时期每日人口数之和}}{\text{某时期总天数}}$$

由于此方法需要掌握每日的人口数资料,这很难做到。在实际工作中可以通过人口登记管理系统掌握一定时点的人口数,此时假定该时期内人口数的变动是均匀的,如均匀上升或下降,然后根据期初人口数与期末人口数的平均值来估计平均人口数,即:

$$平均人口数=\frac{某时期期初人口数+期末人口数}{2}$$

比如,年平均人口数可用年初人口数与年末人口数的平均人口数来代表。在人数均匀变动前提下,期中人口数与平均人口数相同。因此,也可用期中人口数来代表期内平均人口数,例如用年中人口数代表年平均人口数。

(彭　斌)

人口构成

人口构成(population composition),也称为人口结构(population structure),指按人口的自然、社会经济和生理等特征划分,获得各种属性的数量及比例关系。常见的特征包括性别、年龄、民族、婚姻、文化、职业、地域等,其中,最常用来描述人口结构的有性别和年龄。

根据人口学特征及作用方式,可划分为各种人口构成,总体上归纳为三大类:人口自然构成、人口地域构成、人口社会构成。人口自然构成是按人口的自然特征划分成不同属性及各属性间的数量比例关系,它主要包括人口的年龄构成和性别构成,人口自然构成主要受到出生、死亡和社会经济等因素的影响;人口地域构成指人口在不同地域空间上的分布,人口地域构成主要受到各地区的经济水平、文化背景、社会观念、环境气候等多种因素的影响;人口社会构成指按人口的社会经济特征区分的各组成部分之间的数量比例关系,主要包括:民族构成、职业构成、文化教育构成、宗教构成等。

人口金字塔(population pyramid)是一种反映人口的性别和年龄结构特征的图形。它以年龄为纵轴,一般以5岁为一个年龄段进行分组,年龄组由小到大从下往上排列,以各年龄组男女占总人口的百分比(或实际人数)为横轴绘制的两个相对应的直方图。一般男性在左侧,女性在右侧,如图1所示。因其形如金字塔,故称为人口金字塔。

人口金字塔通常可以从性别和年龄两个层面进行分析。从年龄层面分析,塔身突出的年龄段表示其人口数较多,收缩部分表示人口数较少,塔的形状清晰地反映了人口的年龄构成。我国2010年的人口金字塔(图1)存在两个明显的年龄段突出:20岁组和40岁组,说明在20世纪70年代初和90年代初有两个出生高峰。将2050年的人口金字塔(预测)与2010年的进行对比,清楚地显示未来40年中国人口的变化,老年人口的比重将在2010年基础之上进一步显著地增加,65岁以上的人口将从2010年的大约9%上升到2050年的26%左右。从性别层面看,不同年龄组的男女人数有所不同,大致的趋势是低年龄组时男性多于女性,高年龄组时女性多于男性,这主要与出生性别比和男女的期望寿命不同有关。

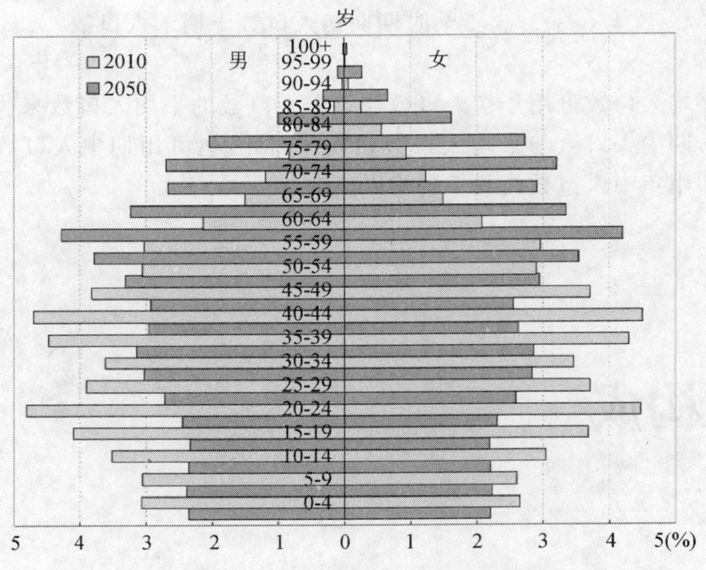

图1　2010年和2050年中国人口金字塔

数据来源：U. S. Census Bureau，International Data Base. December 2010.

人口金字塔是同时描述人口的性别特征和年龄特征最为有效的一种图形方式。它的形状反映了较长时期里人口的出生、死亡、迁入、迁出的影响，主要由不同时期的出生率、死亡率及人口寿命决定。其中，寿命决定人口金字塔的高度，出生率及死亡率共同决定人口金字塔的宽度。根据人口金字塔的形状，一般将其分为三种类型：

增长型（expansive pyramid）：人口金字塔呈上尖下宽，表示幼年人口的比重较高，老年人口的比重较低，显示较高的人口增长速度。其图形从下向上稳步变窄，说明高年龄组死亡的人数更多。增长型人口金字塔提示该国家或者地区在较长时期里存在高出生率、高死亡率和期望寿命较低状况。这是经济欠发达国家的典型人口构成，这主要与当地不良的生存环境（如缺乏清洁水源），落后的医疗保健及生育控制措施有关。如图2(A)所示。

静止型（stationary pyramid）：除高年龄组构成较小外，其他各年龄组人口比例相近，外形似“火箭”。静止型人口金字塔提示该国家或地区在较长时期里维持低出生率和低死亡率，一般具有较高的期望寿命。其通常出现在非常发达的国家或地区。如图2(B)所示。

缩减型（constrictive pyramid）：人口金字塔出现上下两头小，中间大的形状。幼年人口比重较小或逐渐减少。缩减型与静止型类似，也提示低出生率、低死亡率和较高的期望寿命。缩减型人口金字塔通常出现在非常发达的国家或地区，这些地方具有良好的生存环境，能够提供良好的全民教育、医疗保健和生育控制措施等。如图2(C)所示。

根据人口的性别和年龄构成，还可以计算一系列的描述人口特征的指标，常用指标有：

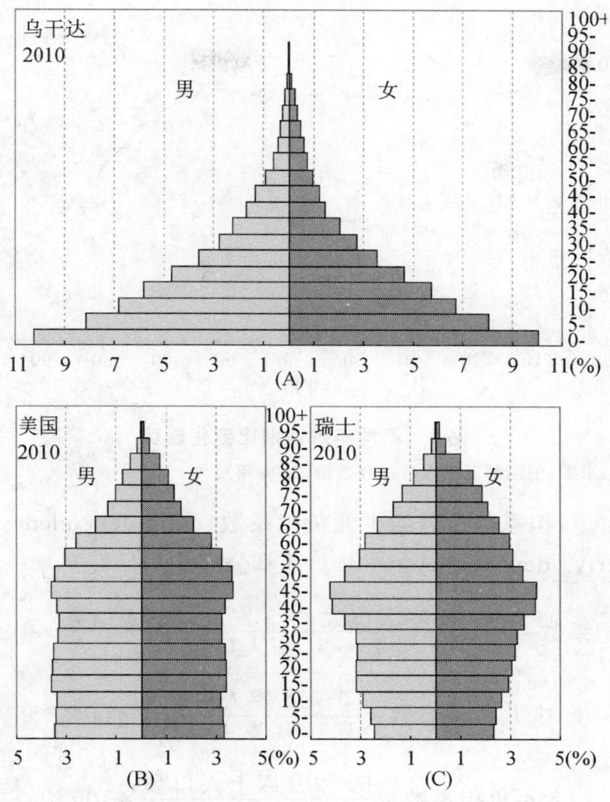

图 2　三种不同类型的人口金字塔

数据来源：U. S. Census Bureau，International Data Base. December 2010.

性别比(sex ratio)指男性人口数与女性人口数的比值。除了计算总人口性别比之外，还可以计算各年龄段的性别比。

$$性别比=\frac{男性人口数}{女性人口数}\times 100\%$$

出生性别比(sex ratio at birth)，又称第二性别比(the secondary sex ratio)，是指某一时期(通常为一年)内活产的男婴数与活产的女婴数之比，根据大量观察，初生时男婴稍多于女婴，出生性别比一般在104%至107%之间。第一性别比(the primary sex ratio)指胚胎形成时的性别比。

结婚年龄性别比又叫第三性别比(the tertiary sex ratio)，统计对象为到达法定结婚年龄的人口。中国为男22周岁、女20周岁的人口。青壮年的性别比在100%左右，到老年期，则降至100%以下。总人口性别比主要受出生婴儿性别比、分性别年龄人口死亡率差异、人口年龄结构及迁移人口性别比等因素的影响。中国第五次人口普查数据显示，2000年全人口性别比为106.3，出生性别比为117.79，不同年龄性别比如图3所示。

负担系数(dependency ratio)，又称抚养比或抚养系数，是指人口中非劳动年龄人数与劳动年龄人数之比。一般以15～64岁为劳动年龄，0～14岁与65岁及以上为非劳动

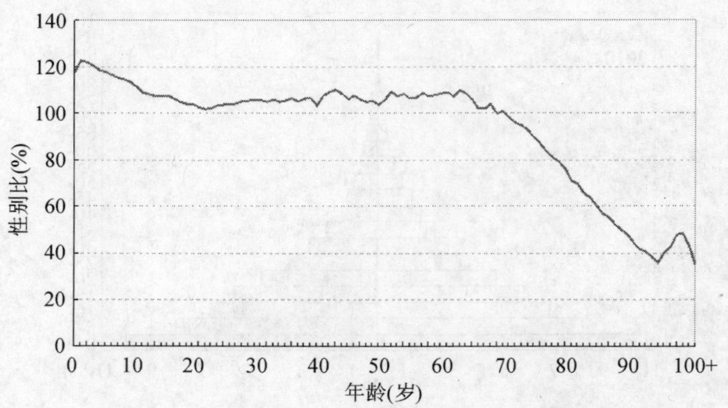

图 3 不同年龄性别比变化趋势

数据来源：中国第五次人口普查数据(2000 年)。

年龄或被抚养年龄。负担系数可分为少儿负担系数(child dependency ratio)和老年负担系数(old-age (elderly) dependency ratio)。计算公式为：

$$负担系数=\frac{0\sim14\ 岁人口数+65\ 岁及以上人口数}{15\sim64\ 岁人口数}\times100\%$$

$$少儿负担系数=\frac{0\sim14\ 岁人口数}{15\sim64\ 岁人口数}\times100\%$$

$$老年负担系数=\frac{65\ 岁及以上人口数}{15\sim64\ 岁人口数}\times100\%$$

负担系数反映劳动人口的负担程度，一般发达国家的负担系数低于发展中国家，老年负担系数高于发展中国家，而少儿负担系数低于发展中国家。过高的负担系数将给一个国家或者地区带来严重的问题，如教育、医疗卫生、养老金等公共项目需要大量的政府投入。

2009 年中国总负担系数为 36.9%，其中少儿负担系数 25.3%，老年负担系数 11.6%。1995 年到 2009 年中国负担系数变化趋势见图 4。

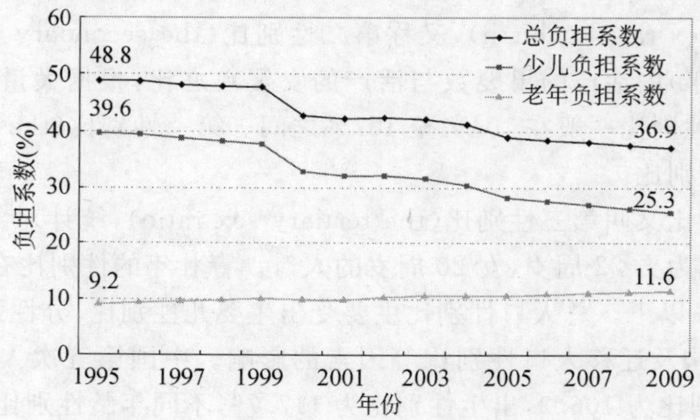

图 4 中国 1995～2009 年负担系数变化趋势

数据来源：中国人口与就业统计年鉴－2010. 北京：中国统计出版社.

老年(人口)系数指老年人口数占总人口数的比重,通常用百分比表示。一般将65岁及以上的人口称为老年人口。由于考虑的基点不同,老年人口的起始年龄也可定为60岁。

$$老年人口系数=\frac{65岁及以上人口数}{年平均人口数}\times 100\%$$

老年人口系数可以反映人口是否老化和老化的程度,是判断人口年龄结构类型的指标之一,取值低于4%为年轻型,4%~7%为成年型,大于7%为老年型(表1)。从人口发展来看,三种类型相应地为增长型、静止型、缩减型。

表1　人口年龄结构类型划分国际标准

人口类型	老年人口系数	少年人口系数	老少比	年龄中位数
年轻型	4%以下	40%以上	15%以下	20岁以下
成年型	4%~7%	30%~40%	15%~30%	20~30岁
老年型	7%以上	30%以下	30%以上	30岁以上

注:老年系数根据65岁及以上人口计算。

少年(人口)系数,指0~14岁少年儿童人口数占总人口数的比重。通常用百分比表示。

$$少年人口系数=\frac{0\sim 14岁人口数}{年平均人口数}\times 100\%$$

其大小主要受生育水平的影响。它也是判断人口年龄结构类型的标准之一,取值大于40%为年轻型,30%~40%为成年型,小于30%为老年型(表1)。

老少比,又称老化指数,指65岁及以上的老年人口数与14岁及以下的少年儿童人口数之比,反映人口年龄结构中上下两端的相对变化情况,是划分人口类型的标准之一,取值低于15%为年轻型,15%~30%为成年型,大于30%为老年型(表1)。

$$老少比=\frac{65岁及以上人口数}{0\sim 14岁人口数}\times 100\%$$

中国1995~2009年老少比变化趋势图(图5)显示:从1995年到2009年中国人口老少比稳步上升,从1995年的23.3%上升到2009年的45.9%,接近1倍。

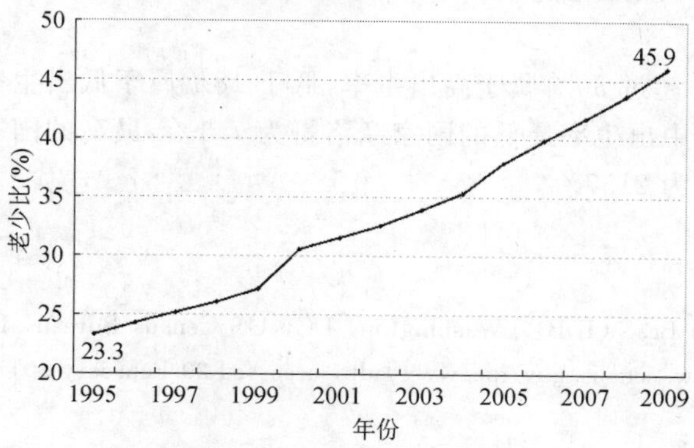

图5　中国1995~2009年老少比变化趋势

数据来源:根据《中国人口与就业统计年鉴—2010》(北京:中国统计出版社)数据计算。

参考文献

[1] 中国国家统计局人口和就业统计司．中国人口和就业统计年鉴－2010．北京：中国统计出版社，2011．

[2] International Data Base (IDB). Washington, DC, US Census Bureau, Data Updated December 2010 (http://www.census.gov/ipc/www/idb, accessed 20 February 2011).

（彭　斌）

出生率

出生率(birth rate)也称粗出生率(crude birth rate，CBR)，是指在一定时期内(通常为一年)某地活产婴儿数与同期生存人年数(person-years)之比，一般以千分率表示。计算公式为：

$$出生率=\frac{同期活产数}{某年生存人年数}\times 1000‰$$

实际工作中，难以计算出总人口在期内的生存人年数，往往用年平均人口数代替生存人年数计算粗出生率，即：

$$出生率=\frac{同期活产数}{某年平均人口数}\times 1000‰$$

出生率是反映一个国家和地区生育水平和人口自然变动的基本指标。其优点是计算简单，资料易获得。缺点是受到人口性别结构、年龄结构的影响，只能粗略反映生育水平。

一般认为出生率超过30‰属于高出生率，低于18‰属于低出生率。2009年，全球的出生率为19.5‰，其中出生率最低的国家摩洛哥为7.1‰，最高的国家尼日尔为51.6‰。中国为12.0‰，印度为21.7‰。

参考文献

[1] International Data Base (IDB). Washington, DC, US Census Bureau, Data Updated December 2010 (http://www.census.gov/ipc/www/idb, accessed 20 February 2011).

（彭　斌）

生 育 率

生育率(fertility rate)是指一定时期内妇女或育龄妇女生育子女的数量。通常可根据妇女的某些特征或实际分析目的,将生育率分为一般生育率、年龄别生育率、总和生育率、终身生育率等。

1 一般生育率

一般生育率(general fertility rate, GFR)也称总生育率,指一定时期内(通常为一年)某地活产数与同期育龄妇女人数之比,通常用千分率表示。育龄妇女通常指 15～49 岁的女性,不管其是否已婚或是否有生育能力,均应包括在内。计算公式为:

$$一般生育率=\frac{同期活产数}{某年\ 15\sim49\ 岁妇女人数}\times1000‰$$

与粗出生率相比,一般生育率用育龄妇女做分母,消除了总人口中性别结构不同对生育水平的影响,同时也消除了低年龄段女性(15 岁以下)和高年龄段女性(50 岁以上)年龄构成不同对生育水平的影响,能更准确地反映生育水平。但是不同年龄阶段的育龄妇女生育能力有很大的差别(见年龄别生育率),故该指标受到育龄妇女内部年龄结构差异的影响。例如生育旺盛时期的妇女越多,一般生育率水平越高。

2009 年中国人口变动情况抽样调查数据显示:中国一般生育率为 36.14‰,城市为 30.06‰,乡村为 40.41‰。

2 年龄别生育率

年龄别生育率(age-specific fertility rate, ASFR)也称年龄组生育率,指一定时期内(通常为一年)某特定年龄妇女的活产数与该年龄育龄妇女人数之比,通常用千分率表示。

$$年龄别生育率=\frac{同年该年龄妇女的活产数}{某年某特定年龄育龄妇女人数}\times1000‰$$

年龄别生育率不仅消除了性别构成,同时也消除了育龄妇女年龄构成不同的影响,能够准确地测量各年龄段妇女的生育水平。但是,年龄别生育率只能测量妇女在某个年龄段的生育水平,无法测量妇女一生的生育水平。2009 年中国育龄妇女年龄别生育率如图 1、表 1(第 2 列)所示。

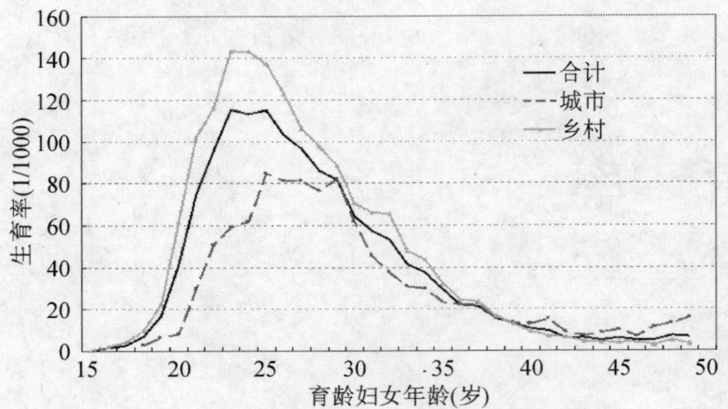

图 1　不同年龄育龄妇女的生育率

数据来源：中国人口与就业统计年鉴－2010. 北京：中国统计出版社.

表 1　2009 年中国人口年龄组生育率及总和生育率、再生育率计算

年龄 i	生育率(‰) $ASFR_i$	妇女生存率 P_i	$ASFR_i \times P_i$	$(i+0.5) \times ASFR_i \times P_i$
15	0.12	0.9878	0.12	1.84
16	1.36	0.9876	1.34	22.16
17	2.64	0.9875	2.61	45.62
18	6.95	0.9874	6.86	126.95
19	16.74	0.9868	16.52	322.12
20	41.55	0.9865	40.99	840.28
21	74.48	0.9862	73.45	1579.22
22	95.46	0.9857	94.09	2117.14
23	115.39	0.9854	113.71	2672.07
24	113.31	0.9851	111.62	2734.73
25	115.13	0.9850	113.40	2891.78
26	103.15	0.9843	101.53	2690.56
27	96.54	0.9835	94.95	2611.04
28	86.10	0.9831	84.64	2412.38
29	81.76	0.9826	80.34	2369.95
30	64.46	0.9818	63.29	1930.25
31	57.36	0.9813	56.29	1773.05
32	53.32	0.9808	52.30	1699.63
33	41.45	0.9796	40.60	1360.25
34	37.51	0.9790	36.72	1266.92
35	29.42	0.9788	28.80	1022.27
36	22.01	0.9782	21.53	785.85
37	21.32	0.9776	20.84	781.59
38	15.36	0.9768	15.00	577.64
39	13.19	0.9763	12.88	508.66
40	10.55	0.9755	10.29	416.81
41	9.58	0.9746	9.34	387.47
42	6.07	0.9734	5.91	251.11
43	6.23	0.9726	6.06	263.58
44	5.10	0.9720	4.96	220.60
45	6.07	0.9707	5.89	268.09
46	4.99	0.9694	4.84	224.93
47	5.07	0.9676	4.91	233.02
48	7.17	0.9642	6.91	335.30
49	6.62	0.9635	6.38	315.73
合计	1373.53	—	1349.91	38060.59

数据来源：中国人口与就业统计年鉴－2010. 北京：中国统计出版社.

3 终身生育率

终身生育率(lifetime fertility rate)也称完全生育率(completed fertility rate,CFR),指经历过整个育龄期的一批同龄妇女平均每人实际生育的子女数。

$$CFR=\frac{\text{该批妇女生育的子女数}}{\text{经历过整个生育期的某批同龄妇女数}}$$

终身生育率反映实际一代人一生的生育水平,比总和生育率更能反映实际情况。该指标主要根据回顾性调查资料计算得到,不能用于现况或近况分析。

4 总和生育率

总和生育率(total fertility rate, TFR)指假设同时出生的一批妇女,若按照某年的年龄别生育水平(生育率)度过整个育龄期,平均每个妇女在育龄期可能生育的子女数。具体计算即一定时期内(通常为一年)每岁一组的年龄别生育率之和。计算公式为:

$$TFR=\sum_{i=15}^{49}ASFR_i \quad i=15,16,17,\cdots,49$$

其中 $ASFR_i$ 表示 i 岁妇女的生育率。表 1 显示,2009 年中国的总和生育率为 1.37 (1373.53‰)。

实际中,更容易得到 5 岁一组的年龄别生育率(即 $ASFR_{i-}$,$i=15,20,\cdots,45$,以每 5 岁为一年龄组得到),可用它来代表本年龄组的平均生育率。则计算公式为:

$$TFR=5\times\sum_{i=15}^{45}ASFR_{i-} \quad i=15,20,25,\cdots,45$$

当掌握的资料有限时,可采用下列公式粗略推算总和生育率:

$$\text{总和生育率}=35\times\text{一般生育率}$$

其中,常数 35 为育龄期的长度(50−15=35)。

总和生育率的实质相当于将横断面上的生育现象"投射"到一批假想的妇女队列,动态观察其生育过程,从而测量其育龄期的可能生育水平。因此,总和生育率不是实际的生育率,可以看作是利用横断面的时期生育率来估计的终身生育率。

总和生育率等权重地综合各年龄组育龄妇女的生育率,同时消除了人口的性别构成和年龄构成的对生育水平的影响,是一种标准化的生育率。因此,不同时间,不同地区的总和生育率可以直接进行比较,是测量生育水平的理想指标。但是,总和生育率会受到婚育年龄、生育孩次等生育模式改变的影响,可能造成总和生育率对终身生育率估计的偏离。

国际上一般把低于更替水平的总和生育率称为低生育率。通常情况下,更替水平的总和生育率为 2.1。总和生育率在 1.5 以下则是超低生育率,其对社会的发展不利,会造成人口老化、社会生产活力低下,影响整个社会的可持续发展。

据美国人口普查局国际数据库数据显示,2009 年全球的总和生育率为 2.51,最低的国家是新加坡为 1.09，最高的国家是尼日尔为 7.75，中国为 1.53。1990～2009 年中国等 6 个国家的总和生育率变化情况如图 2 所示。

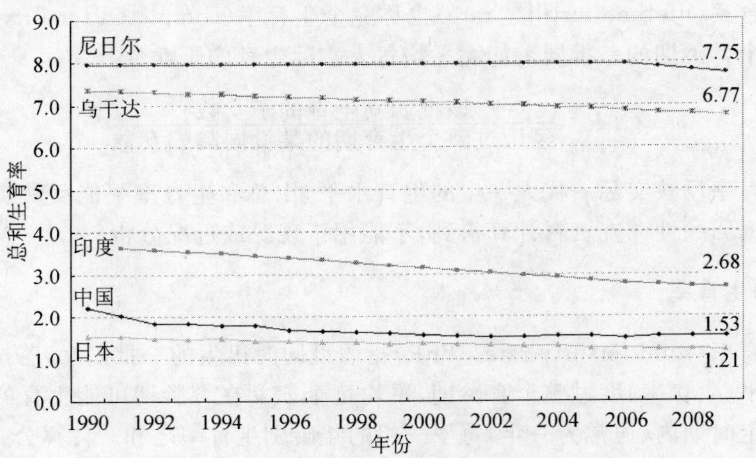

图 2 1990～2009 年五个国家总和生育率变化趋势

数据来源：U. S. Census Bureau，International Data Base. December 2010.

5 人口自然增长率

人口自然增长率（natural increase rate，NIR）指一定时期内（通常为一年）自然增长人数（即出生人数与死亡人数之差）与同期平均人口数的比值，通常用千分率表示。计算公式为：

$$人口自然增长率=\frac{年内出生人数-年内死亡人数}{年平均人口数}=粗出生率-粗死亡率$$

人口自然增长率用于测量人口自然增长趋势和水平，但由于受到人口性别年龄构成的影响，不能预测未来人口的发展速度。

美国人口普查局国际数据库数据显示，2009 年，全球人口自然增长率为 11.3‰，最低为乌克兰－6.2‰，最高为尼日尔 36.8‰，中国为 5.3‰。

6 粗再生育率

指假定一批同时出生的妇女在不受死亡影响，并按照一定的年龄别生育率度过其生育期，平均每名妇女生育的女婴数。粗再生育率（gross reproduction rate，GRR）相当于只计算女婴的总和生育率。计算公式为：

$$GRR=\delta\times TFR=\delta\times\sum_{i=15}^{49}ASFR_i$$

其中，δ 为新生婴儿当中女婴的比例（2000 年第五次人口普查数据为 45.92%），TFR 表示总和生育率，$ASFR_i$ 为 i 岁妇女生育率。当年龄别生育率为 5 岁一组时，计算公式为：

$$GRR=5\delta\times\sum_{i=15}^{45}ASFR_{i-}$$

根据表 1,可计算 2009 年中国的粗再生育率为:

$$GRR=0.4592\times 1.37353=0.6307$$

其含义是,按照 2009 年的妇女生育率水平,平均每个妇女一生可以生育 0.6307 个女孩。

与总和生育率一样,粗再生育率也是一种年龄标准化生育率,综合反映各年龄育龄妇女生育女婴的水平,不受人口的实际年龄构成的影响。

7 净再生育率

由于母亲一代所生的女孩,并不是全部都能活满她们的生育期,有的未进入育龄期就已夭折,有的虽然进入了育龄期,但未能渡过整个育龄期就死亡。净再生育率(net reproduction rate, NRR)是在粗再生育率的基础上,扣除了母亲一代所生的女孩中 0～49 岁的死亡数,剩下的即为真正能取代母亲一代的女孩数。它根据女婴的年龄别生育率、女性寿命表中的年龄别生存率计算得到。具体计算公式为:

$$NRR=\delta\times \sum_{i=15}^{49} ASFR_i \times p_i$$

其中,δ 为新生婴儿当中女婴的比例,$ASFR_i$ 为 i 岁妇女生育率,p_i 为 i 岁妇女生存率。当年龄别生育率为 5 岁一组时,计算公式为:

$$NRR=5\delta\times \sum_{i=15}^{45} ASFR_{i-} \times p_{i-}$$

净再生育率说明平均一个妇女所生育的女孩能再参加生育的人数。同样,根据表 1 可以计算出 2009 年中国的净再生育率为:

$$NRR=0.4592\times 1.34991=0.6199$$

净再生育率等于 1 时,意味着每一代妇女生育的女孩在进入生育期时,其人数正好补偿自己的母亲,长期来看,未来人口将保持恒定,即处于更替水平(replacement level);若净再生育率大于 1,意味着每一代女孩进入生育期时都比当初自己母亲的人数多,则未来人口将增多;若净再生育率小于 1,则每一代女孩进入生育期时都比当初自己母亲的人数少,未来人口将减少。

总之,净再生育率说明在现有的年龄别生育率和年龄别死亡率水平共同作用下,未来人口发展的长期变化趋势。

8 平均世代年数

也称平均世代间隔,指母亲一代所生的女儿代替母亲执行生育职能平均需要的年数,实质上是母女两代人平均相差的岁数。平均世代年数(mean length of generation, LG)的基本思想是把妇女从 15 岁到 49 岁期间生育每个孩子时的年龄相加,除以一生生育的子女总数(即终身生育率)。终身生育率常用总和生育率来估计。

设 $ASFR_i$ 为 i 岁($i=15,16,17,\cdots,49$)妇女生育率,则 $\sum (i+0.5)\times ASFR_i$ 为该批妇女生育子女时的年龄总和,当年龄组距为 5 岁一组时,将上式的 0.5 替换成 2.5 即可

(组距的一半)；$\sum ASFR_i$ 为生育子女总数，即总和生育率。与计算净再生育率一样，计算平均世代年数时应考虑母亲生育的女儿要活到母亲生育她时的年龄，则妇女生育的下一代女儿数应乘以活到各年龄的生存率 p_i，计算公式为：

$$LG=\frac{\delta\sum(i+0.5)\times ASFR_i\times p_i}{\delta\sum ASFR_i\times p_i}=\frac{\delta\sum(i+0.5)\times ASFR_i\times p_i}{NRR}$$

$$=\frac{\text{女婴生存的总人年数}}{\text{净再生育率}}$$

其中，δ 为新生婴儿中女婴的比例。根据表 1，按照 2009 年中国人口年龄组生育率及妇女生存率，估计平均世代年数为：

$$LG=\frac{0.4592\times 38060.59}{0.4592\times 1349.91}=28.19(\text{岁})$$

平均世代年数间隔短，人口发展速度快，间隔长，人口发展速度慢。一般而言，结婚和生育越早，平均世代年数就越小。

9 人口倍增时间

人口倍增时间(population doubling time)指人口按某种固定增长率增长，其总人数增加一倍所需的时间，通常用年数表示。设现有人口数为 P_0，人口按固定的增长率 $r\%$ 增长，则 n 年后的人口数 P_n 为：

$$P_n=P_0(1+r\%)^n$$

人口加倍，则：

$$P_n=2P_0\text{，即}(1+r\%)^n=2$$

则：

$$n=\frac{\log 2}{\log(1+r\%)}\approx\frac{70}{r}$$

此人口倍增时间的近似估计公式称为“70 法则(Rule of 70)”。不同人口年平均增长率下的人口倍增时间如表 2 所示。

表 2 不同人口年平均增长率下的人口倍增时间 单位：年

人口年平均增长率(%)	实际倍增时间	70 法则估计倍增时间
0.5	139.0	140.0
1.0	69.7	70.0
1.5	46.6	46.7
2.0	35.0	35.0
2.5	28.1	28.0
3.0	23.5	23.3
3.5	20.2	20.0
4.0	17.7	17.5

10 更替水平

更替水平(replacement level)是指这样一个生育水平,即同一批妇女生育女儿的数量恰好能替代她们本身。当净再生产率为1.0时,恰好等于更替水平。一旦达到生育更替水平,出生和死亡将逐渐趋于均衡,在没有迁入与迁出的情况下,人口将最终停止增长,保持稳定状态。总和生育率表明了能够替代父母双方所需的平均子女数,也可用于说明更替水平。目前发达国家普遍认为,总和生育率为2.1即达到了更替水平。之所以为2.1而不是2.0(一个孩子对应父母中的一个),是由于在出生时,男孩数要略多于女孩数,且一部分女孩将在育龄期前死亡。发展中国家的死亡率较高,达到更替水平的总和生育率要高于2.1。

参考文献

[1] 刘铮,等. 人口统计学. 北京:中国人民大学出版社,1981.

[2] 中国国家统计局人口和就业统计司. 中国人口和就业统计年鉴－2010. 北京:中国统计出版社,2011.

[3] International Data Base (IDB). Washington, DC, US Census Bureau, Data Updated December 2010 (http://www.census.gov/ipc/www/idb, accessed 20 February 2011).

(彭 斌)

死亡率

对一个国家或地区做人口中死亡数据的统计分析,可反映该地居民的健康水平。死亡统计主要研究人群的死亡水平、死亡原因及其变动规律。常用的死亡统计指标如死亡率、年龄别死亡率、婴儿死亡率、新生儿死亡率、围产儿死亡率、死因别死亡率、某病病死率等。

死因统计中的死因分析,有助于了解人民健康中的主要问题和确定卫生工作的重点。

死亡率(mortality rate):也称粗死亡率(crude death rate,CDR),表示某地某年平均每千人口中的死亡人数。

$$\text{死亡率}=\frac{\text{某年死亡总数}}{\text{同年平均人口数}}\times 1000‰$$

式中年平均人口数可用年中人口数代替。

一般情况下，老人和婴儿的死亡率较高，男性死亡率高于女性，因此，死亡率的高低与当地的人口年龄构成、性别构成有关。在比较不同地区的死亡水平时，要考察比较资料的人口年龄构成、性别构成是否一致，如不一致，则采用标准化死亡率进行比较。

死亡率可按照不同性别、年龄、疾病等特征分别计算死亡专率(specific death rate)，如年龄别死亡率(age specific death rate，ASDR)，也称年龄组死亡率，指某地某年某年龄别平均每千人口中的死亡人数。如：

$$0\text{岁组死亡率}=\frac{\text{某年0岁组死亡人数}}{\text{同年0岁平均人数}}\times 1000‰$$

仿此可计算其他各年龄组的死亡率，常见的是每5岁一组计算年龄别死亡率，而在0～4岁组，往往分为0岁组与1～4岁组。

死因别死亡率(cause specific death rate，CSDR)：也称某病死亡率，指某种原因(疾病)所致的死亡率。

$$\text{某病死亡率}=\frac{\text{某年因某病死亡人数}}{\text{同年平均人口数}}\times 100000/10\text{万}$$

死因别死亡率是死因分析的重要指标，它反映各类病伤死亡对居民生命的危害程度。

婴儿死亡率(infant mortality rate，IMR)：指某地某年活产儿中未满1周岁婴儿的死亡频率。

$$\text{婴儿死亡率}=\frac{\text{某年不满1岁婴儿死亡人数}}{\text{同年出生总数}}\times 1000‰$$

婴儿死亡率与前述0岁组死亡率不同，前者数值略小。

婴儿死亡率是反映社会卫生状况、婴儿保健工作以及人群健康状况的重要指标之一。它比死亡率为优的是不受人口构成不同的影响。各国间的婴儿死亡率可直接比较。

新生儿死亡率(neonatal mortality rate，NMR)：指某地某年活产儿中未满28天的新生儿死亡频率。

$$\text{新生儿死亡率}=\frac{\text{某年不满28天新生儿死亡人数}}{\text{同年出生总数}}\times 1000‰$$

围生儿死亡率(perinatal mortality rate)：围生期指孕妇妊娠满28周(胎儿或新生儿出生体重达到1000克及以上或身长达到35cm及以上)至新生儿出生后7天以内的时期。凡在这一阶段的胎儿或婴儿称为围生儿，在这阶段的死亡者称为围生期死亡。死胎指妊娠28周及以上，临产前胎儿死于宫内，出生后无生命征兆者；死产指妊娠28周及以上，临产前胎儿存活，产程中胎儿死亡，出生后无生命征兆者。

$$\text{围生儿死亡率}=\frac{\text{围生期死亡人数}}{\text{活产}+\text{死胎、死产数}}\times 1000‰$$

围生儿死亡率是衡量孕前、孕期、产期、产后保健工作质量的敏感指标之一。

5岁以下儿童死亡率(child mortality rate under age 5)：指某地某年活产儿中未满6岁儿童的死亡频率。

$$围生儿死亡率=\frac{5岁以下儿童死亡人数}{同年出生总数}\times 1000‰$$

5岁以下儿童死亡率是综合反映儿童健康水平和变化的主要指标。

孕产妇死亡率(maternal mortality rate):指某地某年中由于怀孕、分娩及其并发症造成的孕产妇死亡人数与同年出生活产数之比。

$$孕产妇死亡率=\frac{某年孕产妇死亡人数}{同年出生总数}\times 1000‰$$

孕产妇死亡率是评价人群健康状况的重要指标之一,也可以评价妇女保健工作,可间接反映一个国家的卫生文化水平。

累积死亡率(cumulative mortality rate):指按年龄(岁)的死亡率进行累积的总指标。累积死亡率消除了年龄构成不同的影响,故不需要标准化便可以直接进行比较。可以纵向观察疾病和因素的动态变化及对防治效果进行评价。常用于慢性病的研究,如肿瘤、心血管病等。

参考文献

[1] 杨树勤. 卫生统计学. 2版. 北京:人民卫生出版社,1985.

(易 静)

死因构成

死因构成比(proportion of dying of a specific cause),也称比例死亡比(proportionate mortality rate, PMR)或相对死亡比,指全部死亡人数中,死于某死因者所占的百分比,即:

$$某类死因占总死亡数构成比=\frac{因某类疾病死亡人数}{总死亡人数}\times 100\%$$

死因构成比可反映何种疾病是造成死亡的主要疾病。

死因顺位是指按各类死因构成比的大小由高到低排列的位次,说明各类死因的相对重要性。

参考文献

[1] 杨树勤. 卫生统计学. 2版. 北京:人民卫生出版社,1985.

(易 静)

期望寿命

期望寿命(life expectancy)记为 e_X，是寿命表的主要指标，指同时出生的一代人活到 X 岁时，尚能生存的平均年数。

$$e_X=\frac{T_X}{l_X}$$

式中 T_X 为生存总人年数，指同时出生的一代人，活到刚满 X 岁者今后尚能生存的总人年数；l_X 为生存人数，也称尚存人数，指同时出生的一代人到刚满 X 时尚能生存的人数。

期望寿命是评价居民健康状况的主要指标，是不同国家、不同时期死亡水平比较的最常用指标。刚满 X 岁的期望寿命受 X 岁以后各年龄别死亡率的综合影响。0 岁时的期望寿命 e_0 简称期望寿命，受各年龄别死亡率的综合影响，可概括地说明某人群的健康水平。期望寿命是评价不同地区、不同时期居民健康水平的重要指标之一。

期望寿命一般用线图表示(如图 1)。分析不同地区、不同时期人口的期望寿命曲线时，要注意曲线的起点 e_0、曲线头部的弯曲程度(反映婴儿死亡率的高低)，以及整个曲线的高度和曲度变化。如果年龄组死亡率下降，尤其是婴儿死亡率下降，则期望寿命曲线的起点上升，曲线头部曲度变小，整个曲线位置上移。

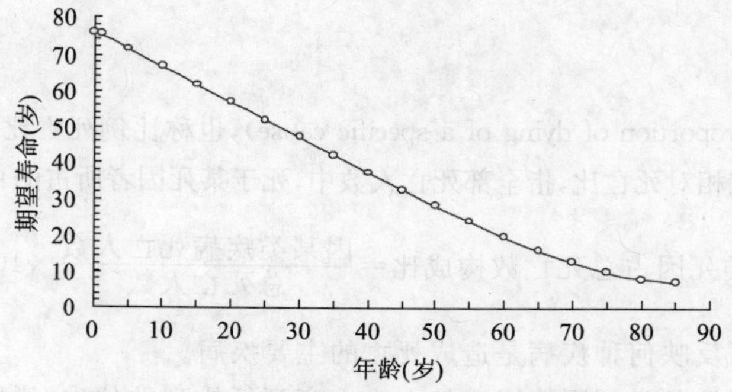

图 1 某地 2006 年女性的期望寿命

一般而言，期望寿命会随着 X 的增加而减少，但在婴儿死亡率较高时，会出现 $e_0<e_1$ 的现象。

期望寿命不同于平均寿命。用寿命表方法计算的期望寿命的大小，仅取决于年龄别死亡率的高低，与年龄结构无关，两地的期望寿命可以直接比较。但平均寿命的大小，不仅取决于年龄别死亡率的高低，也取决于年龄别人口构成。例如比较甲乙两地的平均寿命，即使两地的年龄别死亡率完全相同，若甲地人口中青壮年比重较大，而老年人比重较小，则甲地死亡人口中青壮年龄者比重较大，老年者比重较小，其结果可导致甲地平均寿命较低。因此，一般情况下，两地的平均寿命不能直接比较。

参考文献

[1] 杨树勤．卫生统计学．2版．北京：人民卫生出版社，1985.

（易　静）

减寿人年数

减寿人年数（potential years of life lost，PYLL）：指发生在预先确定的年龄终点之前的每一例死者所损失的寿命年数。预先确定的年龄终点常称为目标生存年龄，通常指定为70岁。

用1岁和70岁作为计算减寿年数和减寿率的上下界，人口年龄分组以5岁为一组。

$$PYLL = a_i \times d_i$$

其中 d_i 为 i 年龄组某死因的死亡数；a_i 是剩余年龄，其算式为：

$$a_i = 70 - x_i + 0.5$$

其中 x_i 是第 i 年龄组的平均年龄，为了消除虚岁影响，计算平均年龄时加0.5。

减寿率(‰)＝ $PYLL \times 1000/N$，其中 N 为调查人群中1～70岁的总人数。

标化减寿率(‰)＝ $\sum a_i(d_i/P_i)(P_{ir}/N_r) \times 1000$，其中 P_i 为调查人群中第 i 年龄组人数，P_{ir} 为标准人群中第 i 年龄组人数，N_r 为1～70岁的标准人群人数。

PYLL 表示某死因所致的不同年龄组人群寿命损失的年数，减寿率表示某地区人群中一年内平均每人寿命减损量，既考虑到疾病死亡水平的高低，也考虑到死亡时寿命的损失年数。与传统死亡率相比，此指标将死亡年龄与死亡人数相结合，更能反映人群死亡的全貌，弥补了死亡率只考虑死亡人数的缺陷，强调年轻人口的死亡比老龄死亡更具危害性。因此，*PYLL* 指标是分析人群健康状况的一个较好指标。

参考文献

[1] 刘双喜，王静，吴胜其，等．湖南省1990～1992年及2004～2005年恶性肿瘤减寿年数和减寿率分

析．实用预防医学，2008，15(6)：1709－1712.

[2] 朱益民，陈坤，方顺源，等．浙江省城乡死因减寿谱研究．中国公共卫生，1999，15(10)：927－929.

（易 静）

危 险 度

危险度(degree of risk)是医学研究中描述、分析危险因素强度的常用指标，表示某因素与某现象之间的联系强度，常用概率（频率）表示。危险度主要分为相对危险度、归因危险度和人群归因危险度。

1 相对危险度

相对危险度(relative risk，RR)又称危险比(risk ratio)或率比(rate ratio)，其定义为暴露组发病率（或死亡率）与非暴露组（或低暴露）的发病率（或死亡率）之比。RR 是衡量暴露因素与疾病发生（或死亡）之间关联强度的常用指标，常用于前瞻性研究中。$RR=1$，说明暴露组与非暴露组的发生率相同，暴露因素与疾病发生（或死亡）无关；$RR>1$，说明暴露组的发生率较高，暴露因素是危险因素；$RR<1$，表明暴露组的发生率较低，暴露因素是保护因素。

通常由前瞻性研究所获得的资料如表1。

表1 前瞻性研究所获资料

组　别	发病人数	未发病人数	合　计
暴露组	A	b	n_1
非暴露组	C	d	n_0

RR 的计算公式为：

$$RR=\frac{I_e}{I_o}=\frac{a/n_1}{c/n_0} \tag{1}$$

式中 I_e 为暴露组的率，I_0 为非暴露组的率。

例1 表2数据为某医师前瞻性研究钩端螺旋体病与脑脉管炎的关系。

表 2　钩端螺旋体感染与脑脉管炎发病的关系

组　别	发病人数	未发病人数	总人数	发生率(%)
暴露组(钩体感染组)	12(a)	351(b)	363($a+b$)	3.31
非暴露组(健康人群组)	1(c)	817(d)	818($c+d$)	0.12

由表 2 可计算：$RR=(12/363)/(1/818)=27$。

用上式算得的 RR 值是一个点估计值，需计算其总体 RR 的可信区间，通常用 95% 可信区间，如可信区间包含 1 则等价于无统计学意义，不包含 1 则等价于有统计学意义。计算 RR 的 95% 可信区间的方法很多，Woolf 自然对数转换法是建立在 RR 方差基础上的简单易行的方法。

$$Var(\ln RR)=\frac{1}{a}+\frac{1}{b}+\frac{1}{c}+\frac{1}{d} \tag{2}$$

$\ln RR$ 的 95% 可信区间 $=\ln RR\pm 1.96\sqrt{Var(\ln RR)}$，其反对数即为 RR 的 95% 可信区间。用表 2 数据可得该 RR 值的 95% 可信区间为 3.6～213.0。

对 RR 值的假设检验可采用大家熟悉的四格表资料的卡方检验。

$$\chi^2=\frac{(ad-bc)^2 n}{(a+b)(c+d)(a+c)(b+d)} \quad (\text{未校正}) \tag{3}$$

$$\chi^2=\frac{(|ad-bc|-n/2)^2 n}{(a+b)(c+d)(a+c)(b+d)} \quad (\text{校正}) \tag{4}$$

以表 2 数据，采用校正公式，得 $\chi^2=20.6$，$P<0.001$，差异有统计学意义，可认为两组人群的脑脉管炎发病率不同，即总体 RR 不为 1。

2　归因危险度

归因危险度(attributable risk, AR)，又叫特异危险度、超额危险度(excess risk)和率差(rate difference, RD)，是指暴露组某事件发生率与对照组某事件发生率之差，它表示危险特异地归因于暴露因素的程度。归因危险度常用于前瞻性流行病学研究。

AR 的计算公式为：

$$AR=I_e-I_0=\frac{a}{n_1}-\frac{c}{n_0} \tag{5}$$

上式中 I_e 为暴露组的率，I_0 为非暴露组的率。

因 $RR=\frac{I_e}{I_0}$，$I_e=RR\times I_0$，故 $AR=I_0(RR-1)$。

由表 2 资料，得钩体病所致脑脉管炎的归因危险度为：$AR=3.31\%-0.12\%=3.19\%$，表示钩端螺旋体感染后脑脉管炎的发生率比未感染者高 3.19%。

3　归因危险度百分比

归因危险度百分比(attributable risk percent, AR%)又称为病因分值 EF(etiologic fraction)，是指暴露人群中的发病(或死亡)归因于暴露的部分占全部发病(或死亡)的百分比。

$$AR\%=\frac{I_e-I_o}{I_e}\times 100\% \tag{6}$$

或

$$AR\%=\frac{RR-1}{RR}\times 100\% \tag{7}$$

仍以表 2 数据计算：

$$AR\%=\frac{3.31-0.12}{3.31}\times 100\%=96\%$$

$$AR\%=\frac{27.6-1}{27.6}\times 100\%=96\%$$

表示脑脉管炎发病有 96％的是由钩端螺体感染引起。

4 人群归因危险度与人群归因危险度百分比

人群归因危险度(population attributable risk，PAR)用以测量总人群中暴露于某因素所致的发病率(或死亡率)。而人群归因危险度百分比(population attributable risk percent，$PAR\%$)是指总人群中暴露于某因素所致的发病率(或死亡率)占总人群发病率(或死亡率)的百分比。$PAR\%$也叫人群病因分值(population etiologic fraction，PEF)。

$$PAR=I_t-I_0 \tag{8}$$

$$PAR\%=\frac{I_t-I_0}{I_t}\times 100\% \tag{9}$$

$$PAR\%=\frac{P_e(RR-1)}{P_e(RR-1)+1}\times 100\% \tag{10}$$

上式中 I_t 代表总人群的率，I_0 为非暴露组的率，P_e 为总人群中暴露者所占的比例，RR 为相对危险度。

例 2 已知非吸烟者肺癌年死亡率为 0.07‰(I_0)，全人群的肺癌年死亡率为 0.56‰(I_t)，则：

$$PAR=I_t-I_0=0.56-0.07=0.49‰$$

$$PAR\%=\frac{I_t-I_0}{I_t}\times 100\%=\frac{0.56-0.07}{0.56}\times 100\%=87.5\%$$

参考文献

[1] 王瑞芳．我国钩端螺旋体脑动脉炎研究进展．中国人畜共患病杂志，1988，4(3)：42－44.
[2] 李立明．流行病学．6 版．北京：人民卫生出版社，2007：71－73.

(高晓凤)

比 值 比

比值比(odds ratio, OR),也称优势比、比数比、交叉乘积比,是用来反映疾病与暴露之间关联强度的指标。odds 为指某事物发生的概率与不发生的概率之比,在病例一对照研究中,*OR* 指病例组中暴露人数与非暴露人数的比值除以对照组中暴露人数与非暴露人数的比值。其计算方法以表 1 说明:

表 1 OR 计算的四格表

组 别	暴 露	非暴露	合 计
病例组	A	b	$n_1(a+b)$
对照组	C	d	$n_2(c+d)$

病例组暴露比值为:$\frac{a/n_1}{b/n_1}=\frac{a}{b}$

对照组暴露比值为:$\frac{c/n_2}{d/n_2}=\frac{c}{d}$

比值比(*OR*)为:$OR=\frac{a/b}{c/d}=\frac{ad}{bc}$ (1)

在病例一对照研究中,没有发病率数据,无法计算相对危险度,只能计算 *OR*。1960 年 Cornfield 提出,如病例一对照研究设计符合以下 3 个基本条件,则可用比值比 *OR* 近似地估计 *RR*:① 对照组能代表总人群状况;②所选择的病例能代表总人群中的病例;③所研究疾病的发生率很低。

OR 的含义与 *RR* 相同,$OR>1$ 说明疾病的危险度因暴露而增加,暴露与疾病之间为"正"关联;$OR<1$ 说明疾病的危险度因暴露而减少,暴露与疾病之间为"负"关联。

例 某地研究吸烟与膀胱癌的关系见表 2。

表 2 某地吸烟与膀胱癌关系的病例对照研究

组 别	吸烟史	无吸烟史	合 计
病例组	111 (a)	26(b)	137
对照组	72 (c)	20 (d)	92

$$OR=\frac{ad}{bc}=\frac{111\times20}{72\times26}=1.19$$

用上式算得的 OR 是一个点估计值，需计算其可信区间，可采用 Woolf 自然对数转换法。

$$Var(\ln OR)=\frac{1}{a}+\frac{1}{b}+\frac{1}{c}+\frac{1}{d} \tag{2}$$

$\ln OR$ 的 95％可信区间＝$\ln OR\pm 1.96\sqrt{\mathrm{Var}(\ln OR)}$，其反对数即为 OR 的 95％可信区间。用表 2 数据可得 OR 值的 95％可信区间为 0.62～2.27。

对 OR 值的假设检验可采用 u 检验。

$$u=\frac{\ln OR}{\sqrt{1/a+1/b+1/c+1/d}} \tag{3}$$

本例，$u=0.52$，$P>0.05$，差异无统计学意义，还不能认为总体 OR 值不等于 1。

参考文献

［1］ Cornfield J，Haenszel W. Some aspects of retrospective studies. Journal of Chronic Diseases，1960，11：523－534.

［2］ 黄云从．预防医学．北京：人民卫生出版社，1994：85.

［3］ 李立明．流行病学．6 版．北京：人民卫生出版社，2007：89－91.

（高晓凤）

诊断和筛检试验评价

临床医学往往借助诊断试验（diagnostic test）从就诊者的症状、体征、实验室检查等结果来发现患者、诊断疾病或判断病情的严重程度和疾病的预后。但诊断试验不能满足疾病预防控制的要求，疾病预防控制的目标是早期发现疾病，从而控制疾病的发生和发展。因此，预防医学往往采用筛检试验（screening test）将处于临床前期或临床初期的患者识别出来，及时确诊并给予相应治疗，从而预防疾病发生或缓解病情发展及改善预后。

同一种疾病往往可以用不同的方法来诊断或筛检，选用哪一种或哪一些试验更好呢？随着医学科学的发展，新方法不断涌现，它们能否替代旧方法用于疾病诊断或筛检？这都需要对相应的诊断和筛检试验进行评价。本章将主要介绍诊断试验和筛检试验的基本概念、应用和评价指标及评价方法。

1 诊断和筛检试验的基本概念和应用

1.1 诊断试验的概念和应用

1.1.1 诊断试验的概念

诊断试验是指应用实验、仪器设备等手段检查就诊者，从而诊断疾病的一切检测方法。包括各种实验室检查(生物化学、免疫学、微生物学、寄生虫学、病理学等)、影像诊断(超声波、CT、X 线、核磁共振等)、仪器检查(心电图、脑电图、核素扫描、内窥镜等)，以及病史询问、体格检查等。

1.1.2 诊断试验的应用

诊断试验的目的是将患者与可疑有病但实际无病的人鉴别开来，以便对确诊的患者给予相应的治疗。诊断试验在临床上应用广泛，包括疾病的病原学诊断、病理学诊断、体内主要脏器及内分泌的诊断性实验、影像学评价以及判断治疗效果的指标、判断预后的指标等。

1.2 筛检试验的概念和应用

1.2.1 筛检试验的概念

筛检试验是指应用简便快速的实验或其他检测方法，从人群中将表面健康但可疑患某病者检查出来的试验方法。筛检试验不等价于诊断试验，大多数情况下筛检不具有临床确诊价值。对筛检试验阳性的可疑患者，必须用更完善的诊断试验进行确诊，并及时进行治疗干预。

1.2.2 筛检试验的应用

筛检的主要用途就是早期发现那些处于临床前期或临床初期的患者，以便进一步确诊和及时治疗。是达到疾病二级预防的重要措施。筛检还用于发现某些疾病的高危个体，开展疾病监测，从病因的角度采取措施，以减少发病，达到一级预防的目的，如筛检高血压以预防脑卒中。

1.2.3 筛检试验的应用原则

(1)筛检的疾病应该是发生频率较高且后果严重的疾病。因为筛检是在大量的人群中寻找无症状的早期病例，需要耗费大量的成本。

(2)筛检的疾病应该是具备有效治疗方法，而且早期治疗效果好的疾病。那些目前尚无有效治疗方法(如艾滋病)或病程不可逆转的疾病(如矽肺)不宜在一般人群中开展筛检。

(3)筛检的疾病应该有足够的领先时间。领先时间是指通过筛检提前发现疾病与患者自己出现症状后就医被确诊的间隔时间。

(4)筛检的疾病其自然病程(包括潜伏期、临床症状期、恢复期等)应该是清楚的，以便能正确选择合适的检测方法，准确判断筛检措施的效果。

(5)用于筛检的试验应该是能识别疾病早期症状、体征、体内病理变化等情况的检测方法，应具有快速、简便、经济、安全、真实可靠的特点，应易于让检查者和被检查者接受。

(6)筛检取得的效益应明显大于消耗的成本。好的筛检方案应符合高效益低成本的原则。因此在开展筛检试验前，需进行经济学评价，做成本效益分析。

1.3 诊断试验与筛检试验的区别

虽然诊断试验与筛检试验同样是应用一些试验、检查等手段来确定受检者的健康情况，但实际上两者存在许多区别，见表1。

表1 诊断试验与筛检试验的区别

	诊断试验	筛检试验
对象	患者，可疑患者或筛检阳性者	健康人或无症状的患者
目的	进一步把患者与可疑有病但实际无病的人区分开来	把可能患病的个体与可能无病者区分开来
处理	阳性者要随之加以严密观察和及时治疗	阳性者须进一步作诊断试验以确诊
要求	技术要求较复杂、特异度高，尽可能排除所有非患者，更强调真实性和可靠性，结果相对更具权威性	快速、简便、灵敏度高，尽可能发现所有可能的患者，更注重可行性和效益
费用	相对复杂，一般花费较高	简单，廉价

2 诊断和筛检试验的评价体系

2.1 评价的设计

随着医疗科技的日新月异，各种检测方法也层出不穷，但并非每一种新方法都比旧的好，因此，需要对目标方法与标准方法作对比研究，确定其能否用于临床诊断或人群筛检，这就是诊断和筛检试验评价。诊断试验与筛检试验在研究设计、评价指标和方法上基本相似，某些试验有时既可作为诊断试验，又可作为筛检试验，例如空腹血糖试验便是如此。因此，本章以下内容主要以诊断试验为例，介绍有关设计、评价的指标和方法，筛检试验可参照这些内容进行设计和评价。

评价的设计具体包括确定公认的标准方法——金标准(gold standard)，选择适当的研究对象，用该项新的诊断试验与金标准进行盲法和同步比较，对资料进行整理。

2.1.1 确定金标准

金标准是指目前医学界公认的最可靠、最准确的诊断疾病的方法，也称标准诊断方法。常用的金标准有组织病理学检查(活检、尸检)、手术探查、影像诊断、细菌培养以及长期随访等。金标准一般应是特异诊断，可以正确区分“有病”和“无病”。显然，如果金标准选择不当或缺乏好的金标准，就不能正确区分研究对象是否有病，将会影响对诊断试验的正确评价。

2.1.2 选择研究对象

研究对象应包括两组：一组是用金标准确定有某病的患者或人群，作为病例组，另一组是用金标准确定无该病的患者或人群，作为对照组。病例组应包括各种病例，如症状典型和非典型的，病程早、中、晚期的，病情轻、中、重型的，不同年龄层次的等，以便反映该病的全部特征。对照组应选择通过金标准证实确无本病而患有易与本病相混淆的疾病病例，这样的对照才具有临床鉴别诊断价值。

2.1.3 同步盲法测试

在评价诊断性试验时，采用盲法是保证结果真实可靠的关键，即观察者（和受试者）不能预先知道何为金标准确定的病例或对照，以免发生主观偏倚，过高估计新试验与金标准的符合程度。

2.1.4 试验评价的资料整理

经金标准确定的病例组与对照组中的受试者同步接受新的诊断试验方法的测定，将测定结果与金标准判定的结果进行比较，计算新试验与金标准符合和差异程度的统计学指标，再根据这些指标对新试验进行评价。将新诊断试验的测定结果与金标准判定的结果列成四格表(见表2)，通过该四格表可以清楚地看出新诊断试验与金标准两种试验方法对某病判断结果的异同，并能利用四格表中的数据很方便地推算出诊断试验的各项评价指标。

表2 评价诊断试验的四格表

诊断试验	金标准		合计
	患病＋	未患病－	
阳性＋	a(真阳性)	b(假阳性)	$a+b$
阴性－	c(假阴性)	d(真阴性)	$c+d$
合计	$a+c$	$b+d$	$a+b+c+d=N$

从表2中可见，诊断试验与金标准比较的结果有四种情况，其中 a 和 d 两种是正确的，a 是指金标准确诊的患者中，诊断试验判断为阳性的例数，称为真阳性(true positive)；d 是指金标准确定的非患者中，诊断试验判断为阴性的例数，称为真阴性(true negative)；另外两种情况 b 和 c 是错误的，b 是指金标准确定的非患者中，诊断试验判断为阳性的例数，称为假阳性(false positive)；c 是指金标准确诊的患者中，诊断试验判断为阴性的例数，称为假阴性(false negative)。四种结果的组合情况是：$a+c$ 是金标准确诊的患病的人数；$b+d$ 是金标准确定的未患病的人数；$a+b$ 是诊断试验诊断为阳性的例数；$c+d$ 是诊断试验诊断为阴性的例数；$a+b+c+d$ 为全部受试对象数(N)。此外，$a+d$ 是诊断试验结果与金标准相符合的部分，该比例越大真实性越好；$b+c$ 是诊断试验与金标准有差异的部分，该比例越大真实性越差。

2.2 常用的评价指标

对诊断和筛检试验进行评价，主要是评价其所用检测方法的科学性、可行性和实用性。理想的试验应该是这三者的完美结合，即应同时符合简便易行、经济、安全、有效和真实可靠的标准。因此，对诊断和筛检试验的具体评价，一般从真实性、可靠性和收益三个方面进行。

2.2.1 真实性

真实性(validity)也称准确性，是指检测结果与真实情况符合的程度。评价指标主要有灵敏度、特异度，以及一些相关的指标，如假阴性率、假阳性率、似然比、Youden 指数、粗符合率等。灵敏度、特异度、Youden 指数、似然比和粗符合率越高，假阳性率和假阴性率越低，说明检测方法的真实性越好，应用价值越高。

(1)灵敏度(sensitivity,Sen)是诊断试验将实际有病的人正确诊断为患者的百分率。灵敏度也称敏感度或真阳性率。

$$\text{灵敏度}(Sen)=\frac{a}{a+c}\times 100\% \tag{1}$$

(2)特异度(specificity,Spe)是诊断试验将实际无病的人正确判定为非患者的百分率。特异度也称真阴性率。

$$\text{特异度}(Spe)=\frac{d}{b+d}\times 100\% \tag{2}$$

(3)假阴性率(false negative rate)是诊断试验将实际有病的人错误判定为非患者的百分率。假阴性率也称漏诊率。假阴性率=1－灵敏度,灵敏度越高,假阴性率越低。

(4)假阳性率(false positive rate)是诊断试验将实际无病的人错误诊断为患者的百分率。假阳性率也称误诊率。假阳性率=1－特异度,特异度越高,假阳性率越低。

(5)阳性似然比(positive likelihood ratio, LR＋)是诊断试验中真阳性率与假阳性率的比值,即正确诊断患者的概率与误诊患者的概率之比,它反映诊断试验判断正确的程度,其值越大则该诊断试验确诊疾病的价值越高。

$$\text{阳性似然比}(LR+)=\frac{\text{真阳性率}}{\text{假阳性率}}=\frac{a/(a+c)}{b/(b+d)} \tag{3}$$

(6)阴性似然比(negative likelihood ratio, LR－)是诊断试验中假阴性率与真阴性率的比值,即错判非患者的概率与正确判定非患者的概率之比,它反映诊断试验漏诊的程度,其值越小则该诊断试验排除疾病的价值越高。

$$\text{阴性似然比}(LR-)=\frac{\text{假阴性率}}{\text{真阴性率}}=\frac{c/(a+c)}{d/(b+d)} \tag{4}$$

(7)Youden 指数(Youden's index, γ)是诊断试验中灵敏度和特异度之和减去基数(1 或 100%),表示诊断试验发现真正的患者和非患者的总的能力。Youden 指数也称正确诊断指数。

$$\text{Youden 指数}(\gamma)=\text{灵敏度}+\text{特异度}-1=\frac{a}{a+c}+\frac{d}{b+d}-1 \tag{5}$$

(8)粗符合率(crude accuracy, CA)是诊断试验正确判断的患者数与非患者数之和占全部受检人数的比例。粗符合率也称总一致性。它较直观地反映了诊断试验正确判断患者与非患者的能力,其值越大真实性越高。

$$\text{粗符合率}(CA)=\frac{a+d}{a+b+c+d}\times 100\% \tag{6}$$

对总一致性进行技术调整得到调整一致性(adjusted agreement, AA),使评价的真实性更高。

$$\text{调整一致性}(AA)=\frac{1}{4}\left(\frac{a}{a+b}+\frac{a}{a+c}+\frac{d}{c+d}+\frac{d}{b+d}\right)\times 100\% \tag{7}$$

例 1 评价酶联免疫吸附(ELISA)法测定氧化低密度脂蛋白(Oxidized LDL, OxLDL)对冠心病的诊断价值,从经金标准确诊的冠心病患者中随机选择 176 例为病例组,另从其他心血管疾病患者中随机选择 1014 例为对照组,测定结果整理成表 3,计算该项诊断试验常用的评价指标。

表 3 OxLDL 酶联法诊断冠心病的结果

OxLDL 酶联法	金标准(冠脉造影)		合 计
	+	−	
+	169(a)	118(b)	287($a+b$)
−	7(c)	896(d)	903($c+d$)
合 计	176($a+c$)	1014($b+d$)	1190($a+b+c+d$)

$$\text{灵敏度 } Sen=\frac{a}{a+c}\times100\%=\frac{169}{176}\times100\%=96.02\%$$

$$\text{特异度 } Spe=\frac{d}{b+d}\times100\%=\frac{896}{1014}\times100\%=88.36\%$$

$$\text{假阴性率}=1-Sen=\left(1-\frac{169}{176}\right)\times100\%=3.98\%$$

$$\text{假阳性率}=1-Spe=\left(1-\frac{896}{1014}\right)\times100\%=11.64\%$$

$$\text{阳性似然比 } LR+=\frac{a/(a+c)}{b/(b+d)}=\frac{169/176}{118/1014}=8.25$$

$$\text{阴性似然比 } LR-=\frac{c/(a+c)}{d/(b+d)}=\frac{7/176}{896/1014}=0.04$$

$$\text{Youden 指数 } \gamma=Sen+Spe-1=96.02\%+88.36\%-100.00\%=84.38\%$$

$$\text{粗符合率 } CA=\frac{a+d}{a+b+c+d}\times100\%=\frac{169+896}{1190}=89.50\%$$

$$\text{调整一致性 } AA=\frac{1}{4}\left(\frac{a}{a+b}+\frac{a}{a+c}+\frac{d}{c+d}+\frac{d}{b+d}\right)\times100\%$$

$$=\frac{1}{4}\left(\frac{169}{287}+\frac{169}{176}+\frac{896}{903}+\frac{896}{1014}\right)\times100\%=85.62\%$$

2.2.2 可靠性

可靠性(reliability)也称精密度、重复性或稳定性,是指同一观察者在相同条件下用同一种检测方法重复检测同一批样品或同一位受试者,或不同观察者用同一种方法分别检测同一批样品或同一位受试者,各次结果之间的一致程度。一致程度越高,表明该诊断试验所用检测方法的稳定程度越好,可靠性越高。

(1)可靠性评价指标

常用来评价诊断试验可靠性的指标有组内相关系数(intra－class correlation coefficient, ICC)和 kappa 系数(kappa index)。具体评价方法是:在相同条件下,用待评价的检测方法对同一批受试者做两次相同的检测,用两次检测的结果做评价分析。检测结果为定量资料的选用 *ICC* 进行评价,为分类资料或等级资料的则选用 kappa 系数。

①组内相关系数(*ICC*)

ICC 表示测量对象个体差异的方差占总方差的比例。$0 \leqslant ICC \leqslant 1$,*ICC* 越接近 1,说明个体差异对总方差的影响越大,测量误差对总方差的影响越小;反之,*ICC* 越接近 0,个体差异对总方差的影响越小,测量误差对总方差的影响越大。故可用方差分析的结果计算 *ICC* 并进行假设检验。*ICC* 的计算公式如下:

$$ICC=\frac{MS_A-MS_e}{MS_A+(n-1)MS_e} \tag{8}$$

式中,MS_A 为组间均方,MS_e 为组内均方,n 为重复测量次数。一般认为 $ICC \geqslant 0.75$ 时,测量结果的可重复性较好。

ICC 的假设检验:按式(8)所求得的 *ICC* 是样本相关系数,因此还需要检验样本相关系数 *ICC* 是否来自总体相关系数 ρ_{ICC} 为零的总体。

②Kappa 系数

该系数较稳定,不易受发病率的影响。Kappa 系数 K 的取值范围为－1～＋1,$K=-1$ 时为完全不一致;$0<K<1$ 时表明观察一致性小于机遇一致性;$K=0$ 时表明一致性完全由机遇造成;p_i 时表明两者完全一致。一般认为 $0.4<K<0.75$ 为中度一致,$K \geqslant 0.75$ 一致性极佳,$K \leqslant 0.4$ 一致性差。

Kappa 系数的计算公式如下:

$$K=\frac{P_0+P_e}{1-P_e}$$

式中,P_0 为观察一致率,P_e 为机遇一致率,可分别由公式(9)和公式(10)求出:

$$P_0=\sum_{i=1}^{c} A_{ii}/N \tag{9}$$

$$P_e=\sum_{i=1}^{c} n_{i+} \cdot n_{+i}/N^2 \tag{10}$$

式中,c 为分组数或等级数,A_{ii} 为 $c \times c$ 表主对角线上的实际例数,n_{i+} 和 n_{+i} 分别为第 i 行和第 i 列的合计,N 为样本含量。

Kappa 系数的假设检验:

计算出 K 值后,还应该对其进行假设检验,特别是当 K 值较小($K<0.6$)时。检验统计量 Z 值按公式(11)计算:

$$Z=\frac{K}{\sigma_k} \tag{11}$$

式中,σ_k 按公式(12)计算:

$$\sigma_k=\frac{1}{(1-P_e)N^2}\times\sqrt{P_eN^3+P_e^2N^3-\sum_{i=1}^{c}n_{i+}\times n_{+i}(n_{i+}+n_{+i})} \tag{12}$$

式中，N 为样本含量。

(2)影响可靠性的主要因素

①实验条件造成的误差：由于实验环境、仪器设备、试剂质量等实验条件造成的误差。如仪器老化，电压不稳，试剂批号或存放时间不一致，温度、湿度等条件不同都可能造成检测结果不一致。因此，对各次试验的环境、仪器、试剂等要有严格的规定。

②测量误差：包括两个方面，一是不同的观察者检测同一批样品时，常因观察者之间技术水平、操作能力和工作态度的差异，使检测结果不一致；二是同一个观察者在不同时间检测同一批样品时，由于技术不精或情绪波动等自身不稳定因素，也会使检测结果出现误差。要减少或消除这两方面的误差，应在试验之前严格培训观察者，要求方法、操作规范、标准统一。

③个体变异：由于受试者自身的生物学变异，造成用同一试验方法重复检测同一受试者时检测结果不一致。如人的血压值在一天当中会随着时间、情绪和生理状态的变化发生波动，在不同时间多次测量同一个人的血压，结果可能会有较大差别。因此，各次检测的时间、部位等观察条件一定要统一。

2.2.3 收益

收益(yield)是指通过诊断或筛检试验使原来未被发现的患者得到早期发现、正确诊断和治疗，从而改善预后、延长寿命和工作时间，提高生活质量，以及由此产生的经济效益和社会效益。收益的评价指标主要包括预测值与效果两方面。一般而言，针对某次试验某个受检者个体的结果，侧重于用预测值(predictive value，PV)来分析，而对于某项试验运用于人群所取得的结果，侧重于用效果来判断。

(1)预测值　也称预告值或诊断价值，是应用诊断和筛检试验的结果来估计受检者患病和不患病可能性大小的指标，包括阳性预测值和阴性预测值。

①阳性预测值(positive predictive value，PV＋)：是诊断试验检出的阳性例数中真正的患者所占的比例。它反映了诊断试验结果阳性时，阳性者真正患病的概率有多大。

$$\text{阳性预测值}(PV+)=\frac{a}{a+b}\times 100\% \tag{13}$$

②阴性预测值(negative predictive value，PV－)：是诊断试验检出的阴性例数中真正的非患者所占的比例。它反映了诊断试验结果阴性时，阴性者真正不患病的概率有多大。

$$\text{阴性预测值}(PV-)=\frac{d}{c+d}\times 100\% \tag{14}$$

根据例 4.1 可计算得该诊断受检者目标疾病的预测值：

$$\text{阳性预测值 } PV+=\frac{a}{a+b}\times 100\%=\frac{169}{287}\times 100\%=58.88\%$$

$$阴性预测值\ PV-=\frac{d}{c+d}\times 100\%=\frac{896}{903}\times 100\%=99.22\%$$

评价诊断和筛检试验的指标可分为两类：一类是先验患病概率指标，如灵敏度、特异度、Youden 指数和粗符合率等；另一类是后验患病概率指标，如阳性预测值和阴性预测值等。先验患病概率指标是在已知受试者是否真正患病的情况下，推测诊断结果是阳性或阴性的概率；后验患病概率指标则是在已知诊断试验结果是阳性或阴性的情况下，推测受试者是否真正患病的概率。总的来讲，诊断试验的灵敏度越高，阴性预测值越高；特异度越高，则阳性预测值越高。通常高灵敏度和高阴性预测值试验的阴性结果说明是患者的可能性不大，而高特异度和高阳性预测值试验的阳性结果说明是患者的可能性较大。

预测值不仅是评价某一次诊断或筛检试验阳性、阴性结果患病与否可能性大小的指标，亦是评价在人群中开展诊断和筛检试验收益的重要指标。预测值的高低亦受人群中所研究疾病患病率的影响。在患病率不变的情况下，阳性预测值主要是随着试验特异度的提高而增高，阴性预测值则主要是随着试验灵敏度的提高而增高。在试验的灵敏度和特异度不变时，受检人群中所研究疾病的患病率越高，阳性预测值越高；反之，患病率越低，阳性预测值越低，而且患病率对阳性预测值的影响比特异度更大。相对来说患病率对阴性预测值影响较小。因此，在判断试验结果的诊断或筛检价值时，应考虑试验的灵敏度、特异度和受检人群中所研究疾病的患病率，结合专业知识和临床经验进行综合判断，避免出现过多的假阳性和假阴性。

(2)效果　一项诊断或筛检试验运用到特定的人群中所取得的效果评价可从生物学效果和社会经济学效果两方面进行。

①生物学效果：从人群的角度对筛检的生物学效果进行评价时，可用病死率、死亡率和生存率作为评价的指标。

(ⅰ)病死率：可对经筛检的患者与未经筛检患者死于该病的百分率进行比较。使用此指标时，应考虑时间因素，否则比较的意义不大。

(ⅱ)死亡率：可对经筛检的人群与未经筛检人群之间死于该病的频率进行比较。但该指标不是很理想的评价指标，受观察时间长短的影响，观察时间越长，经筛检的患者中存活者越少，其年死亡率就会减少。此外，由于不能控制筛检阴性者中新病例的发生和死亡，这部分死亡病例与筛检作用无关，因此用死亡率作分析时，会缩小筛检的效果。

(ⅲ)生存率：该指标是评价人群筛检效果比较理想的指标。如常用 1 年、3 年、5 年生存率来评价癌症的筛检计划。

②社会经济学效果：除了真实性、可靠性和应用价值评价外，做诊断和筛检试验前还必须做经济学评价，可从成本效果、成本效益、成本效用三方面进行评价，其中最重要的是成本效益分析。成本是指筛检试验所花费的全部费用(包括检测费用、人力消耗和设备折旧等)。效益包括经济效益和社会效益，前者主要是指通过早期发现和治疗患者，节省的医疗费用和卫生资源等，还应包括延长患者生命及工作年限等多方面产生的综合效益；后者是指由于早期发现和治疗，提高生命质量，给患者、家庭、人群和社会带来的各种好处。

(3)提高收益的方法

①选择患病率高的人群(高危人群)为研究对象:有些疾病在人口学特征或职业暴露特征人群中有较高的患病率,在这些人群中开展诊断和筛检试验,所取得的收益往往比在一般人群要高得多。

②选用高灵敏度的试验:一项诊断或筛检试验计划期望能确诊或筛出相当数量的病例。若灵敏度低,只能找出少量患者,收益仍然是低的。

③采用联合试验方法:为了提高试验的效率,可对诊断试验进行联合应用,称为联合试验,它主要有两种方式:

(ⅰ)平行试验(parallel test):也称并联试验,是多个目的相同的诊断试验同时进行,只要有一个阳性就可判定结果为阳性。其优点是灵敏度提高,不易漏诊,缺点是特异度降低,误诊增多。

(ⅱ)系列试验(series test):也称串联试验,是多个试验相继进行,前一个试验结果阳性就接着做下一个试验,一旦出现阴性结果就可判定结果为阴性,作为无病处理,从而终止试验。只有各试验结果全部阳性才能判定结果为阳性。该方法的优点是特异度提高,误诊减少,但灵敏度下降,漏诊增加。

3　评价的统计推断

采用抽样的方法对诊断试验进行评价所计算出来的评价指标均为样本指标,存在抽样误差,因此,应该对其进行置信区间估计,有关公式见表4。对两个或两个以上的试验方法进行比较则需要做假设检验,有关公式见表5。

表4　诊断试验评价指标的区间估计

样本指标	样本标准误	置信区间
灵敏度(Sen)	$S_{Sen}=\sqrt{ac/(a+c)^3}$	$Sen \pm Z \cdot S_{Sen}$
特异度(Spe)	$S_{Spe}=\sqrt{bd/(b+d)^3}$	$Spe \pm Z \cdot S_{Spe}$
阳性预测值($PV+$)	$S_{PV+}=\sqrt{ab/(a+b)^3}$	$PV_{+} \pm Z \cdot S_{PV_{+}}$
阴性预测值($PV-$)	$S_{PV-}=\sqrt{ac/(a+c)^3}$	$PV_{-} \pm Z \cdot S_{PV-}$
粗符合率(CA)	$S_{CA}=\sqrt{(a+d)(b+c)/N^3}$	$CA \pm Z \cdot S_{CA}$
Youden 指数(γ)	$S_{\gamma}=\sqrt{\dfrac{ac}{(a+c)^3}+\dfrac{bd}{(b+d)^3}}$	$\gamma \pm Z \cdot S_{\gamma}$

表5　两诊断试验评价指标比较的假设检验

适用情况	无效假设 H_0	计算公式	标准误
两个试验粗符合率比较	两总体 CA 相等	$Z=\dfrac{CA_1-CA_2}{S_{(CA_1-CA_2)}}$	$S_{(CA_1-CA_2)}=\sqrt{S_{CA_1}^2+S_{CA_2}^2}$
两个试验 Youden 指数比较	两总体 γ 相等	$Z=\dfrac{\gamma_1-\gamma_2}{S_{(\gamma_1-\gamma_2)}}$	$S_{(\gamma_1-\gamma_2)}=\sqrt{S_{\gamma_1}^2+S_{\gamma_2}^2}$

(张菊英)

受试者工作特征曲线

1 ROC 曲线的定义

在医学领域中，ROC 曲线(receiver operating characteristic curve)主要用于诊断试验的评价，是将诊断试验所有可能的结果作为诊断临界点，并以每个临界点对应的灵敏度为纵坐标、1－特异度为横坐标作图得到的曲线，是一种动态、全面、准确评价诊断试验的有效工具。

2 ROC 曲线的绘制

ROC 曲线反映的是在一定的金标准确定的疾病状态下，对不同的临界点计算所得的灵敏度和特异度的相互关系。绘制 ROC 曲线，首先应根据不同的临界点计算出多对灵敏度和特异度值，进而以灵敏度(TPF)为纵坐标，1－特异度(FPR)为横坐标设定坐标系，标出各工作点，连接各点绘制而成的曲线即是 ROC 曲线，如图 1 所示。该曲线一定过(0, 0)和(1, 1)两点，分别代表灵敏度为 0、特异度为 1 和灵敏度为 1、特异度为 0 的坐标点。对于一个理想的诊断试验，ROC 曲线表现为左上角的一条直角折线(如图 1 中 A 所示)；完全无价值的诊断试验，其概率分布是完全随机的，无论病人或正常人在任何域值都有可能出现，即 TPF＝FPF，表现在 ROC 曲线上是一条从原点到右上角的对角线(如图 1 中 D 所示)，这条线也被称作机会线(chance line/guessing line)。但在实际的大多数诊断试验中，由于患者和非患者的检测值存在重叠，任何临界点都可能导致假阳性或假阴性的情况，在 ROC 曲线上表现为图 1 中 B、C。

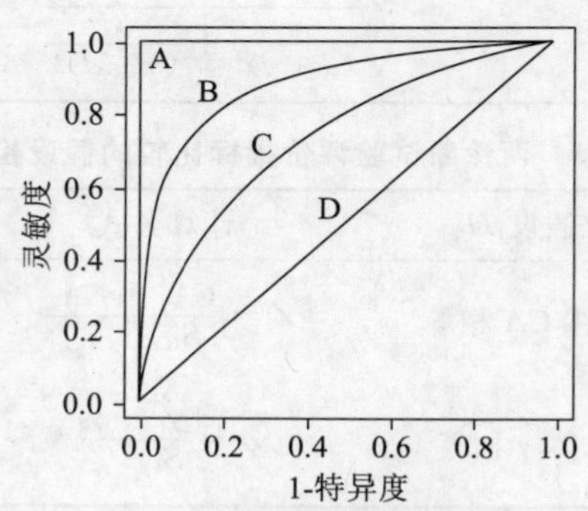

图 1 ROC 曲线的基本形式

3 ROC 曲线的应用

3.1 诊断试验的评价

ROC 曲线的主要作用是评价诊断试验的效能。目前一般用曲线下面积(area under the curve, AUC/A_Z)来反映诊断的效能,以此说明“阳性”和“阴性”结果的重叠程度。

3.1.1 ROC 曲线下面积的意义

如图 1 所示,当患者和非患者的检测值完全无重叠,即某诊断试验效能为 100%时,ROC 曲线表现为图中 A,曲线下面积为 1;而完全无价值的诊断试验,其表现在 ROC 曲线上如图 1 中 D 所示,曲线下面积为 0.5。因此,ROC 曲线下面积(记为 A_Z)的取值范围为[0.5,1],ROC 曲线越接近图 1 中的 A 线,曲线下面积越大,表示该诊断试验的诊断价值越高。一般认为 $A_Z \leqslant 0.7$,表示诊断价值较低;$0.7 < A_Z \leqslant 0.9$ 表示诊断价值中等;$A_Z > 0.9$ 表示诊断价值较高。

3.1.2 ROC 曲线下面积的计算

(1)计算公式 假设正常组有 n_n 个观察值,记为 $x_{n_j}(j=1,2,\cdots,n_n)$;异常组有 n_a 个观察值,记为 $x_{a_i}(i=1,2,\cdots,n_a)$。假设观察值较大为异常,可按公式(1)和公式(2)计算:

$$A_Z = \frac{1}{n_n n_a} \sum_{j=1}^{n_n} \sum_{i=1}^{n_a} \varphi(x_{n_j}, x_{a_i}) \tag{1}$$

$$\varphi(x_{n_j}, x_{a_i}) = \begin{cases} 1 & x_{a_i} > x_{n_j} \\ 0.5 & x_{a_i} = x_{n_j} \\ 0 & x_{a_i} < x_{n_j} \end{cases} \tag{2}$$

如果观察值较小为异常,则改变公式中的大于与小于符号即可。

由于 ROC 曲线是根据样本数据得到的,因此,在利用 ROC 曲线进行诊断试验的评价和比较时还必须进行假设检验。

A_Z 的标准误 $SE(A_Z)$ 可按公式(3)计算:

$$SE(A_Z) = \sqrt{\frac{A_Z(1-A_Z)+(n_a-1)(Q_1-A_Z^2)+(n_n-1)(Q_2-A_Z^2)}{n_n n_a}} \tag{3}$$

式中,Q_1 表示两个随机选择的异常组观察值排列在一个随机选择的正常组观察值之前的概率,Q_2 表示一个随机选择的异常组观察值排列在两个随机选择的正常组观察值之前的概率。由于 Q_1 和 Q_2 的概率很难计算,可作近似估计,即:

$$Q_1 = \frac{A_Z}{2-A_Z} \tag{4}$$

$$Q_2 = \frac{2A_Z^2}{1+A_Z} \tag{5}$$

以上计算所得的 A_Z 与完全随机情况下获得的 $A_Z=0.5$ 之间的差异是否具有统计学意义,还需做 $A_Z=0.5$ 的假设检验,检验统计量 Z 可按公式(6)计算:

$$Z=\frac{A_Z-0.5}{SE(A_Z)} \tag{6}$$

(2)计算实例　例 4.1 评价酶联免疫吸附(ELISA)法测定氧化低密度脂蛋白(Oxidized LDL, OxLDL)对冠心病的诊断价值,从经金标准确诊的冠心病患者中随机选择 176 例为病例组,另从其他心血管疾病患者中随机选择 1014 例为对照组,试评价该项诊断试验的诊断价值。

解:①绘制 ROC 曲线:将所有测定值按大小顺序排列,分别以每一个测定值计算出相应的灵敏度和特异度,得出各工作点,连接各工作点即绘制成相应的 ROC 曲线,如图 2 所示。

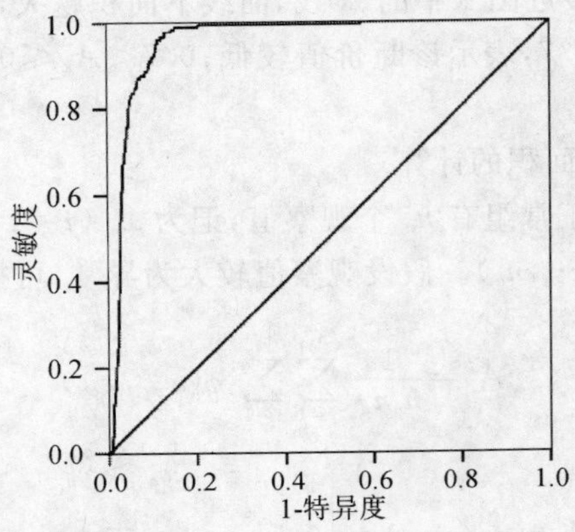

图 2　ELISA 法测定 OxLDL 诊断冠心病的 ROC 曲线

②根据公式(1)和(3)分别计算 ROC 曲线下面积及标准误:

$$A_Z=\frac{1}{n_n n_a}\sum_{j=1}^{n_n}\sum_{i=1}^{n_a}\varphi(x_{n_j},x_{a_i})$$

$$=\frac{1}{1014\times 176}\sum_{j=1}^{1014}\sum_{i=1}^{176}\varphi(x_{n_j},x_{a_i})$$

$$=0.957$$

$$Q_1=\frac{A_Z}{2-A_Z}=\frac{0.957}{2-0.957}=0.918$$

$$Q_2=\frac{2A_Z^2}{1+A_Z}=\frac{2\times 0.957^2}{1+0.957}=0.936$$

$$SE(A_Z)=\sqrt{\frac{A_Z(1-A_Z)+(n_a-1)(Q_1-A_Z^2)+(n_n-1)(Q_2-A_Z^2)}{n_n n_a}}$$

$$=\sqrt{\frac{0.957(1-0.957)+(176-1)(0.918-0.957^2)+(1014-1)(0.936-0.957^2)}{1014\times 176}}$$

$$=0.011$$

③根据公式(6)对结果进行假设检验:

H_0:该项诊断试验的 ROC 曲线下面积等于 0.5,$A_Z=0.5$

H_1:该项诊断试验的 ROC 曲线下面积不等于 0.5,$A_Z\neq0.5$

$\alpha=0.05$

$$Z=\frac{A_Z-0.5}{SE(A_Z)}=\frac{0.957-0.5}{0.011}=41.55$$

查表得 $P<0.001$,拒绝 H_0,接受 H_1,差异有统计学意义,可认为该项诊断试验的 ROC 曲线下面积 A_Z 不等于 0.5,该诊断试验的诊断价值较高。

(3)两诊断试验 ROC 曲线下面积的比较　两诊断试验 ROC 曲线下面积的比较,按资料的类型可分为独立样本的比较与相关样本的比较。独立样本比较的方法较简单,可按公式(7)进行 Z 检验:

$$Z=\frac{A_{Z_1}-A_{Z_2}}{\sqrt{SE_1^2+SE_2^2}} \tag{7}$$

式中,Z 为正态离差值,A_{Z_1} 和 A_{Z_2} 为两诊断试验的曲线下面积,SE_1 和 SE_2 是其对应的标准误,分别由式(1)和式(3)求得。

两相关诊断试验的 ROC 曲线下面积的比较,需要考虑两个面积间的相关性,计算较复杂,有兴趣的读者可参阅相关书籍。

3.2　确定最佳临界点

最佳临界点(optimal operating point, OOP)是临床诊断的重要工具,它不仅是一个统计学问题,还涉及临床、经济等多种因素。在确定 OOP 之前,必须首先明确诊断试验的目的以及误诊、漏诊可能带来的后果,然后再选择恰当的统计方法确定 OOP。

目前确定 OOP 的方法主要有三种:

(1) 预先设定灵敏度或特异度的取值　如果一个诊断试验的目的在于最大程度地发现阳性人群,则可以设定灵敏度的最低限值,然后寻找不低于该限值的最大特异度的切点作为 OOP。这种方法主要用于假阴性会造成严重后果的情况,如致死性疾病;相反,如果在一个诊断试验中,诊断目的在于能最大可能地发现阴性人群(特异度),则可以先设定一个特异度的最低限值,然后在这个基础上得到的不低于该限值且同时使灵敏度达到最大的切点即为 OOP。这种方法主要用于肯定诊断系统中,此时假阳性将导致不当治疗,以及较严重的身体、精神和经济负担。最低限值一般要求设定较高才有意义,但如何确定尚无定论。有报道认为可以参考假设检验中检验效能($1-\beta$)的设定方式,通常取 70%、80%或 90%。

(2) 同时使灵敏度和特异度达到最大　当一个诊断试验中假阳性和假阴性所造成的后果没有明显差别时,则以灵敏度和特异度都比较大的切点作为 OOP,即在 ROC 曲线上最靠近左上方的点。

较常用的方法是寻找阳性似然比或 Youden 指数或灵敏度、特异度之和或者平方和最大的一点。也可在同一坐标系下做切点和灵敏度,切点和特异度的线图,两线的交点即为 OOP。如果能通过某连接函数拟合出 ROC 曲线的函数,那么曲线上斜率为 1 的点才是真正意义上曲线上最左上方的点，即要寻找的 OOP。

（3）通过患病率、花费和收益计算 OOP 斜率　OOP 用于指导临床诊断的时候，就不再是一个单纯的统计学问题，还牵涉到收益、花费以及所诊断疾病的患病率等诸多因素。该方法正是基于这种考虑，定义曲线上斜率为 φ 的一点为 OOP，该斜率定义为：

$$\varphi=\frac{1-\pi}{\pi}\times\frac{c(FP)}{c(FN)}$$

式中 π 为所诊断疾病的患病率，$c(FP)$、$c(FN)$ 分别为假阳性和假阴性导致的花费。当 $c(FP)$、$c(FN)$ 未知时，设定其比值为 1。

（张菊英）

数据的预处理

数据的预处理（data pretreatment）是数据统计分析的前期准备工作，它对于确定数据是否符合统计分析方法的要求和对统计分析工作质量有直接的影响。

数据的预处理包括以下内容：

(1)对观察和实验数据表项目作出分析计划。

①围绕研究的主要目的拟定主要和辅助统计分析方法；

②为了充分挖掘资料信息，可以对调查资料设计新的项目归纳方法，产生新的变量组合形式；

③调整和统一原调查表中项目的顺序，以及选择答案的顺序，使之合乎逻辑，便于分析，易于理解。

(2)发现缺失值及时补查补缺。

(3)确定变量数和各变量的性质，以决定各变量数据集合所形成的资料分别属于数值变量资料或分类变量资料（包括等级资料）。给各变量命名。

(4)根据分析目的和模型方法的要求，对不同性质变量给予相应预处理。对于数值变量资料要确定有效数字，必要时决定其离散化的方法。对于分类变量（包括等级变量）应当根据其类别数给予具体赋值（即数量化），或将其变为哑变量（dummy variable）后再数量化。

(5)资料的计算机输入原则上应采取两人分别输入，同时打印出各变量数据的最大值和最小值，以便检查并核对数据，及时发现逻辑错误和数量错误，并纠正错误或清除已明确为错误的数据。

(6)打印资料的频数分布表和绘制频数分布图,为即将进行的统计分析提供信息。有时可根据需要将数据排序,或作变量变换后重新打印。

(7) 检验和发现异常数据,并作适当处理。

(8)未检出值给予恰当估计。

(王润华)

参考值范围

1 医学参考值范围的概念

医学参考值范围(range of reference values)是医生评估健康和疾病的重要依据,过去称为医学正常值范围(range of normal value)。在 20 世纪 70 年代以前,所有的文献都使用这一概念,但由于"正常值"一词在意义上的双重性,推理的循环性和观念上的错觉性,往往给人不确切的概念。因此,Dybkaer 和 Cräsbeck 建议放弃使用"正常值"的概念,Hohnadel 等也建议禁止使用"正常值范围"这一术语。随后 Cräsbeck 和 Saris 引进了"参考值"的概念。为此 1969 年在芬兰首都赫尔辛基召开的临床生化和生理的第 12 次会议上成立了一个专门研究"参照值"的委员会。特别是 1975 年 F. W. Sunderman 有关"参考值"和"正常值"两个概念比较的文章发表后,"参考值"以及"参考值范围"的概念得到了广泛的接受。从 1990 年开始,医学索引 IM 正式使用"参考值范围"和"参考值"代替"正常值范围"和"正常值"。西氏内科学从 1982 年的第 16 版,国内 1986 年 12 月全国首届正常值研讨会后改称现名。

医学参考值范围的传统概念即狭义的参考值(reference values)是指大多数"正常人"解剖、生理、生化某项指标值的波动范围。广义的参考值范围包括如某传染病患者的隔离期限,传染病接触者的留验期限;食品、大气、水和土壤等的卫生标准,有毒有害物质的容许浓度;不同性别和年龄儿童生长发育指标(身高,体重等)的等级标准等。

确定医学参考值范围的一般步骤如下:

(1)根据研究目的抽取适当观察对象,并保证观察对象的同质性　就狭义的参考值范围来说,制定其范围首先要抽取适当的"正常人"作为观察对象,也就是要根据研究目的确定其目标总体。所谓"正常人"并非无任何疾病的健康人,而是指排除了影响所研究指标疾病和有关因素的人。例如,拟制定成都市成年人血糖的参考值范围,则全成都市常住"正常"成年男女的血糖值就是该研究的目标总体。只要观察对象未患有影响血糖的疾病,则该观察对象均可包含在本研究内。保障观察对象的同质性是确定参考值范围的首要问题，这在实际工作中，往往涉及较多的专业知识，较高的诊断和检测水平。若测得值在性别、年龄等分组间存在统计学差异并有实际意义时，应当分组确定参考值范围。如白细胞(WBC)总数男女之间相差无统计学意义，亦无实际意义，可合并求参考值范围，而血红蛋白男女之间相差有统计学意义和实际意义，则血红蛋白的参考值范围应分男女分别制定。

(2) 保障观察对象的代表性，即要有足够样本含量的“正常人” 医学参考值范围是根据绝大多数的“正常人”来确定的，是根据观察值的分布选定不同的方法而确定的，一般认为每组的样本含量应在100例以上，尽量使样本的分布接近总体分布。例数过少，确定的参考值范围往往不准确。有的统计学家认为，在观察对象的获得受限时，无须作样本含量的估算，观察对象的数目在精不在多。

(3) 对“正常人”进行准确而统一的测定 对测量所用的仪器、设备、试剂，测量人员，方法和操作技术等必须在整个过程中自始自终保持一致。这是控制系统误差，保证参考值范围可靠性和代表性的重要措施。

(4) 确定是单侧还是双侧参考值范围 应根据专业知识确定参考值范围是单侧还是双侧。若某指标过高过低均属异常如白细胞总数，则其参考值范围应为双侧，即需分别确定其下限和上限；若该指标过低为异常如肺活量等或过高为异常如发铅含量、酸性磷酸酶等，则其参考值范围应为单侧，即需分别确定其下限或上限。

(5) 选定适当的百分范围 参考值范围的意思是指绝大多数“正常人”的观察值均在此范围内，最常用的范围是95%，当然也可使用80%，90%或99%等。这个范围应根据“正常人”和病人的数据分布特征，有无重叠并平衡假阳性率(误诊率)和假阴性率(漏诊率)来确定。①当“正常人”与病人的数据分布没有重叠时(如图1)，只需控制假阳性率，如取95%的参考值范围，则容许有5%的“正常人” 被错划为异常，即假阳性率或误诊率为5%；②“正常人”与病人的数据分布有重叠时(如图2)，则需根据研究目的兼顾假阳性率和假阴性率。若用于确诊病人或选定科研病例，此时应减少假阳性率，其参考值范围可取宽一些如99%；若用于初筛中搜寻病人，此时应减少假阴性率，其参考值范围可取窄一些如80%或90%；③当“正常人”与病人的数据分布重叠较多时，可将重叠部分的某段划为可疑范围，如将成人舒张压间于12.0～13.3kPa(90～100mmHg)或收缩压间于18.7～21.3kPa(140～160mmHg)定为“临界高血压”。

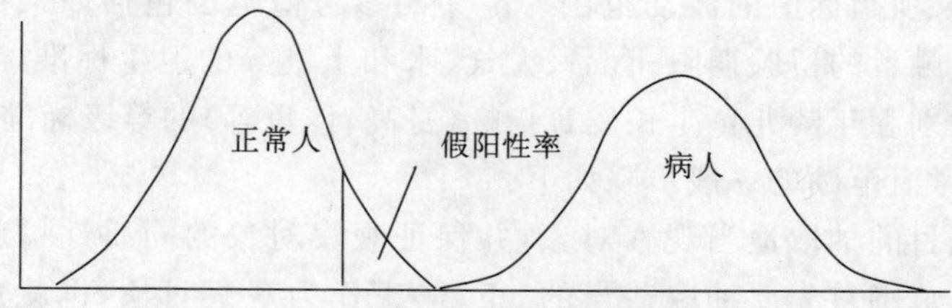

图1 正常人和病人的数据分布没有重叠

(6)确定估计方法并估计参考值范围 估计资料的分布类型，根据样本含量的大小及研究者的目的，选用适当的方法并计算出参考值范围。

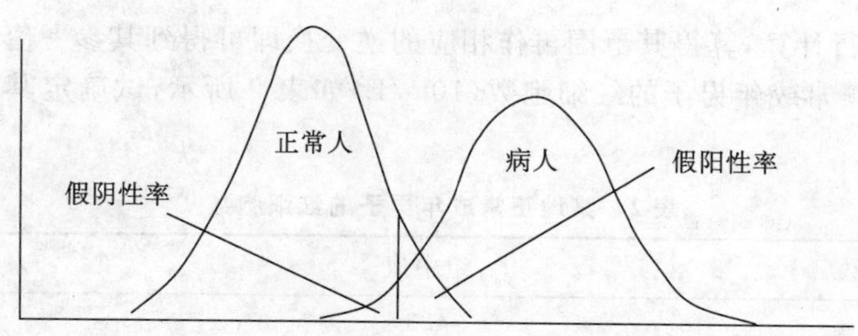

图 2 正常人和病人的数据分布有重叠

2 医学参考值范围的制定

医学参考值范围的估计方法很多，有正态分布法、百分位数法、容许区间法、混杂样本剖析法、最可能数法、多元分析法、曲线拟合法、分割值法等。现主要介绍最常用的前六种方法，其他方法可参见有关书籍。

2.1 正态分布法

若资料服从正态分布或近似正态分布或经变量变换后呈正态分布，可根据标准正态曲线下面积的分布规律，用下式计算参考值范围。

$$\overline{X} \pm u_\alpha \cdot s \tag{1}$$

上式中 u_α 为标准正态曲线下面积为 $1-\alpha$ 时的标准正态离差，亦即给定 α 时的 u 界值。常用的 u 界值可查表 1 获得。

表 1 常用的 u 界值表

参考值范围 $1-\alpha$(%)	单侧	双侧
80	0.842	1.282
90	1.282	1.645
95	1.645	1.960
99	2.326	2.576

此法优点是计算结果较稳定，受两端尾部数据影响小。缺点是医学上有些资料不服从正态分布或近似正态分布，不能用此法处理。

其具体步骤如下：

(1)对资料作正态性检验，详见单变量推断统计分册中有关正态性检验的条目；

(2)当确认资料服从正态分布或近似正态分布后，计算其均数 $\overline{X}$ 和标准差 s；

(3)按式(1)计算其参考值范围。

若资料经变量变换后服从正态分布或近似正态分布，则将变换后呈正态分布的资料使用上述公式进行计算，算得其范围再作相应的逆变换即可得到其参考值范围。

例 1 某地正常成年男子的红细胞数(10^{12}/L)如表 2 所示，试确定其 95%的参考值范围。

表 2 某地正常成年男子的红细胞数 单位:10^{12}/L

红细胞数	组中值	人 数
4.2～4.4	4.3	2
4.4～4.6	4.5	4
4.6～4.8	4.7	7
4.8～5.0	4.9	16
5.0～5.2	5.1	20
5.2～5.4	5.3	25
5.4～5.6	5.5	24
5.6～5.8	5.7	22
5.8～6.0	5.9	16
6.0～6.2	6.1	2
6.2～6.4	6.3	5
6.4～6.6	6.5	1
合 计		144

首先选用矩法对该资料进行正态性检验，其峰度系数 g_1，偏度系数 g_2，峰度系数的标准误 σ_{g_1} 和偏度系数 σ_{g_2} 的标准误用下述公式计算。

$$g_1=\frac{n\sum fX^3-3\sum fX\sum fX^2+2\left(\sum fX\right)^3/n}{(n-1)(n-2)\sqrt{\left\{\left[\sum fX^2-\left(\sum fX\right)^2/n\right]/(n-1)\right\}^3}} \tag{2}$$

$$g_2=\frac{(n+1)\left[n\sum fX^4-4\sum fX\sum fX^3+6\left(\sum fX\right)^2\sum fX^2/n-3\left(\sum fX\right)^4/n^2\right]}{(n-1)(n-2)(n-3)\left\{\left[\sum fX^2-\left(\sum fX\right)^2/n\right]/(n-1)\right\}^2}-\frac{3(n-1)^2}{(n-2)(n-3)} \tag{3}$$

$$\sigma_{g_1}=\sqrt{\frac{6n(n-1)}{(n-2)(n+1)(n+3)}} \tag{4}$$

$$\sigma_{g_2}=\sqrt{\frac{24n(n-1)^2}{(n-3)(n-2)(n+3)(n+5)}} \tag{5}$$

得到 $g_1=-0.036,\sigma_{g1}=0.202;g_2=-0.175,\sigma_{g2}=0.401$。因此：

$$u_{g_1}=\frac{g_1}{\sigma_{g_1}}=\frac{-0.036}{0.202}\approx-0.178,\ P_{g_1}=0.859$$

$$u_{g_2}=\frac{g_2}{\sigma_{g_2}}=\frac{-0.175}{0.401}\approx-0.436,\ P_{g_2}=0.663$$

故按 $\alpha=0.20$ 水准，不拒绝 H_0，即还不能认为该地正常成人红细胞数不服从正态分布。可以用正态分布的方法计算其医学参考值范围。

进一步算得均数 $\overline{X}=5.3778$，标准差 $s=0.4388$。红细胞数过高、过低均属异常，因此取双侧，当 $1-\alpha=0.95$ 时得 $u_\alpha=1.96$。将上述数据代入式(1)算得：

$$\overline{X}\pm u_\alpha\cdot s=5.3778\pm1.96\times0.4388=4.52\sim6.24$$

该地正常成年男子红细胞数 95%的参考值范围为 $(4.52\sim6.24)\times10^{12}/L$，也就是说该地正常成年男子红细胞数超出此范围便可判定为该指标异常。

2.2 百分位数法

就是用计算出来的百分位数来估计参考值范围，它属于非参数的方法。本法由 W. R. Thompson(1938)提出，S. S. Wilks(1942)加以发展，L. Herrera(1958)进一步将其用于生物学上。常用参考值范围所对应的百分位数如表 3 所示。

表 3 常用参考值范围所对应的百分位数 P_x

参考值范围 $1-\alpha$(%)	单侧		双侧(对称)	
	下限	上限	下限	上限
80	P_{20}	P_{80}	P_{10}	P_{90}
90	P_{10}	P_{90}	P_5	P_{95}
95	P_5	P_{95}	$P_{2.5}$	$P_{97.5}$
99	P_1	P_{99}	$P_{0.5}$	$P_{99.5}$

注：若两侧的假阳性率要求不同，两侧的尾部面积可取不同。如双侧 90%可分别取 $P_{7.5}$ 和 $P_{97.5}$。

本法适用于样本含量较多(如 $n>120$)，分布较稳定的资料。其优点是可用于任何分布甚至分布不明的资料，缺点是受分布两端的数据影响较大。

例 2 用硫酸—高锰酸钾—硝酸消化法和无火焰原子吸收光谱法测得某市 238 名正常人发汞(μg/g)如表 4。试确定该市发汞值 95%的参考值范围。

表 4 某市 238 名正常人发汞值 单位：μg/g

发汞值(μg/g)	频数	累计频数	累计频率(%)
0.3～0.7	20	20	8.40
0.7～1.1	66	86	36.13
1.1～1.5	60	146	61.34
1.5～1.9	48	194	81.51
1.9～2.3	18	212	89.08
2.3～2.7	16	228	95.80
2.7～3.1	6	234	98.32
3.1～3.5	1	235	98.74
3.5～3.9	0	235	98.74
3.9～4.3	3	238	100.00

发汞值过高为异常，故取单侧 95％上限，也就是计算 P_{95}。P_{95} 位于“2.3～2.7”组段内，按百分位数的公式计算：

$$P_{95}=2.3+\frac{0.4}{16}(238\times95\%-212)\approx2.65(\mu g/g)$$

据此认为该市发汞值 95％的参考值范围为＜2.65μg/g，也就是发汞值大于此值为异常。

2.3 容许区间法

当正态分布的 μ 和 σ 未知，或样本含量不够大（如 $n<200$）时，因使用样本 $\overline{X}$ 和 s 计算的参考值范围有抽样误差，式(1)算得的参考值范围不能保证能够包含正态总体 $100(1-\alpha)\%$ 的观察值。严格来讲，样本参考值范围只能用于说明样本中个体值的范围，只有当样本含量足够大时（如 $n\prod\infty$），样本参考值范围才接近总体参考值范围。当样本含量较小时，为说明总体参考值范围，A. H. Bowker(1947)提出了容许区间的方法，即用容许限因子 k 代替式(1)中的 u_α 计算总体容许区间（tolerance interval，TI）。因子 k 可用样本含量 n，总体的百分数 P 及抽样可信度 γ 查由 R. E. Odeh 与 D. B. Owen(1980)编制的正态分布容许限因子 k 值表（附表 8）。

双侧参考值范围，有两种情况：一种是控制中部，另一种是控制双尾。

(1)控制中部。就是控制正常（阴性）的百分数使其不少于 $100P\%$。当容许上、下限确定后，除去分布在上、下限以外的两尾部分，分布于中间的即是正常部分。

例 3 在例 1 资料中，已算得红细胞数均数 $\overline{X}=5.3778$，标准差 $s=0.4388$。若 $\gamma=0.50$，试确定该地红细胞数的 95％的参考值范围。

因本例 $n=144$，$\gamma=0.50$，$P=0.95$，故用 $n=150$，$\gamma=0.50$，$P=0.95$ 查附表 8 双侧容许限因子 k 值（控制中部）得 $k=1.971$。将式(1)中的 u_α 用 k 值代替计算如下：

$$\overline{X}\pm k\cdot s=5.3778\pm1.971\times0.4388=4.51\sim6.24$$

故我们有 50％的把握认为该地正常成年男子红细胞数在 $(4.51\sim6.24)\times10^{12}/L$ 之间的个体至少有 95％。

(2)控制双尾。就是控制双侧尾部划为异常（假阳性）的百分数不多于 $100(P_1+P_2)\%$。对于给定的 n，γ，P_1（左尾部分）和 P_2（右尾部分），首先去查附表 8 双侧容许限因子 k 值（控制双尾）得到 k_1 和 k_2，分别代入式(1)算出容许下限 $\overline{X}-k_1\cdot s$ 和容许上限 $\overline{X}+k_2\cdot s$。

例 4 仍用例 1 资料，若 $\gamma=0.50$，$P_1=P_2=0.025$，试确定该地红细胞数的 95％的参考值范围。

用 $n=150$，$\gamma=0.50$，$P_1=P_2=0.025$，查附表 8 双侧容许限因子 k 值（控制尾部）得 $k_1=k_2=2.028$。将式(1)中的 u_α 用 k 值代替计算如下：

$$\overline{X}-k_1\cdot s=5.3778-2.028\times0.4388=4.49(10^{12}/L)$$

$$\overline{X}+k_2\cdot s=5.3778+2.028\times0.4388=6.28(10^{12}/L)$$

故我们有 50％的把握认为该地正常成年男子红细胞数在 $4.49\times10^{12}/L$ 以下和 $6.28\times10^{12}/L$ 以上的个体最多有 5％。

单侧参考值范围：只需求得单侧的容许限即可确定单侧的参考值范围。单侧的容许限的含义为:在正态总体中至少有 100P%的个体大于(或小于)这容许限的概率为 γ。用样本含量 n,总体的百分数 P 及抽样可信度 γ 查附表 8 得到容许限因子 k,代入公式(1)即可。

例 5 已知某市 200 名正常成人血铅值(μmol /L)服从对数正态分布。现将原始数据取自然对数得均数 $\overline{X}=-0.3481$,标准差 $s=0.5586$。若 $\gamma=0.50$,试确定该地正常成人血铅的 95%的参考值范围。

以 $n=200$, $\gamma=0.50$, $P=0.95$ 查附表 8 单侧容许限因子 k 值得 $k=1.647$。由于血铅过高为异常,故得到其容许上限:

$$\overline{X}+k\cdot s=-0.3481+1.647\times0.5586=0.5719$$

取反自然对数 $\ln^{-1}(0.5719)=1.77$(μmol /L)。

据此,我们有 50% 的把握认为该市正常成人血铅含量在 1.77 μmol /L 以下者占 95%。

上面所介绍的容许区间法使用的是"均数/标准差"的方法进行计算,因此使用上述公式计算容许区间属于参数统计的方法,仍要求资料服从正态分布或近似正态分布。若资料不满足正态分布的条件,则可选用 M. N. Brunden 等人提出的非参数的容许区间法。该方法计算较复杂,也可直接查统计学家事先编制好的便查表,在此不再详述。

2.4 混杂样本剖析法

如前所述,确定医学参考值范围必须以同质的观察对象为基础。而在实际工作中由于对影响因素的无知或疏忽,以及准确鉴别诊断有困难,常常不能划清正常样本与异常样本,得到的是一个包括有正常与异常两部分的混杂样本。这在医院日常积累的检验资料中尤为常见。因此,我们必须将此混杂样本剖析开来,分出正常与异常两部分样本,并据此确定其参考值范围。

混杂样本剖析法的基本思想如图 3 所示,图中实线为混杂样本分布曲线,虚线为剖析出的同质样本,即混杂样本各组成部分的分布曲线。图 A 将混杂样本剖析成两个同质样本,图 B 将混杂样本剖析成三个同质样本。

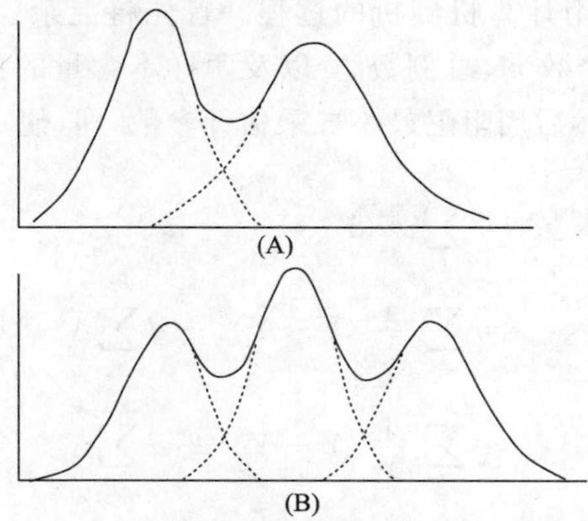

图 3 混杂样本剖析示意图

混杂样本剖析的方法很多。如图解计算法,概率纸卷积法,正态函数拟合法等,这些方法适用于正态分布或近似正态分布或经变量变换后呈正态分布或近似正态分布的资料。然而在医学研究中，很多资料的分布类型是未知的，也难预先确定是否服从正态分布，因此采用曲线拟合的方法，寻求描述各组成部分得经验方程剖析混杂样本，如以指数分布或 Poisson 分布拟合模型。20 世纪 70 年代，H. F. Martin 等提出了以 Gram-Charlier 级数（以下简称 G－C 级数）为模型，用阻尼最小二乘法估计参数，借助微机使用 Marquardt 方法进行迭代求解。G－C 级数法适用于正态分布和偏态分布的资料。

G－C 级数是由 Charlier 无穷级数得来。它的简式为：

$$\begin{aligned}\hat{Y} &= \hat{Y}_1 + \hat{Y}_2 \\ &= a_1 e^{-\frac{1}{2}\left(\frac{X-\mu_1}{\sigma_1}\right)^2}\left\{1-\frac{\gamma_1}{2}\left[\left(\frac{X-\mu_1}{\sigma_1}\right)-\frac{1}{3}\left(\frac{X-\mu_1}{\sigma_1}\right)^2\right]\right\} \\ &\quad + a_2 e^{-\frac{1}{2}\left(\frac{X-\mu_2}{\sigma_2}\right)^2}\left\{1-\frac{\gamma_2}{2}\left[\left(\frac{X-\mu_2}{\sigma_2}\right)-\frac{1}{3}\left(\frac{X-\mu_2}{\sigma_2}\right)^2\right]\right\}\end{aligned} \tag{6}$$

式中，$\hat{Y}$ 为混杂样本相应组段的理论频数，$\hat{Y}_1$ 和 $\hat{Y}_2$ 分别为剖析出的正常样本和异常样本的理论频数；a_1 和 a_2 分别为两分布均数所在组段的理论频数；μ_1 和 μ_2 分别为两分布的均数；σ_1 和 σ_2 分别为两分布的标准差；γ_1 和 γ_2 分别为两分布的偏度系数。当偏度系数为 0 时，上述 G－C 级数即为正态分布。

混杂样本剖析法确定医学参考值范围的步骤主要分为三步：

(1) 参数初估　通过下述 4 种途径之一给出 μ_1、σ_1、γ_1 以及 μ_2、σ_2、γ_2 的初估值。

①根据以往的经验或文献报道；

②由已确诊的部分正常人和病人求出其样本的均数，标准差和偏度系数作为初估值；

③从大的混杂样本中随机抽取部分观察对象，用被研究的指标以外的其他方法判为正常和异常两部分，再分别求出上述样本指标值作为初估值；

④图估法，方法很多，可采用截尾图估法。此处从略。

(2) 参数调整　就是用计算机剖析的过程。首先将混杂样本频数表资料的组段数 k，组中值 X，所估参数的个数 m，总例数 N 以及两样本含量的比值 $K(K=n_1/n_2)$，还有容许误差 E 输入计算机；然后用阻尼最小二乘估计参数，即，使

$$\begin{aligned}Q &= \sum_k w\,(Y-\hat{Y})^2 + d\sum_m \Delta^2 \\ &= \sum_k \frac{1}{\hat{Y}}\,(Y-\hat{Y})^2 + d\sum_m \Delta^2 \\ &\approx \sum_k \frac{1}{Y}\,(Y-\hat{Y})^2 + d\sum_m \Delta^2\end{aligned} \tag{7}$$

达到最小。式中 d 为阻尼因子，Δ 为两次估计参数迭代值之差，其他参数同前。在迭代求解的过程中除用 Δ 与容许误差 E 的比较来判断迭代是否结束，较为方便的方法是以下述拟合优度的 χ^2 检验判断剖析结果的优劣。

$$\chi^2 = \sum_k \frac{(Y-\hat{Y})^2}{\hat{Y}} \approx \sum_k \frac{(Y-\hat{Y})^2}{Y} \tag{8}$$

(3) 确定参考值范围　在计算机完成剖析的基础上，根据剖析分布的类型，用正态分布法、百分位数法或定积分法等确定"正常人"的参考值范围。

例 6　某医院用 King 氏法测得就诊患者 1000 例血清谷——丙转氨酶(SGPT)资料如表 5 第(1)、(2)栏。试用混杂样本剖析法确定其 95%的参考值范围。

表 5　1000 例就诊患者例血清谷——丙转氨酶(SGPT) King 氏法测定结果

SGPT	实际频数	理论频数		
		"正常人"样本	病人样本	合计
(1)	(2)	(3)	(4)	(5)
10～20	10	11.86	0.04	11.90
20～30	33	27.93	0.80	28.73
30～40	43	49.97	1.96	51.93
40～50	88	74.01	3.54	77.55
50～60	90	93.71	5.52	99.23
60～70	102	103.11	7.80	110.91
70～80	104	99.70	10.22	109.92
80～90	100	85.81	12.53	98.34
90～100	99	67.17	14.50	81.67
100～110	59	49.68	15.89	65.57
110～120	62	36.62	16.52	53.14
120～130	44	28.07	16.34	44.41
130～140	25	22.28	15.40	37.68
140～150	42	17.52	13.86	31.38
150～160	23	12.99(32.56)*	11.94	24.93
160～170	19	8.80(19.57)	9.91	18.71
170～180	13	5.38(10.77)	8.01	13.39
180～190	9	2.94(5.39)	6.40	9.34
190～200	9	1.44(2.45)	5.18	6.62
200～210	4	0.64(1.01)	4.34	4.98
210～220	5	0.25(0.37)	3.82	4.07
220～230	3	0.12(0.12)	3.52	3.64
230～240	3		3.32	3.32
240～250	5		3.13	3.13
250～260	4		2.90	2.90
260 以上	2		2.61	2.61
合　计	1000	800.00	200.00	1000.00

注：* 第(3)栏括号内为"正常人"样本中由大到下的累计频数。

用计算机程序将上述 1000 名就诊患者剖析成 800 名"正常人"和 200 名病人两个同质样本，具体每个组段的频数如表 5 中第(3)、(4)栏所示。

SGPT 过高异常，应取单侧 95%的上限。从剖析出的“正常人”样本中可看出，其分布为偏态分布，故用百分位数法估计其参考值范围，即求 P_{95}。为计算方便，可由大到小计算累计频数，见表 5 中第(3)栏括号内的数字。

$$\begin{aligned}P_{95}&=U-\frac{i}{f_x}\left[n(100-x)\%-\sum f_U\right]\\&=150-\frac{10}{17.52}\left[800(100-95)\%-32.56\right]\\&\approx 146(\text{单位})\end{aligned}$$

因此，该医院 SGPT 的 95%的参考值范围为<146 单位。

由于混杂样本剖析法同时得到了“正常人”和病人的样本，故可根据 Bayes 公式计算阳性符合率、阴性符合率、漏诊率和误诊率，从而对估计出的参考值范围进行评价。

2.5 最可能数法

最可能数(most probable number, MPN)，是液体中细菌密度的估计值，它不经直接计数、而是通过一个比较古老的方法——稀释法推算。MPN 常用于制定卫生标准，如用 100ml 饮用水或牛奶中大肠菌的最可能数来评定水质的好坏及牛奶的污染程度。

用稀释法估计细菌密度的基本原理是：假定在总量 V ml 的液体中有 1 个菌群，则在 V 内随机抽取 v ml 液体时，该菌群被抽到的概率为 $\frac{v}{V}$，不被抽到的概率为 $1-\frac{v}{V}$。根据概率乘法原理，若 V 内有 r 个菌群，且菌群为均匀分布，则当由 V 内抽取 v ml液体中没有抽到菌群的概率为：

$$q=\left(1-\frac{v}{V}\right)^r=\left[\left(1-\frac{v}{V}\right)^{\frac{1}{v/V}}\right]^{r\cdot\frac{v}{V}} \tag{9}$$

设 λ 为液体中菌群的密度(个/ml)，则 $\lambda=\frac{r}{V}$。当 V 很大而 v 很小时，上式可近似地写成：

$$q\approx e^{-r\cdot\frac{v}{V}}=e^{-\lambda v} \tag{10}$$

因此，v ml 液体中至少有一个菌群的概率为：

$$p=1-q=1-e^{-\lambda v} \tag{11}$$

下面介绍不同情况下最可能数的计算。

(1)仅用一种稀释度时

在某些情况，人们只用一个稀释度进行细菌的发酵试验。设共有 n 只试管，各注入水样 v ml，经培养后阳性试管有 x 只。根据二项分布的原理，n 只试管中出现 x 只试管阳性的概率为：

$$P=\binom{n}{x}p^x(1-p)^{n-x} \tag{12}$$

将 $p=1-q=1-e^{-\lambda v}$，$q=e^{-\lambda v}$ 代入上式可变为：

$$P = \binom{n}{x}(1-e^{-\lambda v})^{x}\ (e^{-\lambda v})^{n-x} \tag{13}$$

对式(13)求导并令为0，即可解得最可能数λ：

$$\lambda = \frac{1}{v}\ln\frac{n}{n-x} \tag{14}$$

例7 某自来水厂对所生产的生活饮用水进行大肠菌群的测定，用5支试管，每支试管各注入水样10ml进行培养，结果4支试管呈阴性，1支试管呈阳性。试求1000ml该水样中大肠菌群密度的最可能数。

由于$n=5$，$x=1$，$v=0.1$ml，按式(14)得：

$$\lambda = \frac{1}{10}\ln\frac{5}{5-1} = 0.022(\text{个/ml}) = 22\ \text{个/1000ml}$$

(2)多种稀释度下，一种稀释度的试管呈阳性反应

设注水量为v_1 ml稀释度为a_1的组中有x_1支试管呈阳性，其余各管均呈阴性。此时

$$P = \binom{n_1}{x_1} - p_1^{x_1}\ (1-p_1)^{n_1-x_1}\ (1-p_2)^{n_2}\ (1-p_3)^{n_3}\cdots(1-p_m)^{n_m} \tag{15}$$

化简为：

$$P = \binom{n_1}{x_1}(1-e^{-\lambda v_1})^{x_1}e^{-\lambda A} \tag{16}$$

式中，$A=v_1(n_1-x_1)+v_2n_2+v_3n_3+\cdots+v_mn_m$，为全部阴性水样的总体积；

$N=v_1n_1+v_2n_2+v_3n_3+\cdots+v_mn_m$，为检验用水样的总体积。

同理，求得P最大时的λ即为MPN：

$$MPN = \frac{1}{v_1}\ln\frac{N}{A} \tag{17}$$

例8 就下列二次奶样检验结果，估计100ml牛奶中大肠菌群的MPN。

表6 牛奶样品中大肠菌群检验结果

	培养管总数	每管检品量(ml)	阳性管数	阴性管数
第一次	3	1	0	3
第二次	3	0.1	3	0

由公式(17)知$v_1=0.1$，$N=1\times3+0.1\times3=3.3$，$A=0.1\times3$，故：

$$MPN = \frac{1}{v_1}\ln\frac{N}{A} = \frac{1}{0.1}\ln\frac{3.3}{3} \approx 0.95(\text{个/ml}) = 95(\text{个/100ml})$$

(3)多种稀释度下，多于一种稀释度的试管呈阳性反应

设在k种稀释度下有$s(s<k)$个稀释度的试管呈阳性反应，则

$$P=\binom{n_1}{x_1}\binom{n_2}{x_2}\binom{n_3}{x_3}\cdots\binom{n_m}{x_m}(1-e^{-v_1\lambda})^{x_1}(e^{-v_1\lambda})^{n_1-x_1}(1-e^{-v_2\lambda})^{x_2}(e^{-v_2\lambda})^{n_2-x_2}$$
$$\cdots(1-e^{-v_s\lambda})^{x_s}(e^{-v_s\lambda})^{n_s-x_s}\cdots(1-e^{-v_m\lambda})^{n_m-x_m} \quad (18)$$

当 P 取极大值时的 λ 即为 MPN。为了方便，λ 值的求得可用下述公式：

$$A=\frac{v_1x_1}{e^{v_1\lambda}-1}+\frac{v_2x_2}{e^{v_2\lambda}-1}+\frac{v_3x_3}{e^{v_3\lambda}-1}+\cdots+\frac{v_mx_m}{e^{v_m\lambda}-1} \quad (19)$$

式中符号同前。要求得 λ 值必须进行尝试计算。尝试计算需先假定某一 λ 值，但该值的假定对初学者来说，比较困难，可用下面近似公式计算。

$$\lambda=MPN\approx\frac{\sum x_i}{\sqrt{NA}} \quad (20)$$

例 9 在 3×5 管法(3 个稀释度的水样分别为 10ml，1ml 和 0.1ml，每个稀释度各用 5 支试管)中，经细菌培养，3 个稀释度的阳性管数分别为 4，1，1。试计算此时水样中大肠菌群的最可能数。

本例：$n_1=n_2=n_3=5\text{ml}$；$v_1=10\text{ml}$，$v_2=1\text{ml}$，$v_3=0.1\text{ml}$；$x_1=4$，$x_2=1$，$x_3=1$

$$N=(10+1+0.1)\times5=55.5(\text{ml}),A=10\times1+1\times4+0.1\times4=14.4(\text{ml})$$

代入公式(20)得：$\lambda\approx\frac{\sum x_i}{\sqrt{NA}}=\frac{4+1+1}{\sqrt{55.5\times14.4}}\approx0.212$(个/ml)＝21(个/100ml)

将 $\lambda=0.212$ 代入公式(19)右端尝试计算：

$$\frac{v_1x_1}{e^{v_1\lambda}-1}+\frac{v_2x_2}{e^{v_2\lambda}-1}+\frac{v_3x_3}{e^{v_3\lambda}-1}=\frac{10\times4}{e^{10\times0.212}-1}+\frac{1\times1}{e^{1\times0.212}-1}+\frac{0.1\times1}{e^{0.1\times0.212}-1}\approx14.4$$

和 A 值 14.4 近似相等。因此该水样大肠菌群的最可能数为 21 个/100ml。

例 10 在例 9 中，3 个稀释度的阳性管数分别为 5，4，2。试计算此时水样中大肠菌群的最可能数。

本例：$n_1=n_2=n_3=5\text{ml}$；$v_1=10\text{ml}$，$v_2=1\text{ml}$，$v_3=0.1\text{ml}$；$x_1=5$，$x_2=4$，$x_3=2$

$N=(10+1+0.1)\times5=55.5(\text{ml}),A=1\times1+0.1\times3=1.3(\text{ml})$

代入公式(20)得：$\lambda=\frac{5+4+2}{\sqrt{55.5\times1.3}}\approx1.295$(个/ml)

将 $\lambda=1.295$ 代入公式(19)右端尝试计算：

$$\frac{v_1x_1}{e^{v_1\lambda}-1}+\frac{v_2x_2}{e^{v_2\lambda}-1}+\frac{v_3x_3}{e^{v_3\lambda}-1}=\frac{10\times5}{e^{10\times1.295}-1}+\frac{1\times4}{e^{1\times1.295}-1}+\frac{0.1\times2}{e^{0.1\times1.295}-1}\approx3.0$$

和 A 值 1.3 相比相差很远。由于算得公式(19)右端的值 3.0 比 1.3 大，因此需进一步增大 λ 值以减小该值。

取 $\lambda=1.295\times(1+0.618)=2.10$，代入公式(19)右端得 1.4。比 1.3 还稍大，需进一步减小 λ 再算；

取 $\lambda=2.20$，代入公式(19)右端得 1.3，故该水样大肠菌群的最可能数为 2.2 个/ml。

需注意的是：当用近似式(20)计算时，若 $A/N > 0.05$，则求得 MPN 其近似效果好。如例 7，$A/N = 14.4/55.5 \approx 0.26 \gg 0.05$。否则其 MPN 的近似效果不好，应以式(19)尝试的结果为准。

(4)全部试管呈阳性时

当多种稀释度的各个试管均呈阳性时，则无法用前述公式计算最可能数。此时菌群密度应理解为超过一定密度。可通过计算菌群有50%可能超过的某一密度，其公式为：

$$\lambda = \frac{1}{v'} \ln \frac{1}{1 - \sqrt[n]{0.5}} \tag{21}$$

式中，v' 为稀释度最大组内每管水样的体积，其余符号同前。

例 11 试计算 3×5 管法中全部试管均呈阳性时水样中大肠菌群的最可能数。

本例：$n=5$，$v'=0.1$，代入公式(21)得：

$$\lambda = \frac{1}{0.1} \ln \frac{1}{1 - \sqrt[5]{0.5}} \approx 20.44(\text{个/ml})$$

即大肠菌群密度至少有50%的可能性超过 20.44 个/ml。

(5)全部试管呈阴性时

当多种稀释度的各个试管均呈阳性时，此时也无法用前述公式计算最可能数。此时菌群密度应理解为低于一定密度。可通过计算菌群有50%可能低于的某一密度，其公式为：

$$\lambda = \frac{1}{A} \ln 2 \tag{22}$$

式中，A 阴性水样的总体积，此即为全部水样的总体积。

例 12 试计算 3×5 管法中全部试管均呈阴性时水样中大肠菌群的最可能数。

本例：$A = (10+1+0.1) \times 5 = 55.5(\text{ml})$，代入公式(22)得：

$$\lambda = \frac{1}{55.5} \ln 2 \approx 0.012(\text{个/ml})$$

即大肠菌群密度至少有50%的可能性低于 0.012 个/ml。

应该指出的是，最后两种情况估计得到的大肠菌群密度不是最可能数，而是它在某一确定概率下所超过或低于的一定密度。为了得到准确的最可能数，必须保证稀释法中不出现这两种极端情况。

对于以 10 为倍数的稀释度系列，每种稀释度用 n 管，重复检验的 MNP 服从对数正态分布。故总体 MPN 的 95%可信区间可用下式估计。

$$MPN \times 10^{\pm 1.96 \cdot \frac{0.55}{\sqrt{n}}} \tag{23}$$

例 13 试计算例 7 水样中大肠菌群的最可能数的 95%可信区间。

在例 9 中，已算得 $MNP = 21$ 个/100ml，现 $n=5$ 代入公式(23)得如下结果：

$$21 \times 10^{\pm 1.96 \cdot \frac{0.55}{\sqrt{5}}} = 6.9 \sim 63.7(\text{个/100ml})$$

2.6 多元分析法

前面介绍的方法均为单指标的医学参考值范围的确定方法。然而在医学实践中，医生往往不只是根据一个指标来评估健康和疾病。这就要求我们必须考虑多个指标或多个变量的情况。若使用单指标方法，确定的95％的参考值范围，则其误诊率为 $1-0.95=0.05=5\%$，如同时使用两个指标，则总的参考值范围变为 $0.95^2=0.9025$，总误诊率变为 $1-0.95^2=0.0975$；同时使用三个指标，总的参考值范围为 $0.95^3=0.8574$，总误诊率为 $1-0.95^3=0.1426$。可见直接使用单指标确定多元医学参考值范围，会扩大误差，而且指标越多误差越大。用多元分析确定医学参考值范围的具体方法有很多，如多指标正态分布法、多指标百分位数法、多元容许区间H值法、多维标度法等。现主要介绍最为简单的两指标情况下用直线回归和相关确定医学参考值范围的方法。多指标可在该基础上进一步推广。

(1)根据直线回归方程确定参考值范围

根据直线回归方程确定参考值范围实质上就是计算某一特定 X 值时相应个体 Y 值的容许区间。其计算公式如下：

$$\hat{Y}\pm t_{\alpha,n-2}s_{Y/X} \tag{24}$$

式中，$s_{Y/X}$ 为当 $X=X_0$ 条件下 Y 的标准差，按下式计算：

$$s_{Y/X}=s_{Y\cdot X}\sqrt{1+\frac{1}{n}+\frac{(X_0-\overline{X})^2}{\sum(X-\overline{X})^2}} \tag{25}$$

$s_{Y\cdot X}$ 称剩余标准差。当 X_0 与 $\overline{X}$ 接近且 n 充分大时，可用 $s_{Y\cdot X}$ 代替 $s_{Y/X}$。

例 14 某地测定了81名婴儿出生体重 X(kg)与6个月时的体重 Y(kg)，经计算后得：$\overline{X}=3.2670$，$\overline{Y}=7.7438$，$l_{xx}=11.1175$，$l_{yy}=61.7475$，$l_{xy}=13.19625$。试确定出生6个月时体重的95％的参考值范围。今有一出生体重为3kg的小孩，6个月时的体重为5.8kg，问其体重是否正常？

首先按最小二乘法计算其 b 和 a 并检验回归方程是否成立。

$$b=\frac{l_{xy}}{l_{xx}}=\frac{13.19625}{11.1175}\approx1.1870,\quad a=\overline{Y}-b\overline{X}=7.7438-1.1870\times3.2670\approx3.8659$$

用上述数据计算得到下述方差分析表。

表7 例14资料的方差分析表

变异来源	离均差平方和	自由度	均方	F	P
总	61.7475	80			
回归	15.6637	1	15.6637	26.85	<0.01
剩余	46.0838	79	0.5833		

按 $\alpha=0.05$ 水准，拒绝 H_0，接受 H_1，可认为出生体重和6个月时的体重有直线关系。可用下述直线回归方程表述。

$$\hat{Y}=3.8659+1.1870X$$

当 $X=X_0=3$kg 时，代入上述回归方程得：

$$\hat{Y}=3.8659+1.1870X=3.8659+1.1870\times 3=7.4269(\text{kg})$$

$$\nu=n-2=81-2=79,\quad t_{\alpha,n-2}=t_{0.05,79}=1.99$$

$$s_{Y/X}=s_{Y\cdot X}\sqrt{1+\frac{1}{n}+\frac{(X_0-\overline{X})^2}{\sum(X-\overline{X})^2}}=\sqrt{0.5833}\times\sqrt{1+\frac{1}{81}+\frac{(3-3.2670)^2}{11.1175}}\approx 0.7709$$

故其 95%的参考值范围为：

$$\hat{Y}\pm t_{\alpha,n-2}s_{Y/X}=7.4269\pm 1.99\times 0.7709=(5.89,\ 8.96)(\text{kg})$$

由于该小孩出生体重为 3kg，6 个月时为 5.8kg，低于上述 95%的参考值范围，故认为其体重偏低。

(2)两指标的参考值范围

当资料服从正态分布时，单指标的参考值范围的计算公式为式(1)。如用 χ^2 分布的形式表示，则为：

$$\frac{(X-\mu)^2}{\sigma^2}=\chi^2_{\alpha,1}\tag{26}$$

同理，将其推广到两个指标的二元正态分布情形，其 $100(1-\alpha)\%$ 的参考值范围为一椭圆，其方程为：

$$\frac{1}{1-\rho^2}\left[\frac{(X_1-\mu_1)^2}{\sigma_1^2}-2\rho\frac{(X_1-\mu_1)(X_2-\mu_2)}{\sigma_1\sigma_2}+\frac{(X_2-\mu_2)^2}{\sigma_2^2}\right]=\chi^2_{\alpha,2}\tag{27}$$

式中，X_1，X_2 为两个指标(变量)，ρ 为 X_1 与 X_2 相关系数，$\chi^2_{\alpha,2}$ 为自由度等于 2 时的卡方值。

例 15 某地 156 名 10 岁女童的身高(X, cm)与体重(Y, kg)的资料，经整理计算得：$\overline{X}=128.08$cm，$\overline{Y}=25.04$kg，$l_{xx}=5043.0768$，$l_{yy}=1098.6859$，$l_{xy}=1908.4616$。试求身高和体重 95%的参考值范围。

假定身高和体重服从二元正态分布。首先，计算其相关系数 r 并作相关系数的假设检验。

$$r=\frac{l_{xy}}{\sqrt{l_{xx}\cdot l_{yy}}}=\frac{1908.4616}{\sqrt{5043.0768\times 1098.6859}}\approx 0.8108$$

$$t_r=\frac{r}{\sqrt{\frac{1-r^2}{n-2}}}=\frac{0.8108}{\sqrt{\frac{1-0.8108^2}{156-2}}}\approx 17.190,\quad \nu=n-2=156-2=154$$

查 t 界值表(附表 2)得，$P<0.001$。按 $\alpha=0.05$ 水准，拒绝 H_0，接受 H_1，可认为 10 岁女童的身高和体重存在直线相关关系。

然后，计算 s_1 和 s_2，查 χ^2 界值表(附表 3)得 $\chi^2_{\alpha,2}$，用式(27)求得其 95%参考值范围的椭圆方程。

$$s_1^2=s_x^2=\frac{l_{xx}}{n-1}=\frac{5043.0768}{156-1}\approx 32.5360$$

$$s_2^2 = s_y^2 = \frac{l_{yy}}{n-1} = \frac{1098.6859}{156-1} \approx 7.0883$$

$$\chi^2_{\alpha,2} = \chi^2_{0.05,2} = 5.99$$

$$\frac{1}{1-0.8108^2}\left[\frac{(X_1-128.08_1)^2}{32.5360} - 2\times 0.8108\frac{(X_1-128.08)(X_2-25.04)}{\sqrt{32.5360\times 7.0883}} + \frac{(X_2-25.04)^2}{7.0883}\right] = 5.99$$

化简后得：

$$\frac{(X_1-128.08_1)^2}{32.5360} - \frac{1.6206(X_1-128.08)(X_2-25.04)}{5.7040\times 2.6624} + \frac{(X_2-25.04)^2}{7.0883} = 2.0522$$

参考资料

[1] 杨树勤．医学正常值的统计方法专题笔谈．中国卫生统计，1985，2(2)：1.

[2] 崔济生，张照寰．国外参照值概念的发展及制订参照值区间的统计方法．中国卫生统计，1991，8(2)：55.

[3] Cräsbeck R，Alström T. Reference Values in Laboratory Medicine. John Wiley & Sons Ltd.，1981.

[4] Weisbrot IM. Statistics for the Clinical Laboratory. J. B. Lippincott Company，1985.

[5] 姜明，王国荃．新编医学统计学．乌鲁木齐：新疆科技卫生出版社，1992：35－39.

[6] 郭祖超．医用数理统计方法．北京：人民卫生出版社，1988：73－91.

[7] 杨树勤．中国医学百科全书·医学统计学．上海：上海科技出版社，1985：189－196.

[8] 田凤调，祝绍琪．医学正常值的统计研究方法．北京：人民卫生出版社，1990.

[9] 周燕荣，王润华，王昌玲．医学检验统计学．重庆：科学技术文献出版社重庆分社，1990：256－292.

[10] 陈启光，沈其君．医学统计学．南京：江苏科学技术出版社，1995：41－44.

[11] 陈彬．写作统计学．成都：四川科技出版社，1996：50－66.

[12] 蒋知俭．医学统计学．北京：人民卫生出版社，1997：146－153.

[13] 温加登，史密斯，贝内特．西氏内科学．邵循道，主译．19 版(第 4 卷)：世界图书出版公司，1995：522－523.

[14] 杨树勤．卫生统计学．3 版．北京：人民卫生出版社，1993：21－22，98－107.

[15] 杨珉．确定医学正常值的混杂样本剖析法．中华预防医学杂志，1983，17(5)：275.

[16] 王绍鑫．制订医学参考值的混杂样本剖析法．中国卫生统计，1987，5(1)：8.

[17] 蔡宏道，王家玲．环境微生物学．2 版．同济医科大学，1987：228－232.

（潘晓平）

二项分布

二项分布(binomial distribution)是一种重要的离散型分布，常用于率的抽样研究。

设试验 E 具有两种相互对立的结果，如有效、无效，阳性、阴性，生存、死亡等，每次试验出现某一结果（如阳性）的概率均为 $\pi(0<\pi<1)$，且各次试验相互独立，则称试验 E 为贝努利(Bernoulli)试验。

1　二项分布的概率函数

在 n 次贝努利试验中，记 X 为某一结果（如阳性）出现的次数，则 X 是一个离散型随机变量，其可能的取值为：$0,1,2,\cdots,n$，它服从二项分布，具有如下的概率函数：

$$p(x)=P\{X=x\}=\binom{n}{x}\pi^{x}(1-\pi)^{n-x}\quad x=0,1,2,\cdots,n \tag{1}$$

其中，n 为正整数，$0<\pi<1$，$\binom{n}{x}=\dfrac{n!}{x!\,(n-x)!}$，$0!=1$。二项分布的命名是由于其概率函数的表达式正好是二项式 $[\pi+(1-\pi)]^{n}$ 的通项。附表 4 用 SAS 统计软件包按式(1)计算的不同参数值的二项分布概率值。

在例数为 n 的样本中，至多有 k 例阳性的概率为：$\sum_{x=0}^{k}p(x)$；而至少有 k 例阳性的概率为：$\sum_{x=k}^{n}p(x)=1-\sum_{x=0}^{k-1}p(x)$。

2　二项分布的图形

当 n 和 π 为已知时，则可按(1)式计算出 $x=0,1,2,\cdots,n$ 各值的概率，由此可画出二项分布的图形（图 1）。

3　二项分布的性质

(1)对于固定的 n 和 π

当 $x<(n+1)\pi$ 时，$p(x)$ 随着 x 的增大而增大；

当 $x>(n+1)\pi$ 时，$p(x)$ 随着 x 的增大而减小；

当 $x=(n+1)\pi$ 时，$p(x)$ 达到最大值。

令 $m=[(n+1)\pi]$ 表示 $(n+1)\pi$ 的最大整数部分，称为最可能出现次数，若 $(n+1)\pi$ 正好为整数，则 $p(x)$ 在 $x=m=(n+1)\pi$ 处及 $x=m-1=(n+1)\pi-1$ 处同时达到最大值；若 $(n+1)\pi$ 不是整数，则 $p(x)$ 只在 $x=m=[(n+1)\pi]$ 处达到最大值。

(2)当 $\pi=1-\pi=0.5$ 时，二项分布呈对称分布；当 $\pi\neq1-\pi$ 时，二项分布呈偏态分布；π 与 $1-\pi$ 相差愈大，偏态愈明显；当 n 增大时，二项分布逐渐近似于对称分布。

(3)二项分布的概率函数有如下的递推公式：

$$p(x)=\frac{(n-x+1)\pi}{x(1-\pi)}p(x-1)\qquad x=0,1,2,\cdots,n \tag{2}$$

(4)二项分布的数字特征分别按下列公式计算：

均数：
$$\mu=n\pi \tag{3}$$

方差：
$$\sigma^2 = n\pi(1-\pi) \tag{4}$$

标准差：
$$\sigma = \sqrt{n\pi(1-\pi)} \tag{5}$$

若考虑率的均数、方差、标准差，则有：

率的均数：
$$\mu_p = \pi \tag{6}$$

率的方差：
$$\sigma_p^2 = \frac{\pi(1-\pi)}{n} \tag{7}$$

率的标准差：
$$\sigma_p = \sqrt{\frac{\pi(1-\pi)}{n}} \tag{8}$$

(a) n=7, π=0.2

(b) n=7, π=0.5

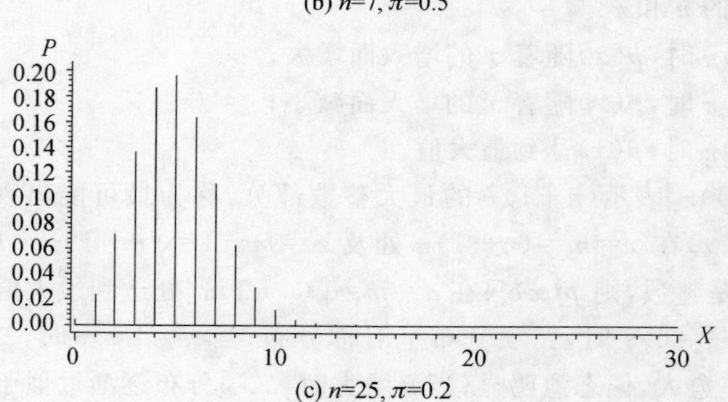

(c) n=25, π=0.2

图 1　不同参数的二项分布概率函数图

4　二项分布的近似计算及极限形式

当 n 很大、π 很小且 $n\pi=\lambda(>0)$ 为常数时，二项分布的概率函数：

$$p(x)=\binom{n}{x}\pi^x(1-\pi)^{n-x}\approx\frac{\lambda^x}{x!}e^{-\lambda}\quad \lambda=n\pi>0 \tag{9}$$

即在上述条件下，二项分布可用 Poisson 分布来近似（详见条目“Poisson 分布”）。

当 n 足够大、且 π 不太靠近 0 或 1 时，二项分布的概率函数：

$$p(x)=\binom{n}{x}\pi^x(1-\pi)^{n-x}\approx\frac{1}{\sqrt{n\pi(1-\pi)}}\varphi(u_x) \tag{10}$$

其中，

$$u_x=\frac{(x-n\pi)}{\sqrt{n\pi(1-\pi)}} \tag{11}$$

而 $\varphi(t)=\frac{1}{\sqrt{2\pi}}e^{-\frac{1}{2}t^2}$ 是标准正态分布的概率密度函数。

在上述条件下，n 例样本中，至多有 k 例阳性的概率：

$$\sum_{x=0}^{k}p(x)=\sum_{x=0}^{k}\binom{n}{x}\pi^x(1-\pi)^{n-x}\approx\Phi(u_k) \tag{12}$$

其中，

$$u_k=\frac{(k-n\pi)\pm0.5}{\sqrt{n\pi(1-\pi)}} \tag{13}$$

而 $\Phi(u)=\int_{-\infty}^{u}\varphi(t)dt$ 是标准正态分布的概率分布函数。

式(13)中 ±0.5 为连续性校正数，当 $(k-n\pi)<0$ 时，则取 $+0.5$；当 $(k-n\pi)>0$ 时，则取 -0.5；当 $(k-n\pi)=0$ 时，则不需校正。即在上述条件下，二项分布可用标准正态分布来近似。

5 二项分布的应用

二项分布在医学上常用于率的抽样研究，如率的比较、总体率的估计等。

例 1 设某种大白鼠感染某种疾病的概率是 30%，新发现一种血清可能对预防此病有效，为此对 20 只健康的该种大白鼠注射这种血清。若注射后只有一只大白鼠受感染，应对此种血清的作用作何评价？

解：设 20 只受试大白鼠中被感染的只数为 X，若该血清无效（$H_0:\pi=\pi_0$），则随机变量 X 服从 $n=20$，$\pi=0.30$ 的二项分布。于是 $X\leqslant1$ 的概率为：

$$P\{X\leqslant1\}=p(0)+p(1)=\binom{20}{0}0.3^0(1-0.3)^{20-0}+\binom{20}{1}0.3^1(1-0.3)^{20-1}$$
$$=0.0007979+0.0068393=0.0076373<0.01$$

据此，可以认为该血清无效的原假设（$H_0:\pi=\pi_0$）不合理，即认为该血清对这种疾病有预防作用。

例 2 某保险公司开设人寿保险业务，现已吸收了 10000 人参加该项保险。设一年中每一个参加这项保险的人其死亡的概率均为 0.005，试求未来一年中：

(1) 在这些保险者里有 40 人死亡的概率？

(2) 死亡人数不超过 70 人的概率？

(3) 最可能有多少人死亡，其概率是多少？

解：设 X 为在未来一年中参加该项保险的人中的死亡人数，则 X 服从 $n=10000$，$\pi=0.005$的二项分布。于是：

(1) $P\{X=40\}=\binom{10000}{40}(0.005)^{40}(0.995)^{9960}$

(2) $P\{X\leqslant 70\}=\sum_{x=0}^{70}\binom{10000}{x}(0.005)^{x}(0.995)^{10000-x}$

(3) 最可能死亡人数 $m=[(n+1)\pi]=[(10000+1)\times 0.005]=50$，其概率为：

$$P\{X=50\}=\binom{10000}{50}(0.005)^{50}(0.995)^{9950}$$

显然，直接计算上述 3 个概率相当困难。下面我们采用二项分布的正态近似来求解。

对于(1)，若用公式(9)作 Poisson 近似，则 $\lambda=n\pi=10000\times 0.005=50$，于是：

$$P\{X=40\}=\binom{10000}{40}(0.005)^{40}(0.995)^{9960}\approx\frac{50^{40}}{40!}e^{-50}=0.0215$$

这里需计算较大的指数及阶乘，若 X 的值较大，则可能溢出。下面我们作正态近似，由式(10)、式(11)，有：

$$u_x=\frac{40-10000\times 0.005}{\sqrt{10000\times 0.005\times 0.995}}=\frac{-10}{7.0534}=-1.4178$$

$$\varphi(-1.4178)=\frac{1}{\sqrt{2\pi}}e^{-\frac{1}{2}\times(-1.4178)^2}=0.1460$$

$$\begin{aligned}P\{X=40\}&=\binom{10000}{40}(0.005)^{40}(0.995)^{9960}\\&\approx\frac{1}{\sqrt{10000\times 0.005\times 0.995}}\varphi(-1.4178)\\&=\frac{1}{7.0534}\times 0.1460=0.0207\end{aligned}$$

对于(3)，类似地有：

$$u_x=\frac{(50-10000\times 0.005)}{\sqrt{10000\times 0.005\times 0.995}}=0$$

$$\varphi(0)=\frac{1}{\sqrt{2\pi}}=0.3989$$

$$P\{X=50\}=\binom{10000}{50}(0.005)^{50}(0.995)^{9950}$$

$$\approx\frac{1}{\sqrt{10000\times0.005\times0.995}}\varphi(0)$$

$$=\frac{1}{7.0534}\times0.3989=0.0566$$

对于(2)，由公式(12)、(13)，有：

$$u_k=\frac{(70-10000\times0.005)-0.5}{\sqrt{10000\times0.005\times0.995}}=\frac{19.5}{7.0534}=2.7646$$

$$P\{X\leqslant70\}=\sum_{x=0}^{70}\binom{10000}{x}(0.005)^{x}(0.995)^{10000-x}\approx\Phi(2.7646)=0.9972$$

6 二项分布的推广

设试验 E 具有 k 种互不相容的结果：$e_1,e_2,\cdots,e_k$，其相应出现的概率分别为 $\pi_1,\pi_2,\cdots,\pi_k\left(0<\pi_i<1,\sum_{i=1}^{k}\pi_i=1\right)$，每次试验出现各种结果的概率不变，且各次试验相互独立，则称试验 E 为推广的贝努利(Bernoulli)试验。

多项分布的概率函数

在 n 次推广的贝努利(Bernoulli)试验中，记 $\boldsymbol{Y}=(X_1,X_2,\cdots,X_k)$，其中 X_i 表示结果 $e_i(i=1,2,\cdots,k)$ 出现的次数，则 $\boldsymbol{Y}$ 是一个离散型随机向量，它服从多项分布，具有如下的概率函数：

$$p(\boldsymbol{Y})=P\{X_1=x_1,X_2=x_2,\cdots,X_k=x_k\}=\binom{n}{x_1,x_2,\cdots,x_k}\pi_1^{x_1}\pi_2^{x_2}\cdots\pi_k^{x_k}\tag{14}$$

其中，$\sum_{i=1}^{k}x_i=n,0<\pi_i<1,\sum_{i=1}^{k}\pi_i=1,\binom{n}{x_1,x_2,\cdots,x_k}=\frac{n!}{x_1!x_2!\cdots x_k!},0!=1$。

例 3 有一批产品，已知一等品占 11/18，二等品占 2/9，三等品占 1/6。现从中抽取 6 件，试问抽到一等品 3 件，二等品 2 件，三等品 1 件的概率。

这里 $\pi_1=\frac{11}{18},\pi_2=\frac{2}{9},\pi_3=\frac{1}{6}$，由式(14)，所求概率为：

$$P\{X_1=3,X_2=2,X_3=1\}=\frac{6!}{3!2!1!}\times\left(\frac{11}{18}\right)^3\times\left(\frac{2}{9}\right)^2\times\left(\frac{1}{6}\right)^1=0.1127$$

（田考聪）

超几何分布

超几何分布(hypergeometric distribution)是一种离散型分布,常用于产品质量检查。在医学上常用于流行病学的研究。

1 超几何分布的定义

假设一个总体共有 N 个元素,其中每个元素或属于 A 类或属于 $\overline{A}$ 类(这里,A 类与 $\overline{A}$ 类可分别表示阳性、阴性;生存、死亡;有效、无效等)。设该总体中有 M 个元素属于 A 类,$N-M$ 个元素属于 $\overline{A}$ 类。现从该总体中不放回地随机抽取 n 个元素,记 X 为这 n 个元素中属于 A 类的元素个数,则 X 为一离散型随机变量,其可能的取值为 $0,1,2,\cdots,n$,它服从超几何分布,其概率函数为:

$$p(x)=P\{X=x\}=\frac{\binom{M}{x}\binom{N-M}{n-x}}{\binom{N}{n}} \quad x=0,1,2,\cdots,n \tag{1}$$

其中,$\binom{M}{x}=\frac{M!}{x!(M-x)!}$,$0!=1$。若令 $p=\frac{M}{N}$,$q=\frac{N-M}{N}$,则(1)式可改写为:

$$p(x)=P\{X=x\}=\frac{\binom{Np}{x}\binom{Nq}{n-x}}{\binom{N}{n}} \quad x=0,1,2,\cdots,n \tag{2}$$

其中,$p+q=1$。此即超几何分布概率函数的另一表达形式。

显然,在例数为 n 的样本中,至多有 k 例阳性的概率为:$\sum_{x=0}^{k} p(x)$;至少有 k 例阳性的概率为:$\sum_{x=k}^{n} p(x)=1-\sum_{x=0}^{k-1} p(x)$。

若采用放回抽样,则每次抽样时抽得的元素属 A 类的概率 $p=\frac{M}{N}$ 为一常数,即放回抽样成为贝努利试验,故这时 X 应服从二项分布。

2 超几何分布的图形

当 N、M 与 n 为已知时，则可按式(1)或式(2)计算出 $x=0,1,2,\cdots,n$ 各值的概率，由此可画出超几何分布的图形(见图 1)。

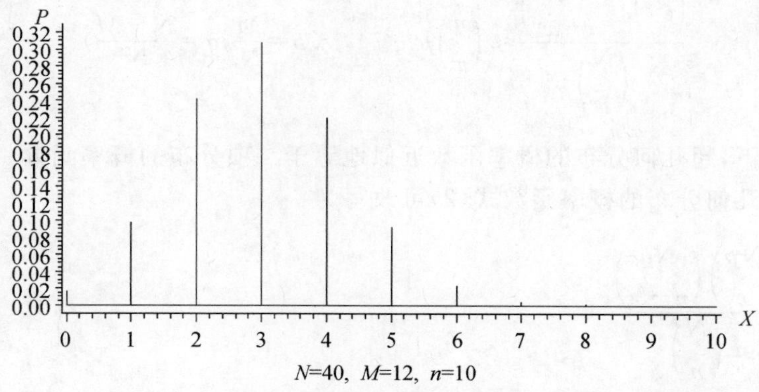

图 1 超几何分布的概率函数

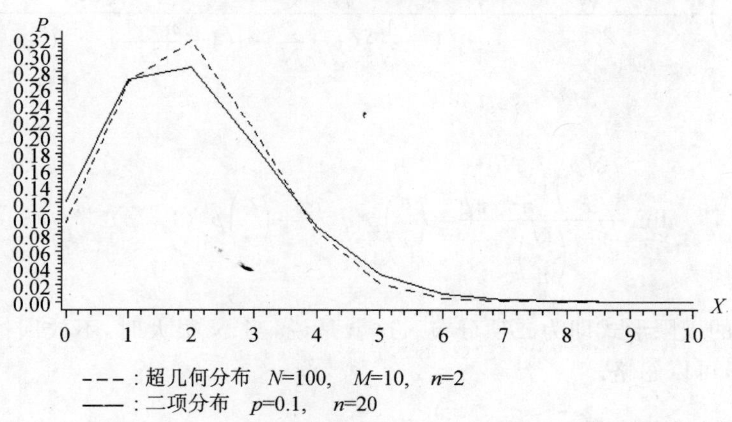

图 2 超几何分布与二项分布的比较

3 超几何分布的性质

均数：

$$\mu=n\cdot\frac{M}{N}=np \tag{3}$$

方差：

$$\sigma^2=n\cdot\frac{M}{N}\cdot\frac{N-M}{N}\cdot\frac{N-n}{n-1}=\frac{npq(N-n)}{n-1} \tag{4}$$

递推公式：

$$p(x)=\frac{(M-x+1)(n-x+1)}{x(N-M-n+x)}\cdot p(x-1) \tag{5}$$

4 超几何分布的近似计算及极限形式

当 x 比 M 小得多、$(n-x)$ 比 $(N-M)$ 小得多时，有：

$$\frac{\binom{M}{x}\binom{N-M}{n-x}}{\binom{N}{n}} \approx \binom{n}{x} p^x q^{n-x} \quad \left(p=\frac{M}{N}, q=\frac{N-M}{N}\right) \tag{6}$$

即在上述条件下，超几何分布的概率函数近似地等于二项分布的概率函数。

注意到超几何分布的概率函数式(2)可改写为：

$$p(x)=\frac{\binom{Np}{x}\binom{Nq}{n-x}}{\binom{N}{n}}$$

$$=\binom{n}{x}\cdot\frac{p(p-\frac{1}{N})(p-\frac{2}{N})\cdots(p-\frac{x-1}{N})q(q-\frac{1}{N})(q-\frac{2}{N})\cdots(q-\frac{n-x-1}{N})}{(1-\frac{1}{N})(1-\frac{2}{N})\cdots(1-\frac{n-1}{N})}$$

故有：

$$\lim_{N\to\infty}\frac{\binom{Np}{x}\binom{Nq}{n-x}}{\binom{N}{n}}=\binom{n}{x}p^x q^{n-x}=\binom{n}{x}p^x(1-p)^{n-x} \tag{7}$$

即超几何分布的极限形式即为二项分布。这就是说，当 N 很大时，不放回抽样与放回抽样的差异很小，可以忽略。

5 超几何分布的应用

5.1 四格表确切概率的计算

设有四格表资料如下：

	(+)	(−)	
甲法	a	b	$a+b=N-n$
乙法	c	d	$c+d=n$
	$a+c=M$	$b+d=N-M$	N

在对上表资料作假设检验时，若出现理论数小于 1，$N<40$，经常采用四格表的确切概率法来计算在周边合计不变的条件下，四格表内 4 个数据的所有各种组合出现的概率。

设总例数为 N，其中有 M(即 $a+c$)例阳性，$N-M$(即 $b+d$)例阴性。现从这 N 例中不放回地随机抽取n(即$c+d$)例(设n为4个周边合计中最小者),由于周边合计不变,故N、M及n均不变。记X为这n例中的阳性数(注意,这时X即为表中的c),则X为一离散型随机变量,其可能的取值为0,1,2,…,n,它服从超几何分布,于是有:

$$p(X)=\frac{\binom{M}{X}\binom{N-M}{n-X}}{\binom{N}{n}}=\frac{\binom{a+c}{X}\binom{b+d}{(c+d)-X}}{\binom{N}{c+d}}$$

$$=\frac{(a+c)!(b+d)!(c+d)![N-(c+d)]!}{X!(a+c-X)![(c+d)-X]![b+d-(c+d)+X]!N!}$$

这里,取$X=c$,并在分子中取$N=(a+b)+(c+d)$,则立即有:

$$p(c)=\frac{(a+b)!\ (c+d)!\ (a+c)!\ (c+d)!}{a!\ b!\ c!\ d!\ N!}\quad c=0,1,2,\cdots,n \tag{8}$$

(具体实例可参见条目“四格表的确切概率法”。)

5.2 总体阳性数的估计

当总体含量N为已知时,若一个含量为n的样本(n足够大)中有x例阳性,则总体阳性数的估计值为:

$$\widehat{M}=\frac{x}{n}\cdot N \tag{9}$$

M的方差估计值为:

$$s_M^2=\frac{N(N-1)x(n-x)}{n^2(n-1)} \tag{10}$$

5.3 总体含量的估计

如需调查某一封闭区域内某种动物的数量,可先捕捉一定数量(M)的该种动物,将每只捕获的动物做上标记后放回原区域,经过一段时间后(使被捕获的与未被捕获的动物在该区域内的分布达到均匀),再捕捉n只该种动物,检查其中有标记的只数x,则该封闭区域内该种动物总体含量的估计值为:

$$\widehat{N}=\frac{Mn}{x} \tag{11}$$

例1 某地人口3657394人,调查3705例,其中有恶性肿瘤患者8人,试估计该地恶性肿瘤患者总人数。

由式(9)得该地恶性肿瘤患者总人数约为:

$$\widehat{M}=\frac{x}{n}\cdot N=\frac{8}{3705}\times 3657394\approx 7897(人)$$

由式(10)得$\hat{M}$的方差为:

$$s_M^2=\frac{N(N-1)x(n-x)}{n^2(n-1)}=\frac{3657394\times(3657394-1)\times 8\times(3705-8)}{3705^2(3705-1)}\approx 7781000$$

其标准差为：$s_{\hat{M}} \approx 27890$。

6 超几何分布的推广形式

假设一个总体共有 N 个元素，可分为 $G_1, G_2, \cdots, G_k$ 共 k 类，每类分别包含 $M_1, M_2, \cdots, M_k$ 个元素。现从该总体中不放回地随机抽取 n 个元素，记 $Y=(X_1, X_2, \cdots, X_k)$，其中，$X_i$ 表示这 n 个元素中属于 G_i 类的元素个数，则 Y 为一离散型随机向量，它服从推广的超几何分布，其概率函数为：

$$p(Y)=P\{X_1=x_1, X_2=x_2, \cdots, X_k=x_k\}=\frac{\begin{pmatrix}M_1\\x_1\end{pmatrix}\begin{pmatrix}M_2\\x_2\end{pmatrix}\cdots\begin{pmatrix}M_k\\x_k\end{pmatrix}}{\begin{pmatrix}N\\n\end{pmatrix}} \tag{12}$$

其中，$\sum_{i=1}^{k} M_i = N$，$\sum_{i=1}^{k} x_i = n$，$\begin{pmatrix}M_i\\x_i\end{pmatrix}=\frac{M_i!}{x_i!(M_i-x_i)!}$，$0!=1$。

例 2 假如有 20 个人，其中 7 人是 O 型血，5 人是 A 型血，6 人是 B 型血，2 人是 AB 型血。现从中随机抽取 10 人，求其中 O 型血 2 人，A 型血 3 人，B 型血 4 人，AB 型血 1 人的概率。

这里，$N=20, n=10, M_1=7, M_2=5, M_3=6, M_4=2; x_1=2, x_2=3, x_3=4, x_4=1$。

于是由式(12)得所求概率为：

$$P\{X_1=2, X_2=3, X_3=4, X_4=1\}=\frac{\begin{pmatrix}7\\2\end{pmatrix}\begin{pmatrix}5\\3\end{pmatrix}\begin{pmatrix}6\\4\end{pmatrix}\begin{pmatrix}2\\1\end{pmatrix}}{\begin{pmatrix}20\\10\end{pmatrix}}$$

$$=\frac{21\times 10\times 15\times 2}{184756}=0.034099$$

（田考聪）

正态分布

正态分布（normal distribution）又称高斯分布（gauss distribution），是最为重要的一种连续型分布。早在 18 世纪初，法国数学家 De Moivre 在研究二项分布的极限形式时就已经把正态分布的概率函数引入了概率论。在此基础上，德国数学家 C. F. Gauss 和法国数学家 P. S. Laplace 各自在研究误差分布时分别于 1809、1812 年提出了正态分布，并建立了误差理论。正态分布是自然界和人类社会生活中十分常见的一种概率分布。在相当长的时期内，有的学者误认为一切自然现象均服从于正态分布。从 De Moivre 提出正态分布的概率函数形式以后，在长达两个世纪的时期里，关于收敛于正态分布的极限定理的研究成了概率论研究的中心课题，因此得到了中心极限定理的名称。1885 年，英国统计学家 K. Pearson 证明了正态分布只是自然现象分布的一种形式，但正态分布仍不失其重要意义，无论在实际应用上还是在理论研究上都占有十分重要的地位。

1 正态分布的概率密度函数

设 X 为一连续型随机变量，若它的概率密度函数为：

$$f(x)=\frac{1}{\sqrt{2\pi}\sigma}e^{-\frac{1}{2}\left(\frac{x-\mu}{\sigma}\right)^2}\qquad -\infty<x<+\infty \tag{1}$$

其中，$\sigma>0$，μ，σ 均为常数，则称 X 服从参数为 μ，σ 的正态分布，记为 $X\sim N(\mu,\sigma^2)$。

一般说来，若影响某一数量指标的随机因素很多，而每个因素所起的作用都不太大，则该指标就服从或近似地服从正态分布。例如，同性别、同年龄儿童的身高；同性别健康成人的红细胞数、血红蛋白含量、脉搏数；实验中的测量误差等都服从正态分布。

2 正态分布概率密度函数的图形

根据式(1)可作出正态分布密度函数的图形(见图 1)。

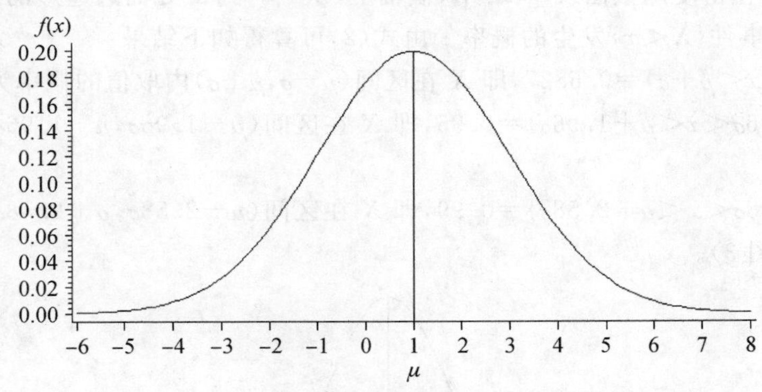

图 1 正态分布的概率密度函数图

3 正态分布的性质

(1) 正态分布的均数为 μ，方差为 σ^2，标准差为 σ，三阶中心矩(偏度系数)为 0，四阶中心矩(峰度系数)为 3；

(2) 正态分布的密度函数 $f(x)$ 关于直线 $x=\mu$ 对称，且：当 $x<\mu$ 时，$f(x)$ 随 x 的增大而增大；当 $x>\mu$ 时，$f(x)$ 随 x 的增大而减小；在 $x=\mu$ 处，$f(x)$ 达到最大值 $\frac{1}{\sqrt{2\pi}\sigma}$；

(3) 当 σ 固定时，$|x-\mu|$ 越大，$f(x)$ 的值越小；$|x-\mu|$ 越小，$f(x)$ 的值越大，即 X 在 μ 附近取值的概率较大；

(4) 当 μ 固定时，σ 越小，$f(x)$ 的值越大，$f(x)$ 的图形越陡峭，表明 X 的取值越集中；σ 越大，$f(x)$ 的值越小，$f(x)$ 的图形越平坦，表明 X 的取值越分散(见图 2)；

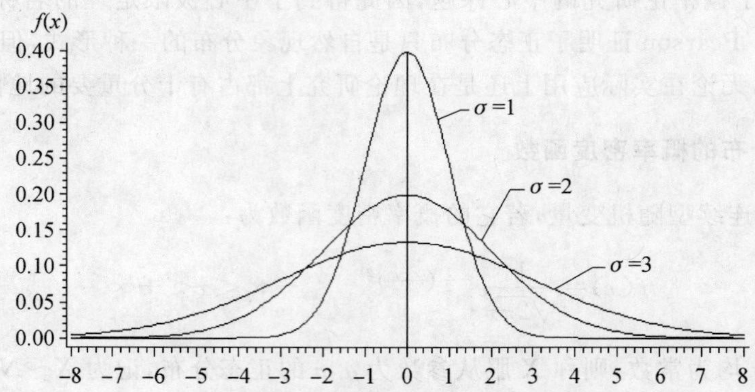

图 2　不同 σ 的正态分布的概率密度函数比较

(5) 面积规律：若 $X \sim N(\mu,\sigma^2)$，则 X 的分布函数为：

$$F(x)=P\{X<x\}=\int_{-\infty}^{x} f(t)dt=\int_{-\infty}^{x} \frac{1}{\sqrt{2\pi}\sigma} e^{-\frac{1}{2}\left(\frac{t-\mu}{\sigma}\right)^2} dt \quad -\infty<x<+\infty \qquad (2)$$

$F(x)$ 的值表示在密度函数曲线 $f(x)$ 下，横轴上，从 $-\infty$ 到 x 处曲边递形的面积。这个面积的大小即为事件 $\{X<x\}$ 发生的概率。由式(2)可算得如下结果：

$P\{\mu-\sigma<x<\mu+\sigma\}=0.6827$，即 X 在区间 $(\mu-\sigma,\mu+\sigma)$ 内取值的概率为 0.6827；

$P\{\mu-1.96\sigma<x<\mu+1.96\sigma\}=0.95$，即 X 在区间 $(\mu-1.96\sigma,\mu+1.96\sigma)$ 内取值的概率为 0.95；

$P\{\mu-2.58\sigma<x<\mu+2.58\sigma\}=0.99$，即 X 在区间 $(\mu-2.58\sigma,\mu+2.58\sigma)$ 内取值的概率为 0.99(见图 3)。

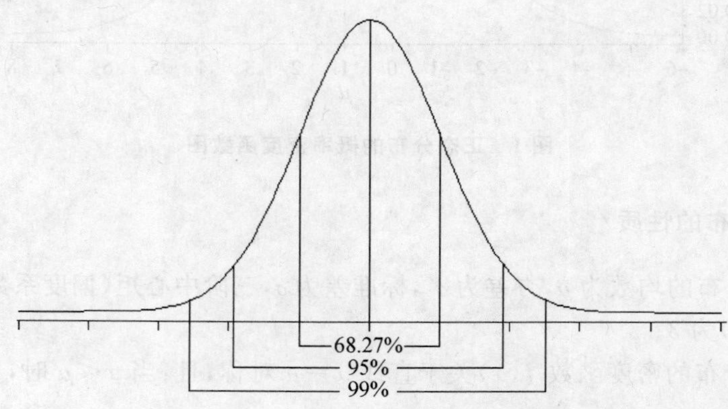

图 3　正态分布的面积规律

(6) 当资料服从正态分布时，均数、中位数、众数重合为一点。

4 标准正态分布(Standard normal distribution)

特别地，称均数 $\mu=0$，方差 $\sigma^2=1$ 的正态分布为标准正态分布。一般地，若随机变量 $X\sim N(\mu,\sigma^2)$，则总可以利用下列变量变换：

$$u=\frac{x-\mu}{\sigma} \tag{3}$$

将 X 转化为标准正态变量 U(U 的取值为 u)，其概率密度函数为：

$$\varphi(u)=\frac{1}{\sqrt{2\pi}}e^{-\frac{1}{2}u^2} \qquad -\infty<u<+\infty \tag{4}$$

其分布函数为：

$$\Phi(u)=\int_{-\infty}^{u}\varphi(t)dt=\int_{-\infty}^{u}\frac{1}{\sqrt{2\pi}}e^{-\frac{1}{2}t^2}dt \qquad -\infty<x<+\infty \tag{5}$$

记为 $U\sim N(0,1)$。

一方面，标准正态分布是一种特殊的正态分布，它具有正态分布的所有性质；另一方面，一切正态分布又可以通过式(3)转化为标准正态分布。因此，服从正态分布的资料都可以用标准正态分布来处理。

附表 1 是用 SAS 统计软件包按式(5)计算出的 $\Phi(u)$ 的值，即标准正态分布密度函数曲线下离差 u 左侧的面积。

5 标准正态分布的分位数

对于标准正态变量 U，若 u_α 满足条件：$P\{U>u_\alpha\}=\alpha(0<\alpha<1)$，则称 u_α 为标准正态分布的上侧 100α 分位数(见图 4)。

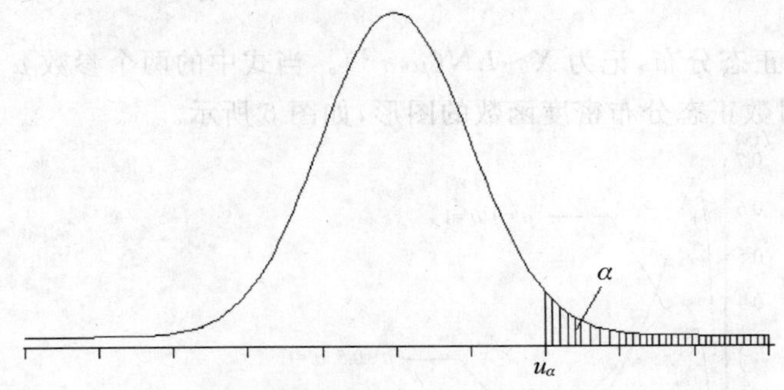

图 4 标准正态分布的上侧 100α 分位数

若 $u_{\frac{\alpha}{2}}$ 满足条件：$P\{|U|>u_\alpha\}=\alpha(0<\alpha<1)$，则称 $\pm u_{\frac{\alpha}{2}}$ 为标准正态分布的双侧 100α 分位数(见图 5)。

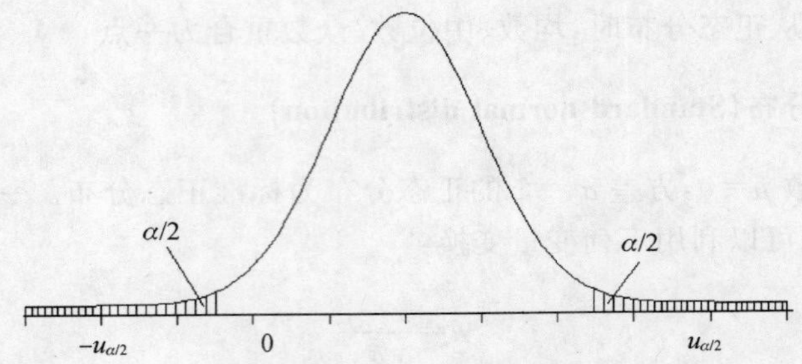

图 5　标准正态分布的双侧 100α 分位数

这就是说，在标准正态分布曲线下，当上(或双)侧尾部面积为指定值 α 时，横轴上相应的 u_α 值(或 $\pm u_{\frac{\alpha}{2}}$ 值)称为标准正态分布的上(或双)侧分位数。

由正态分布的对称性可知：

(1) $-u_\alpha$ 为下侧 100α 分位数；

(2) 双侧 100α 分位数在横轴上有两个点：$\pm u_{\frac{\alpha}{2}}$。

6　对数正态分布

对数正态分布(log-normal distribution)是一种连续型分布，它可用于描述某些呈偏态分布的资料。在医学中，有很多现象，如食物中毒潜伏期、剂量—效应曲线、环境中有害物质的浓度、医院住院病人的住院天数等并不服从正态分布，但其中有的资料经对数变换后常能服从正态分布。一般地，有如下的定义：

(1)对数正态分布的概率密度

若随机变量 X 具有如下的概率密度函数：

$$f(x)=\begin{cases}\dfrac{1}{\sqrt{2\pi}x\sigma}e^{-\frac{1}{2}\left(\frac{\ln x-\mu}{\sigma}\right)^2} & x>0\\ 0 & x\leqslant 0\end{cases} \tag{6}$$

则称 X 服从对数正态分布，记为 $X\sim LN(\mu,\sigma^2)$。当式中的两个参数 μ 及 σ 为已知时，就可由(6)式作出对数正态分布密度函数的图形，如图 6 所示。

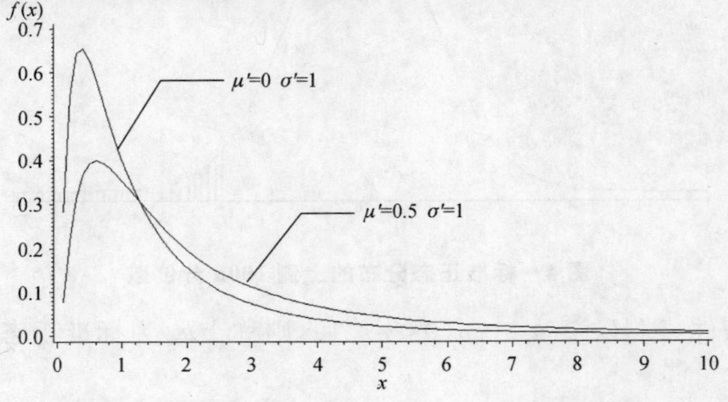

图 6　不同参数的对数正态分布概率密度曲线

(2)对数正态变量与正态变量的关系

设 X 为对数正态变量，即 $X \sim LN(\mu,\sigma^2)$，令 $Y=\ln X$，则 Y 的概率密度函数为：

$$f(y)=\frac{1}{\sqrt{2\pi}\sigma}e^{-\frac{1}{2}\left(\frac{y-\mu}{\sigma}\right)^2} \qquad -\infty<y<\infty \tag{7}$$

这就是说，变换后的随机变量 Y 服从均数为 μ'、标准差为 σ' 的正态分布。即当随机变量 $X \sim LN(\mu',\sigma'^2)$ 时，作变换 $Y=\ln X$，则 $Y \sim N(\mu',\sigma'^2)$。

(3) 对数正态分布的性质

①对数正态变量 X 的均数 μ 和方差 σ^2 分别为：

$$\mu=e^{\mu'+\frac{(\sigma')^2}{2}} \tag{8}$$

$$\sigma^2=e^{2\mu'+(\sigma')^2}\left(e^{(\sigma')^2}-1\right) \tag{9}$$

由此即可求得

②相应的正态变量 $Y=\ln X$ 的均数 μ' 与方差 σ'^2：

$$\mu'=\ln\mu-\frac{(\sigma')^2}{2} \tag{10}$$

$$(\sigma')^2=\ln\left[\left(\frac{\sigma}{\mu}\right)^2+1\right] \tag{11}$$

7 正态分布的应用

正态分布在应用和理论两个方面都具有广泛的应用：

(1) 正态变量总体变异范围的估计；

(2) 随机误差的估计；

(3) 正态曲线的拟合；

(4) 假设检验；

(5) 正态分布是推导某些统计量概率分布的理论基础(如 χ^2、t、F 等统计量的概率分布都是在正态分布的基础上推导出来的)；

(6) 正态分布是许多重要分布的极限形式(如二项分布、Poisson 分布、t 分布等的极限形式均为正态分布)。

(田考聪)

χ^2 分布

χ^2 分布(chi-square distribution)是一种常用的连续型分布，它可用于检验资料的实际频数与理论频数是否相符等问题。1875 年，F. Helmet 得出了来自正态总体的样本方差的分布服从 χ^2 分布。1900 年，K. Pearson 又独立地在检验分布的拟合优度时重新发现了这一相同的分布。

1 χ^2 分布的概率密度函数

设 $U_1, U_2, \cdots, U_\nu$ 是相互独立的、且同服从于 $N(0,1)$ 分布的随机变量。即 $U_1, U_2, \cdots, U_\nu$ 是相互独立的标准正态随机变量，则称它们的平方和：

$$\chi^2 = \sum_{i=1}^{n} U_i^2 \tag{1}$$

为 χ^2 变量，它服从自由度为 ν 的 χ^2 分布，记为 $\chi^2 \sim \chi^2(\nu)$。

设随机变量 Y 为 χ^2 变量，则 Y 具有如下的概率密度函数：

$$f(y) = \begin{cases} \dfrac{1}{2^{\frac{\nu}{2}}\Gamma\left(\dfrac{\nu}{2}\right)} y^{\frac{\nu}{2}-1} e^{-\frac{y}{2}} & y \geqslant 0 \\ 0 & y < 0 \end{cases} \tag{2}$$

式中 $\Gamma\left(\dfrac{\nu}{2}\right)$ 是伽玛(gamma)函数在 $\dfrac{\nu}{2}$ 处的函数值；e 为自然对数的底，其值为 2.71828…。Γ 函数有如下性质：

$$\Gamma(a+1) = a\Gamma(a) \qquad (a>0)$$

$$\Gamma(n+1) = n\Gamma(n) = n! \qquad (n \text{ 为正整数})$$

$$\Gamma\left(\frac{1}{2}\right) = \sqrt{\pi}$$

由此可求出 Γ 函数的值。例如，

当 $n=8$ 时，$\Gamma\left(\dfrac{8}{2}\right) = \Gamma(4) = \Gamma(3+1) = 3! = 6$

当 $n=9$ 时，$\Gamma\left(\dfrac{9}{2}\right) = \Gamma(4.5) = \Gamma(3.5+1) = 3.5\Gamma(3.5) = 3.5\times 2.5\Gamma(2.5)$

$= 3.5\times 2.5\times 1.5\Gamma(1.5) = 3.5\times 2.5\times 1.5\times 0.5\Gamma(0.5)$

$= 3.5\times 2.5\times 1.5\times 0.5\times\sqrt{\pi} = 11.631784$

这里，顺便指出如下结论：

若 $X_1, X_2, \cdots, X_n$ 是正态总体 $N(\mu, \sigma^2)$ 的一个样本，则样本均值 $\overline{X} = \dfrac{1}{n}\sum\limits_{i=1}^{n} X_i$ 与样本方差 $S^2 = \dfrac{1}{n-1}\sum\limits_{i=1}^{n}(X_i - \overline{X})^2$ 相互独立，且：

$$\frac{(n-1)}{\sigma^2} S^2 \sim \chi^2(n-1) \tag{3}$$

2 χ^2 分布的概率密度函数曲线

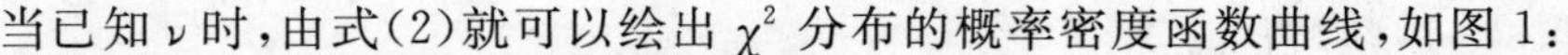

当已知ν时，由式(2)就可以绘出 χ^2 分布的概率密度函数曲线，如图1：

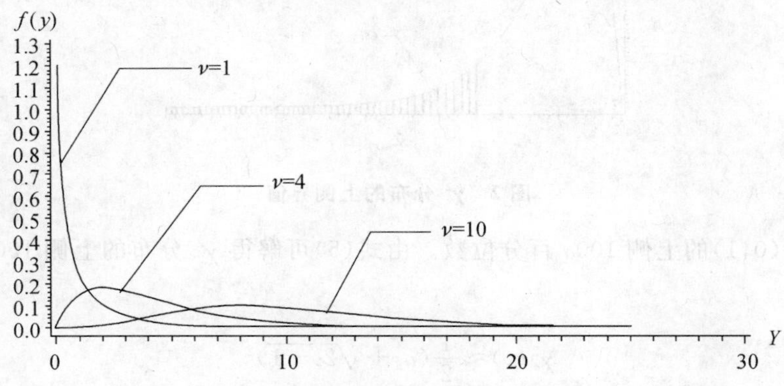

图1 不同自由度的 χ^2 分布概率密度曲线

3 χ^2 分布的性质

(1) 若随机变量 Y 服从自由度为ν的 χ^2 分布，则 Y 的均值为ν，方差为 2ν；

(2) 设随机变量 Y_1、Y_2 相互独立，且分别服从自由度为 ν_1、ν_2 的 χ^2 分布：$\chi^2(\nu_1)$、$\chi^2(\nu_2)$，则随机变量 Y_1+Y_2 服从自由度为 $\nu_1+\nu_2$ 的 χ^2 分布：$\chi^2(\nu_1+\nu_2)$；

(3) χ^2 分布的分位数：若 Y 服从 $\chi^2(\nu)$分布，则 Y 的概率分布函数为：

$$F(y)=\int_0^y \frac{1}{2^{\frac{\nu}{2}}\Gamma(\frac{\nu}{2})} t^{\frac{\nu}{2}-1} e^{-\frac{t}{2}} dt \tag{4}$$

$F(y)$的值表示在密度函数曲线 $f(y)$下，横轴上从 0 到 $y(y>0)$处曲边递形的面积。这个面积的大小即为事件$\{Y<y\}$发生的概率。

对于给定的正数α：$0<\alpha<1$，则满足条件：

$$\int_{\chi^2_\alpha(\nu)}^{+\infty} \frac{1}{2^{\frac{\nu}{2}}\Gamma(\frac{\nu}{2})} y^{\frac{\nu}{2}-1} e^{-\frac{y}{2}} dy=\alpha \tag{5}$$

的点 $\chi^2_\alpha(\nu)$为 $\chi^2(\nu)$分布的上 100α 百分位点(上侧界值)。如图 2 所示。

显然，当ν确定后，这里的α即为 χ^2 分布概率密度曲线下右侧尾部的面积，而横轴上相应的界值即为 $\chi^2_\alpha(\nu)$。此值可通过 χ^2 界值表(附表 3)查得。

(4) χ^2 分布与正态分布的关系：Fisher 曾证明，当ν充分大时，随机变量$\sqrt{2\chi^2}$近似地服从均数为$\sqrt{2\nu-1}$，方差为 1 的正态分布 $N(\sqrt{2\nu-1},1)$，即$\sqrt{2\chi^2}-\sqrt{2\nu-1}$近似地服从$N(0,1)$，从而可得：

$$\sqrt{2\chi^2_\alpha(\nu)}-\sqrt{2\nu-1}\approx u_\alpha \tag{6}$$

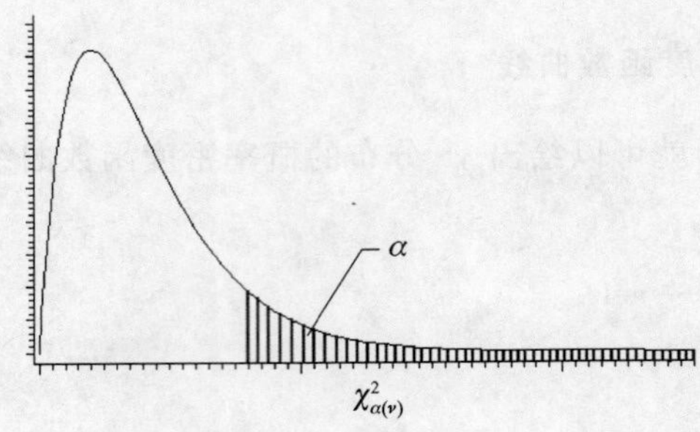

图 2　χ^2 分布的上侧界值

其中 u_α 是 $N(0,1)$的上侧 100α 百分位数。由式(5)可解得 χ^2 分布的上侧 100α 百分位数的近似值为：

$$\chi^2_\alpha(\nu)\approx\frac{1}{2}(u_\alpha+\sqrt{2\nu-1})^2 \tag{7}$$

例如：

$$\chi^2_{0.05}(100)\approx 0.5(1.645+\sqrt{2\times 100-1})^2=124.06$$

而由 χ^2 界值表(附表 3)查得：$\chi^2_{0.05}(100)=124.34$，两者相差甚微。

4　Pearson χ^2 统计量

1900 年，Pearson 在检验分布的拟合优度时使用了如下的统计量：

$$\chi^2=\sum_{i=1}^{k}\frac{(f_i-np_i)^2}{np_i} \tag{8}$$

并证明了：若 n 充分大($n\geqslant 40$)，则不论总体 F 属什么分布，统计量式(8)总是近似地服从自由度为 $k-s-1$ 的 χ^2 分布。

其中 n 为总试验次数，k 为分组数，f_i 是第 i 组所观察到的某事件出现的实际频数，np_i 为第 i 组该事件出现的理论频数，p_i 为第 i 组该事件出现的概率，s 是总体分布 F 中未知参数的个数。

在实际应用中，令 $f_i=A_i$ 称为实际数，$np_i=T_i$ 称为理论数。则式(8)化为：

$$\chi^2=\sum_{i=1}^{k}\frac{(A_i-T_i)^2}{T_i} \tag{9}$$

对于行×列表资料：

	Y_1	Y_2	…	Y_c	行合计
X_1	A_{11}	A_{12}	…	A_{1c}	$A_{1\cdot}$
X_2	A_{21}	A_{22}	…	A_{2c}	$A_{2\cdot}$
⋮	⋮	⋮		⋮	⋮
X_r	A_{r1}	A_{r2}	…	A_{rc}	$A_{r\cdot}$
列合计	$A_{\cdot 1}$	$A_{\cdot 2}$	…	$A_{\cdot c}$	$n=\sum A_{ij}$

$k=rc$，实际数为 A_{ij}，理论数为 $T_{ij}=\frac{A_{i}.A._{j}}{n}$，而其中的未知参数为 $r+c-2$ 个，于是由 Pearson 定理知，当 n 足够大时，例如 $n\geqslant40$，且各理论数 T_{ij} 均大于 5，则：

$$\chi^2=\sum_{i=1}^{r}\sum_{j=1}^{c}\frac{(A_{ij}-T_{ij})^2}{T_{ij}} \tag{10}$$

近似地服从 χ^2 分布，其自由度为 $rc-(r+c-2)-1=(r-1)(c-1)$，n 越大，则近似程度越好。

5　χ^2 分布的应用

χ^2 分布在假设检验中有较广泛应用：

(1) 四格表资料的检验；

(2) 行×列表资料的检验；

(3) 列联表资料的检验；

(4) 频数分布拟合优度的检验；

(5) 多样本方差齐性检验。

（田考聪）

t 分布

t 分布（*t*-distribution）是一种常用的连续型分布，主要用于检验样本均数与总体均数之间的差别、两样本均数之间的差别是否具有显著性意义以及对总体均数进行区间估计等。

我们知道，若随机变量 X 服从正态分布 $N(\mu,\sigma^2)$，则 X 的样本均数 $\overline{X}$ 服从正态分布 $N(\mu,\sigma^2/n)$，n 为样本含量。进一步，统计量 $u=\frac{\overline{X}-\mu}{\sigma/\sqrt{n}}$ 服从标准正态分布 $N(0,1)$。当 σ 未知时，若用样本标准差 S 代替，显然 $\frac{\overline{X}-\mu}{S/\sqrt{n}}$ 就不再服从正态分布了。W. S. Gosset 研究了它的分布规律，于 1908 年以 Student 的笔名发表了著名的 t 分布，开创了小样本研究的新纪元。因此 t 分布亦称“学生 t 分布”（Student's *t*-distribution）。

1　t 分布的概率密度函数

设随机变量 X 服从标准正态分布 $N(0,1)$，Y 服从 χ^2 分布 $\chi^2(\nu)$，且 X 与 Y 相互独

立，则随机变量

$$t=\frac{X}{\sqrt{\frac{Y}{\nu}}} \tag{1}$$

服从自由度为 ν 的 t 分布，记为 $t\sim t(\nu)$。其概率密度函数为：

$$f(t)=\frac{\Gamma\left(\frac{\nu+1}{2}\right)}{\sqrt{\nu\pi}\Gamma\left(\frac{\nu}{2}\right)}\left(1+\frac{t^2}{\nu}\right)^{-\frac{\nu+1}{2}} \qquad -\infty<t<+\infty \tag{2}$$

式中，$\Gamma\left(\frac{\nu}{2}\right)$ 是伽玛(gamma)函数在 $\frac{\nu}{2}$ 处的函数值，其算法见条目“χ^2 分布”。

2 t 分布的概率密度函数曲线

当已知 ν 时，由(2)式就可以绘出 t 分布的概率密度函数曲线，如图 1。

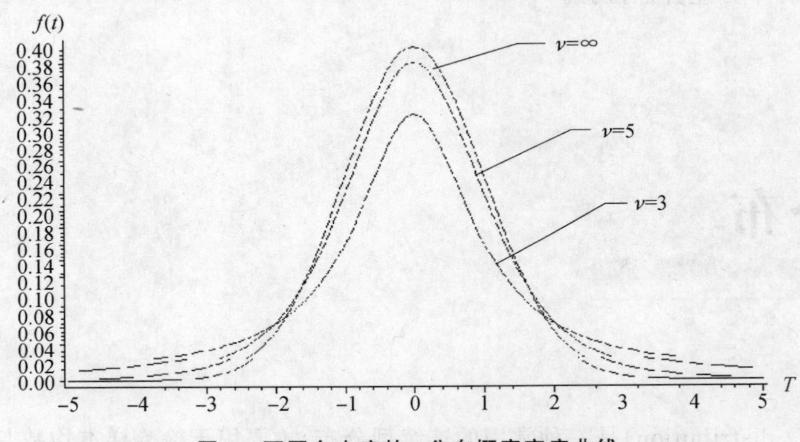

图 1 不同自由度的 t 分布概率密度曲线

3 t 分布的性质

(1) t 分布的均数与方差：由 t 分布的概率密度函数 $f(t)$ 的图形可知，它是单峰的，且关于 $t=0$ 对称。若自由度 $\nu>1$，则 t 分布的均数为 0；若 $\nu>2$，则 t 分布的方差为 $\frac{\nu}{\nu-2}$。

(2) t 分布与正态分布的关系：从 t 分布的概率密度函数 $f(t)$ 的图形还可以看出，它的形状类似于正态变量概率密度函数的图形。事实上，当 $\nu\to\infty$ 时，t 分布近似于标准正态分布 $N(0,1)$，但对于较小的 ν，t 分布与标准正态分布 $N(0,1)$ 相差较大，并且在 t 分布尾部比在标准正态分布的尾部有着更大的概率。

(3) t 分布的分位数：若 T 服从 $t(\nu)$ 分布，则 T 的概率分布函数为：

$$F(t)=\int_{-\infty}^{t}\frac{\Gamma(\frac{\nu+1}{2})}{\sqrt{\nu\pi}\Gamma(\frac{\nu}{2})}(1+\frac{t^2}{\nu})^{-\frac{\nu+1}{2}}\,dt \tag{3}$$

$F(t)$的值表示在密度函数曲线 $f(t)$下，横轴上从$-\infty$到 t 处曲边梯形的面积。这个面积的大小即为事件$\{T<t\}$发生的概率。

对于给定的正数 α:$0<\alpha<1$，则满足条件：

$$\int_{t_\alpha(\nu)}^{+\infty}\frac{\Gamma(\frac{\nu+1}{2})}{\sqrt{\nu\pi}\Gamma(\frac{\nu}{2})}(1+\frac{t^2}{\nu})^{-\frac{\nu+1}{2}}\,dt=\alpha \tag{4}$$

的点 $t_\alpha(\nu)$为 $t(\nu)$分布的上侧 100α 百分位点（上侧界值）。
由 t 分布的对称性知：

$$t_{1-\alpha}(\nu)=-t_\alpha(\nu),\qquad P\{|t|>t_{\frac{\alpha}{2}}(\nu)\}=\alpha$$

故称 $t_{\frac{\alpha}{2}}(\nu)$为双侧 100α 百分位点（双侧界值）。如图 2。

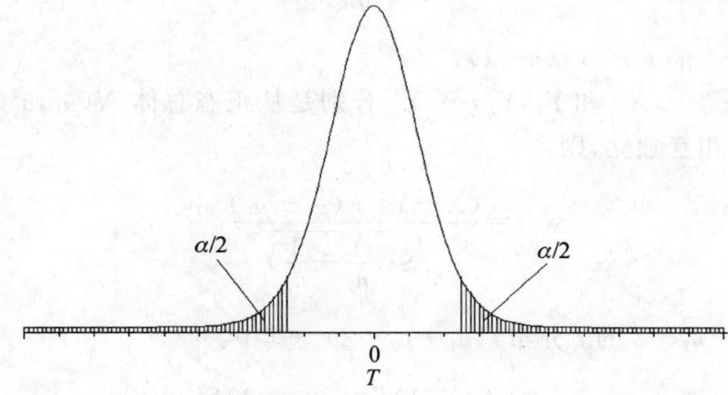

图 2　t 分布的双侧界值

当 n 确定后，t 分布概率密度曲线下右侧尾部的面积为指定值 α 时，横轴上相应的界值即为 $t_\alpha(\nu)$（单侧界值，见图 3、图 4）；而 t 分布概率密度曲线下双侧尾部的面积之和为指定值 α 时，横轴上相应的界值即为$\pm t_{\frac{\alpha}{2}}(\nu)$（双侧界值）。$t$ 界值表见附表 2。

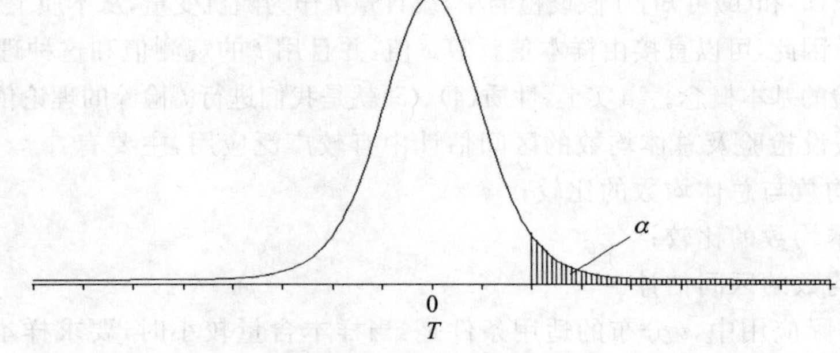

图 3　t 分布的上侧界值

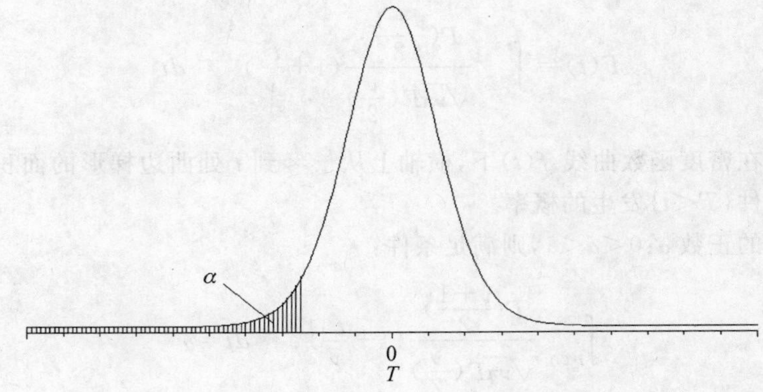

图4　t 分布的下侧界值

(4) 若 $X_1, X_2, \cdots, X_n$ 为正态总体 $N(\mu, \sigma^2)$ 的一个样本，则

$$t=\frac{\overline{X}-\mu}{\frac{S}{\sqrt{n}}} \tag{5}$$

服从自由度为 $n-1$ 的 t 分布 $t(n-1)$。

(5) 设 $X_1, X_2, \cdots, X_{n_1}$ 和 $Y_1, Y_2, \cdots, Y_{n_2}$ 分别是从正态总体 $N(\mu_1, \sigma^2)$ 和 $N(\mu_2, \sigma^2)$ 中抽取的样本，它们相互独立，则：

$$t=\frac{(\overline{X}-\overline{Y})-(\mu_1-\mu_2)}{\sqrt{S_c^2\left(\frac{1}{n_1}+\frac{1}{n_2}\right)}} \tag{6}$$

服从自由度为 n_1+n_2-2 的 t 分布 $t(n_1+n_2-2)$。其中：

$$S_c^2=\frac{(n_1-1)S_1^2+(n_2-1)S_2^2}{n_1+n_2-2} \tag{7}$$

S_1^2 和 S_2^2 分别是这两个样本方差。注意，这里两个正态总体的方差相等：$\sigma_1^2=\sigma_2^2=\sigma^2$。

4　t 分布的应用

由公式(1)、(5)和(6)可知，在假设检验中，统计量 t 作为随机变量，从本质上看并不包含未知的总体参数。因此，可以直接由样本值计算 t 值，并且用 t 的观测值和这种理论分布比较。这就是假设检验的基本概念。事实上，性质(4)、(5)就是我们进行 t 检验的理论依据。

t 分布在假设检验及总体均数的区间估计中有较广泛应用，主要有：

(1) 样本均数与总体均数的比较；

(2) 两样本均数的比较；

(3) 总体均数的区间估计。

注意，在实际应用中，t 分布的适用条件是：当样本含量较小时，要求样本取自正态总体；作两样本均数比较时，还要求两总体具有方差齐性。

(田考聪)

F 分布

F 分布(F-distribution)是一种连续型分布，主要用于方差的齐性检验和方差分析。

1 F 分布的概率密度函数

设随机变量 U、V 分别服从 χ^2 分布 $\chi^2(n_1)$、$\chi^2(n_2)$，且 U、V 相互独立，则随机变量

$$F=\frac{U/n_1}{V/n_2} \tag{1}$$

服从自由度为(n_1,n_2)的 F 分布，记为 $F\sim F(n_1,n_2)$。若随机变量 $Y\sim F(n_1,n_2)$，则其概率密度函数为：

$$f(y)=\begin{cases}\dfrac{\Gamma\left[\dfrac{(n_1+n_2)}{2}\right]}{\Gamma\left(\dfrac{n_1}{2}\right)\Gamma\left(\dfrac{n_2}{2}\right)}\left(\dfrac{n_1}{n_2}\right)\left(\dfrac{n_1}{n_2}y\right)^{\frac{n_1}{2}-1}\left(1+\dfrac{n_1}{n_2}y\right)^{-\frac{n_1+n_2}{2}} & y\geqslant 0\\ 0 & y<0\end{cases} \tag{2}$$

式中 $\Gamma\left(\frac{n}{2}\right)$是伽玛(gamma)函数在$\frac{n}{2}$处的函数值，其算法见条目“$\chi^2$ 分布”。

2 F 分布的概率密度函数曲线

当已知 n_1,n_2 时，由式(2)就可以绘出 F 分布的概率密度函数曲线，如图 1。

3 F 分布的性质

(1) F 分布的均数与方差　若随机变量 $Y\sim F(n_1,n_2)$，则 Y 的均数为：

$$\mu=\frac{n_2}{n_2-2}\quad 对\ n_2>2$$

(注意，Y 的均数只与 n_2 有关，而与 n_1 无关。)；Y 的方差为：

$$\sigma^2=\frac{2n_2^2(n_1+n_2-2)}{n_1(n_2-2)^2(n_2-4)}\quad 对\ n_2>4$$

(2)F 分布的分位数　若 Y 服从 $F(n_1,n_2)$分布，则 Y 的概率分布函数为：

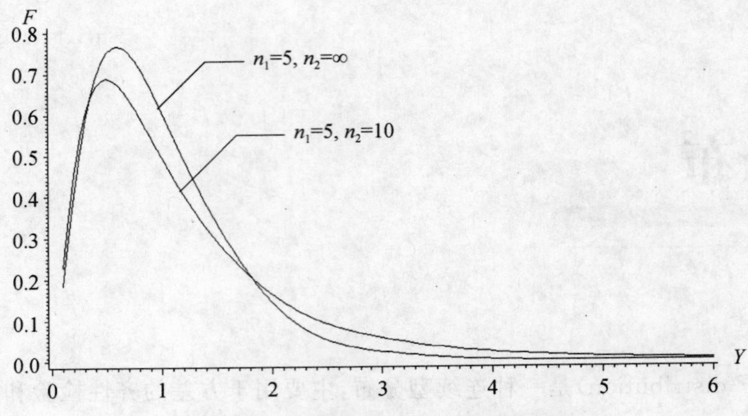

图 1 不同自由度的 F 分布概率密度曲线

$$F(y)=\int_0^y \frac{\Gamma\left[\frac{(n_1+n_2)}{2}\right]}{\Gamma\left(\frac{n_1}{2}\right)\Gamma\left(\frac{n_2}{2}\right)}\left(\frac{n_1}{n_2}\right)\left(\frac{n_1}{n_2}y\right)^{\frac{n_1}{2}-1}\left(1+\frac{n_1}{n_2}y\right)^{-\frac{n_1+n_2}{2}}dy \tag{3}$$

$F(y)$的值表示在密度函数曲线 $f(y)$下，横轴上，从 0 到 y 处曲边递形的面积。这个面积的大小即为事件$\{Y<y\}$发生的概率。

对于给定的正数 α：$0<\alpha<1$，则满足条件：

$$\int_{F_\alpha(n_1,n_2)}^{+\infty} \frac{\Gamma\left[\frac{(n_1+n_2)}{2}\right]}{\Gamma\left(\frac{n_1}{2}\right)\Gamma\left(\frac{n_2}{2}\right)}\left(\frac{n_1}{n_2}\right)\left(\frac{n_1}{n_2}y\right)^{\frac{n_1}{2}-1}\left(1+\frac{n_1}{n_2}y\right)^{-\frac{n_1+n_2}{2}}dy=\alpha \tag{4}$$

的点 $F_\alpha(n_1,n_2)$为 $F(n_1,n_2)$分布的上 100α 百分位点。当 n_1,n_2 确定后，F 分布概率密度曲线下右侧尾部的面积为指定值 α 时，横轴上相应的界值即为 $F_\alpha(n_1,n_2)$(见图 2)，此值有 F 界值表(附表 5)可查。

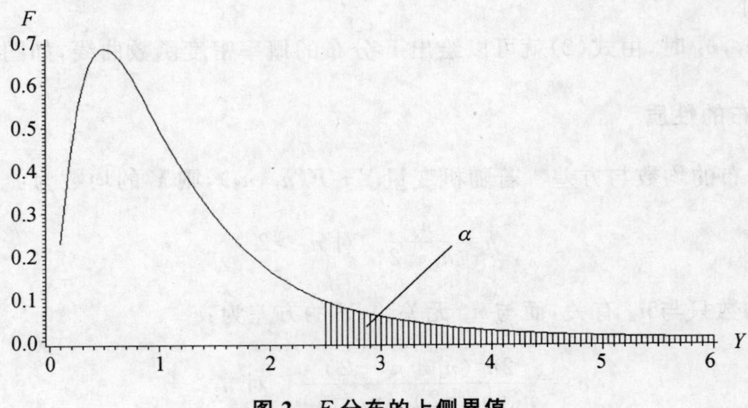

图 2 F 分布的上侧界值

同样，对于给定的正数 α：$0<\alpha<1$，满足条件：

$$\int_{F_{1-\alpha}(n_1,n_2)}^{+\infty} \frac{\Gamma\left[\frac{(n_1+n_2)}{2}\right]}{\Gamma\left(\frac{n_1}{2}\right)\Gamma\left(\frac{n_2}{2}\right)}\left(\frac{n_1}{n_2}\right)\left(\frac{n_1}{n_2}y\right)^{\frac{n_1}{2}-1}\left(1+\frac{n_1}{n_2}y\right)^{-\frac{n_1+n_2}{2}} dy=1-\alpha \tag{5}$$

的点 $F_{1-\alpha}(n_1,n_2)$ 为 $F(n_1,n_2)$ 分布的下 100α 百分位点。当 n_1,n_2 确定后，F 分布概率密度曲线下左侧尾部的面积为指定值 α 时，横轴上相应的界值即为 $F_{1-\alpha}(n_1,n_2)$（见图 3）。

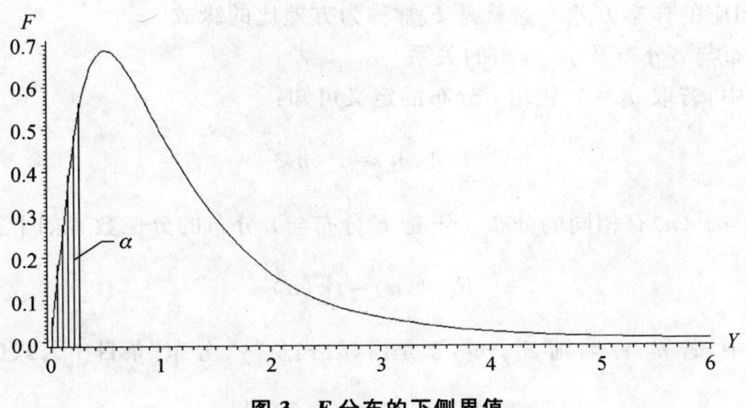

图 3　F 分布的下侧界值

图 4 给出了 F 分布的上、下界值点：

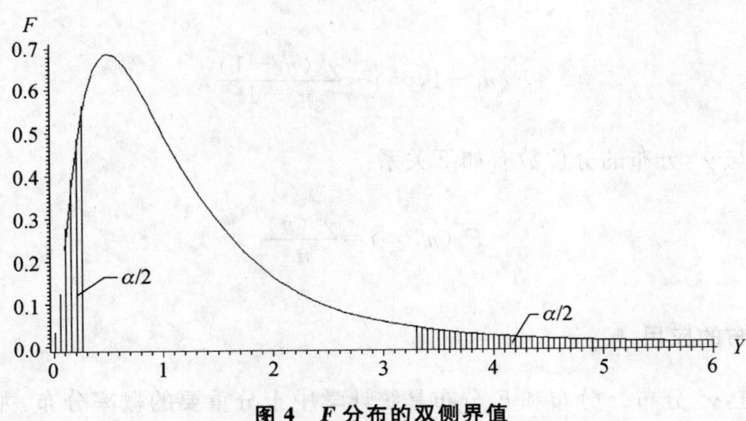

图 4　F 分布的双侧界值

$F_{\alpha}(n_1,n_2)$ 与 $F_{1-\alpha}(n_1,n_2)$ 有如下关系：

$$F_{1-\alpha}(n_1,n_2)=\frac{1}{F_{\alpha}(n_2,n_1)} \tag{6}$$

(3) 设 $X_1,X_2,\cdots,X_{n_1}$ 和 $Y_1,Y_2,\cdots,Y_{n_2}$ 分别是从正态总体 $N(\mu_1,\sigma_1^2)$ 和 $N(\mu_2,\sigma_2^2)$ 中抽取的样本，且 $X_1,X_2,\cdots,X_{n_1}$ 和 $Y_1,Y_2,\cdots,Y_{n_2}$ 相互独立，则：

$$F=\frac{S_1^2/\sigma_1^2}{S_2^2/\sigma_2^2} \tag{7}$$

服从 $F(n_1-1,n_2-1)$ 分布。特别地，如果 $\sigma_1^2=\sigma_2^2$，则：

$$F=\frac{S_1^2}{S_2^2} \tag{8}$$

服从 $F(n_1-1,n_2-1)$ 分布。其中，$S_1^2=\frac{1}{n_1-1}\sum_{k=1}^{n_1}(X_k-\overline{X})^2$，$S_2^2=\frac{1}{n_2-1}\sum_{k=1}^{n_2}(Y_k-\overline{Y})^2$ 分别是两个相应的样本方差。这就是 F 常称为方差比的缘故。

(4)F 分布与 t 分布及 χ^2 分布的关系

在(1)式中，若取 $n_1=1$，则由 t 分布的定义可知：

$$F(1,n_2)=t^2(n_2) \tag{9}$$

所以 $F(1,n)$ 与 $t^2(n)$ 有相同的分布。于是 F 分布与 t 分布的分位数有如下关系：

$$F_\alpha(1,n)=t^2_{\frac{\alpha}{2}}(n) \tag{10}$$

在(7)式中，若 $n_2\to\infty$，则 $S_2^2\to\sigma_2^2$，于是由(6)式及"χ^2 分布"条目中公式(3)有：

$$(n_1-1)F(n_1-1,\infty)=\frac{(n_1-1)S_1^2}{\sigma_1^2}\sim\chi^2(n_1-1)$$

从而

$$F(n_1-1,\infty)\sim\frac{\chi^2(n_1-1)}{n_1-1} \tag{11}$$

于是，F 分布与 χ^2 分布的分位数有如下关系：

$$F_\alpha(n,\infty)=\frac{\chi^2_\alpha(n)}{n} \tag{12}$$

4 F 分布的应用

我们知道，χ^2 分布、t 分布和 F 分布是统计学中十分重要的概率分布，尤以后者更为重要。因为 χ^2 分布与 t 分布实际上仅仅是 F 分布的特殊情况。同时，我们注意到 F 分布与 t 分布一样，统计量 F 作为随机变量，从本质上看并不包含未知的总体参数。因此，在假设检验中可以直接由样本值计算 F 值。

F 分布常用于方差齐性检验和方差分析。需要注意以下二点：

(1) 在作方差齐性检验时，需求出双侧 $\alpha=0.05$ 的分位数 $F_{\frac{\alpha}{2}}(n_1,n_2)$ 和 $F_{1-\frac{\alpha}{2}}(n_1,n_2)$。因为方差齐性检验应为双侧检验，本应取双侧尾部面积之和作为 α，但此处规定较大方差作为分子，较小方差作为分母，因此 F 值不会小于 1，于是检验水准为 $\alpha=0.05$ 时，只需求出右侧尾部面积为 0.025 的分位数 $F_{\frac{0.05}{2}}(n_1,n_2)=F_{0.025}(n_1,n_2)$ 即可。由此编制了方差齐性检验用的 F 界值表(附表 5)。

（2）在作方差分析时，要求样本取自正态总体；作多样本均数比较时，还要求各正态总体具有方差齐性。

（田考聪）

Poisson 分布

1837 年由法国数学家 S. D. Poisson 提出的 Poisson 分布（Poisson distribution）是一种重要的离散型分布，常用于研究稀有事件（即每次试验中事件出现的概率很小）的频数分布。

1 Poisson 分布的概率函数

设 X 为一离散型随机变量，若它的概率函数为：

$$p(x)=P\{X=x\}=\frac{\lambda^x}{x!}e^{-\lambda} \qquad x=0,1,2,\cdots,\ \lambda>0 \tag{1}$$

则称 X 服从参数为 λ 的 Poisson 分布。记为 $X\sim P(\lambda)$。

一般说来，满足下列 3 个条件的随机变量 X 服从 Poisson 分布：

（1）X 取非负整数为值，即 X 的取值为 $x=0,1,2,\cdots$；

（2）X 的取值与时间长度（或面积、体积大小）有关，而与时间的起点（或面积、体积的位置）无关；并且在不相重迭的区域内，各 X 的取值相互独立；

（3）在充分小的时间长度（或面积、体积大小）内，X 的取值 $\geqslant 2$ 几乎是不可能的。

例如，放射性物质在单位时间内放射出的质点数；在单位面积或单位体积内的细菌数、粉尘颗粒数、血细胞数；在一定人群中某种患病率很低的非传染性疾病的患病数或死亡数等均服从 Poisson 分布。在观察例数 n 充分大的样本中，至多有 k 例阳性的概率为：$\sum_{x=0}^{k} p(x)$；而至少有 k 例阳性的概率为：$\sum_{x=k}^{\infty} p(x)=1-\sum_{x=0}^{k-1} p(x)$。

2 Poisson 分布的图形

当 λ 为已知时，则可按式（1）计算出 $x=0,1,2,\cdots$ 各值的概率，由此可画出 Poisson 分布的图形（图 1）。

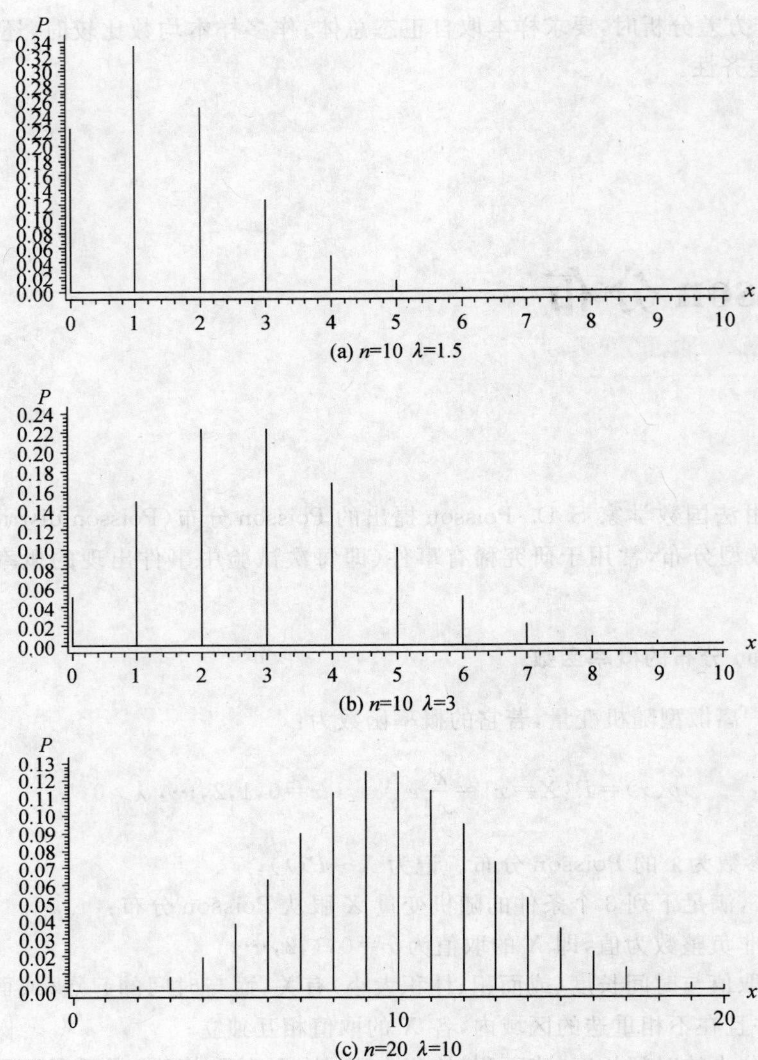

(a) n=10 λ=1.5

(b) n=10 λ=3

(c) n=20 λ=10

图 1 不同参数的 Poisson 分布概率函数图

3 Poisson 分布的性质

(1) 当 $x<\lambda$ 时，$p(x)$ 随 x 的增大而增大；当 $x>\lambda$ 时，$p(x)$ 随 x 的增大而减小；当 $x=[\lambda]$ 时，$p(x)$ 达到最大，令 $m=[\lambda]$ 表示 λ 的最大整数部分，称为最可能出现次数。若 λ 为整数，则 $p(x)$ 在 $x=\lambda$ 及 $x=\lambda-1$ 处同时达到最大值；若 λ 不是整数，则 $p(x)$ 只在 $x=m=[\lambda]$ 处达到最大值。

(2) 递推公式：

$$p(x)=\frac{\lambda}{x}\cdot p(x-1) \qquad x=1,2,3,\cdots \tag{2}$$

(3) 若 $X_1\sim P(\lambda_1)$，$X_2\sim P(\lambda_2)$，$\cdots$，$X_k\sim P(\lambda_k)$，且 X_1，X_2，$\cdots$，X_k 相互独立，则：

$$X_1+X_2+\cdots+X_k=\sum_{i=1}^{k}X_i\sim P(\sum_{i=1}^{k}\lambda_i) \tag{3}$$

即相互独立的 Poisson 变量之和仍为 Poisson 变量，此即 Poisson 分布的可加性。

(4) Poisson 分布的数字特征分别用下列公式计算：

均数：
$$\mu=\lambda \tag{4}$$

方差：
$$\sigma^2=\lambda \tag{5}$$

4 Poisson 分布的极限形式

在 n 次贝努利试验中，若 X 为某一结果出现的次数，则 X 服从二项分布，其概率函数为：

$$p(x)=P\{X=x\}=\binom{n}{x}\pi^x(1-\pi)^{n-x} \qquad x=0,1,2,\cdots,n$$

当 $n\to\infty,\pi\to 0$，且 $n\pi=\lambda(>0)$ 成为常数时，有：

$$\lim_{n\to\infty}\binom{n}{x}\pi^x(1-\pi)^{n-x}=\frac{\lambda^x}{x!}e^{-\lambda} \qquad x=0,1,2,\cdots \tag{6}$$

由此可知，当 n 很大、π 很小且 $n\pi=\lambda$ 为常数时，二项分布可用 Poisson 分布来近似，且 π 愈小，近似程度愈好。这里，π 很小，意味着 Poisson 分布适用于对稀有事件的研究。

当 $n\pi=\lambda$ 充分大(这时，$n\to\infty$)时，至多出现 k 例阳性的概率：

$$\sum_{x=0}^{k}p(x)=\sum_{x=0}^{k}\frac{\lambda^x}{x!}e^{-\lambda}\approx\Phi(u_k) \tag{7}$$

其中，

$$u_k=\frac{k-\lambda}{\sqrt{\lambda}} \tag{8}$$

而 $\Phi(u)=\frac{1}{\sqrt{2\pi}}\int_{-\infty}^{u}e^{-\frac{1}{2}t^2}dt$ 是标准正态分布的概率分布函数。

即在上述条件下，Poisson 分布可用标准正态分布来近似。

5 Poisson 分布的应用

Poisson 分布在医学上有着广泛的用途：①研究单位时间内某事件发生次数的分布，如研究细菌、血细胞等单位面积(容积)内计数结果的分布；②人群中某些发病率很低的传染病、某些恶性肿瘤的患病数或死亡数的分析；③放射医学中同位素计数的数据处理；④研究某些疾病的地区或家族聚集性等。

例 假如三胞胎的出生率为 0.0001，求 100000 名产妇分娩结果中有 0,1,2,3,4 次出现三胞胎的概率。

解：设 X 为出现三胞胎的次数，则随机变量 X 服从 $n=100000,\pi=0.0001$ 的二项分布，于是 $X=0,1,2,3,4$ 的概率分别为：

$$p(0)=P\{X=0\}=\binom{100000}{0}0.0001^0(1-0.0001)^{100000}$$

$$p(1)=P\{X=1\}=\binom{100000}{1}0.0001^1(1-0.0001)^{100000-1}$$

$$p(2)=P\{X=2\}=\binom{100000}{2}0.0001^2(1-0.0001)^{100000-2}$$

$$p(3)=P\{X=3\}=\binom{100000}{3}0.0001^3(1-0.0001)^{100000-3}$$

$$p(4)=P\{X=4\}=\binom{100000}{4}0.0001^4(1-0.0001)^{100000-4}$$

显然，这几个概率的计算相当繁琐。利用二项分布的 Poisson 逼近可以很方便地求出这些概率。这里，$\lambda=n\pi=100000\times0.0001=10$，由条目"二项分布"中的公式(9)有：

$$p(0)\approx\frac{10^0}{0!}e^{-10}=0.000045 \qquad p(1)\approx\frac{10}{1!}e^{-10}=0.000454$$

$$p(2)\approx\frac{10^2}{2!}e^{-10}=0.002270 \qquad p(3)\approx\frac{10^3}{3!}e^{-10}=0.007567$$

$$p(4)\approx\frac{10^4}{4!}e^{-10}=0.018917$$

（田考聪）

负二项分布

负二项分布(negative binomial distribution)是一种离散型概率分布，常用于昆虫学、寄生虫学、微生物学及流行病学的研究。

1　负二项分布的定义

(1) Pascal 分布(Pascal distribution)　在 Bernoulli 试验中，设第 k 次阳性结果出现在第 y 次，即在前 $y-1$ 次试验中出现 $k-1$ 次阳性且在第 y 次试验中出现阳性。记 Y 为

第 k 次阳性结果出现的序号，则 Y 是一个随机变量，其可能的取值为：0,1,2,…，它服从 Pascal 分布，具有如下的概率函数：

$$p(y)=P\{Y=y\}=\binom{y-1}{k-1}\pi^{k-1}(1-\pi)^{(y-1)-(k-1)}\pi$$

$$=\binom{y-1}{k-1}\pi^{k}(1-\pi)^{y-k} \tag{1}$$

在式(1)中，令 $x=y-k$，则 $y=k+x$。即上述模型等价于：在前 $y-1$ 次试验中恰有 x 次阴性结果，且在第 y 次试验中出现阳性结果。若记 X 为在前 $y-1$ 次试验中阴性结果出现的次数，则随机变量 X 服从 Pascal 分布，其可能的取值为：0,1,2,…，其概率函数为：

$$p(x)=P\{X=x\}=P\{Y=y\}=p(y)$$

于是：

$$p(x)=p(y)=\binom{y-1}{k-1}\pi^{k}(1-\pi)^{y-k}=\binom{k+x-1}{k-1}\pi^{k}(1-\pi)^{x}$$

$$=\binom{k+x-1}{x}\pi^{k}(1-\pi)^{x}=(-1)^{x}\binom{-k}{x}\pi^{k}(1-\pi)^{x} \tag{2}$$

其中，

$$(-1)^{x}\binom{-k}{x}=\binom{k+x-1}{x}=\binom{k+x-1}{k-1} \tag{3}$$

在式(2)中，若 $k=1$，则 $p(x)=\pi(1-\pi)^{x}$。这时 X 服从几何分布。

(2) 负二项分布　在式(2)中，若取消对 k 为非负整数的限制，即只要求 $k>0$，则具有概率函数：

$$p(x)=\binom{k+x-1}{x}\pi^{k}(1-\pi)^{x}=(-1)^{x}\binom{-k}{x}\pi^{k}(1-\pi)^{x} \tag{4}$$

的随机变量 X，称为服从负二项分布的随机变量。由于式(4)右端正好是负二项式 $[\pi+(1-\pi)]^{-k}$ 的通项，故有此命名。

2　负二项分布的图形

对于已知的参数 k 与 π，即可由式(4)计算出 $X=0,1,2,\cdots$ 各值的概率，从而作出负二项分布的图形(见图 1)。

3　负二项分布的性质

(1) 对于固定的 k 和 π：

当 $x<\dfrac{(k-1)(1-\pi)}{\pi}$ 时，$p(x)$ 随着 x 的增大而增大；

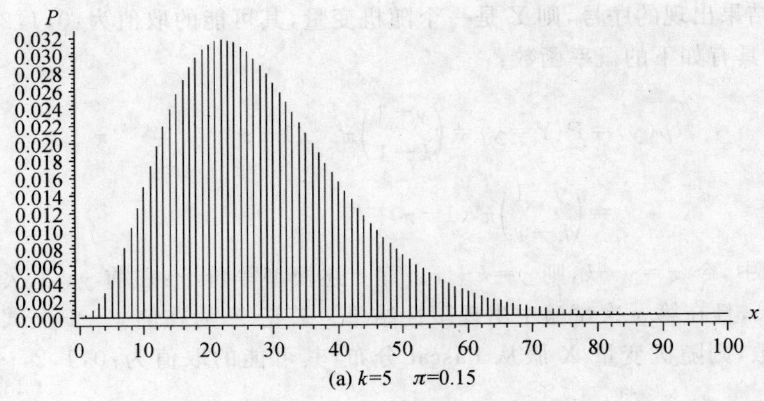

(a) $k=5\quad \pi=0.15$

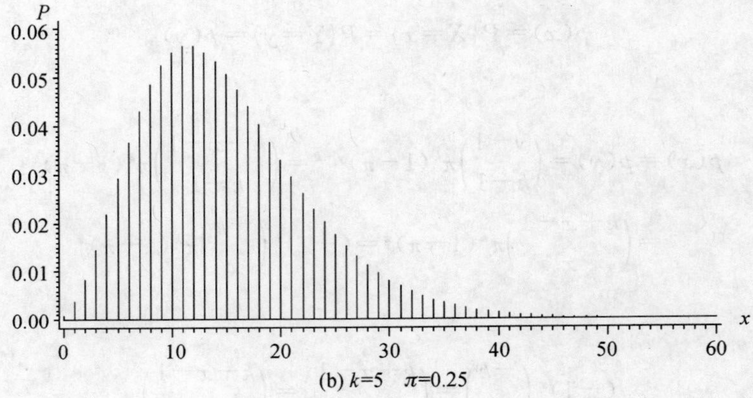

(b) $k=5\quad \pi=0.25$

图 1　不同参数的负二项分布概率函数

当 $x>\dfrac{(k-1)(1-\pi)}{\pi}$ 时，$p(x)$ 随着 x 的增大而减小；

当 $x=\left[\dfrac{(k-1)(1-\pi)}{\pi}\right]$ 时，$p(x)$ 达到最大值。

令 $n=\left[\dfrac{(k-1)(1-\pi)}{\pi}\right]$ 表示 $\dfrac{(k-1)(1-\pi)}{\pi}$ 的最大整数部分，称为最可能出现次数。若 $\dfrac{(k-1)(1-\pi)}{\pi}$ 正好为整数，则 $p(x)$ 在 $x=n=\dfrac{(k-1)(1-\pi)}{\pi}$ 处及 $x=n-1=\dfrac{(k-1)(1-\pi)}{\pi}-1$ 处同时达到最大值；若 $\dfrac{(k-1)(1-\pi)}{\pi}$ 不是整数，则 $p(x)$ 只在 $x=n=\left[\dfrac{(k-1)(1-\pi)}{\pi}\right]$ 处达到最大值。

(2) 负二项分布有如下的递推公式：

$$p(x)=\frac{(k+x-1)(1-\pi)}{x}p(x-1)\qquad x=0,1,2,\cdots \tag{5}$$

(3) 由式(4)定义的负二项分布的均数与方差分别为：

$$\mu=\frac{k(1-\pi)}{\pi} \tag{6}$$

$$\sigma^2=\frac{k(1-\pi)}{\pi^2}=\mu/\pi \tag{7}$$

4 负二项分布的 Poisson 近似

当 k 很大，$(1-\pi)/\pi$ 很小，且 $k[(1-\pi)/\pi]=\lambda(>0)$ 为常数时，负二项分布的概率函数：

$$p(x)=(-1)^x\binom{-k}{x}\pi^k(1-\pi)^x\approx\frac{\lambda^x}{x!}e^{-\lambda} \tag{8}$$

即在上述条件下，负二项分布可由 Poisson 分布来近似。

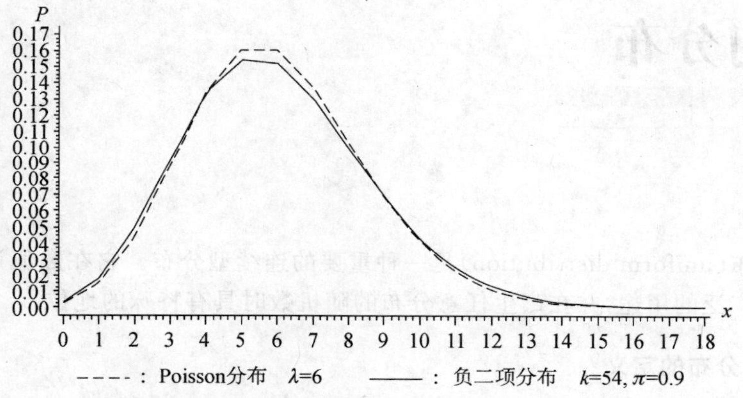

图 2 负二项分布与 Poisson 分布的比较

5 参数 k、π 的估计

(1) 矩法估计：由样本观测值求得 $\overline{X}$ 与 s^2，作为 μ 与 σ^2 的估计值，代入式(6)及式(7)即可求得 π 与 k 的估计值。

(2) 频数法估计：设样本含量为 n，在递推公式(5)中，令 $x=1$，得：$k(1-\pi)=\frac{p(1)}{p(0)}=\frac{np(1)}{np(0)}$，上式右端的$\frac{np(1)}{np(0)}$即为 $x=1$ 与 $x=0$ 时的两个理论频数之比。当 n 较大时，可用相应的两个实际频数之比来估计。设 $x=1$ 与 $x=0$ 时的两个实际频数分别为 n_1、n_0，则有：$\frac{n_1}{n_0}\approx\frac{np(1)}{np(0)}=k(1-\pi)$，再由样本观测值求得 $\overline{X}$ 作为 μ 的估计值，代入式(6)即可求得 π 与 k 的估计值。

6 负二项分布的另一表达形式

在式(4)中，令 $\alpha=\frac{1-\pi}{\pi}$，则式(4)可改写为：

$$p(x)=\binom{k+x-1}{x}\frac{\alpha^x}{(1+\alpha)^{k+x}}=(-1)^x\binom{-k}{x}\frac{\alpha^x}{(1+\alpha)^{k+x}} \tag{9}$$

此乃负二项分布的另一表达形式。此时，x 的均数与方差分别为：$\mu=k\alpha$ 和 $\sigma^2=k\alpha(1+\alpha)$，这里 k,α 均为参数。由于 $\frac{\sigma^2}{\mu}=\frac{k\alpha(1+\alpha)}{k\alpha}=1+\alpha=1+\frac{\mu}{k}$，可见 k 越大，方差与均数之比越接近于 1；k 越小，则方差与均数之比越大。故可用 k 值的大小来衡量分布的离散程度，称 k 为聚集指数。

（田考聪）

均匀分布

均匀分布（uniform distribution）是一种重要的连续型分布。它在数值计算的误差分析方面有着广泛的用途，并在产生任意分布的随机数时具有特殊的地位。

1　均匀分布的定义

若随机变量 X 的概率密度函数为：

$$f(x)=\begin{cases}\frac{1}{b-a} & a\leqslant x\leqslant b\\ 0 & \text{其他}\end{cases} \tag{1}$$

则称 X 服从在$[a,b]$上的均匀分布。或者说，X 均匀分布于$[a,b]$，记为 $X\sim U[a,b]$。

若随机变量 X 服从在$[a,b]$上的均匀分布，则 X 的分布函数为：

$$F(x)=P\{X\leqslant x\}=\begin{cases}0 & x\leqslant a\\ \frac{x-a}{b-a} & a<x\leqslant b\\ 1 & x>b\end{cases} \tag{2}$$

由式(1)易知：

(1) $P\{X>b\}=\int_b^{\infty}0dx=0$

$P\{X<a\}=\int_{-\infty}^{a}0dx=0$

$P\{a\leqslant X\leqslant b\}=\int_a^b\frac{1}{b-a}dx=1$

(2) 若 $a\leqslant c<d\leqslant b$，则：

$$P\{c<X<d\}=\int_c^d \frac{1}{b-a}dx=\frac{1}{b-a}\cdot(d-c) \tag{3}$$

这就是说，具有均匀分布的随机变量 X 取值大于 b 或小于 a 的概率为 0；X 以概率 1 在区间$[a,b]$中取值。

由式(3)知，在区间$[a,b]$上服从均匀分布的随机变量 X 具有下述意义的等可能性：即它落在$[a,b]$中任意等长度的子区间内的可能性是相同的，或者说 X 的值落入$[a,b]$中任一子区间$[c,d]$中的概率只依赖于子区间$[c,d]$的长度，而与其位置无关。

2 均匀分布的图形

由式(1)、(2)可画出均匀分布概率密度函数和分布函数的图形（见图 1、图 2）。

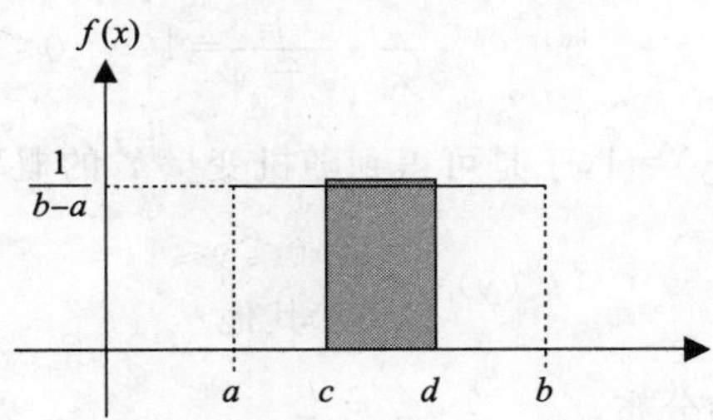

图 1 均匀分布的概率密度函数

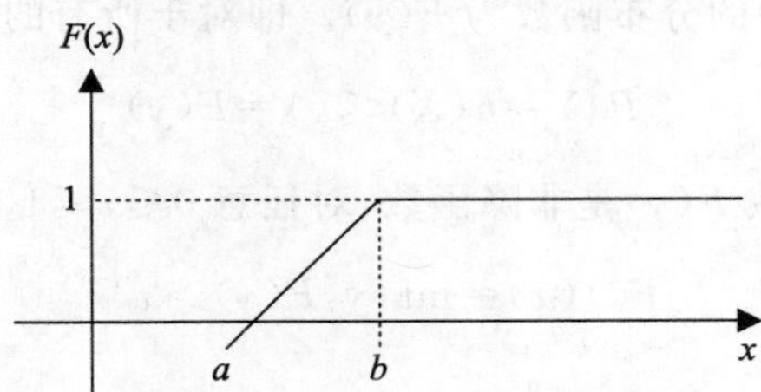

图 2 均匀分布的分布函数

3 均匀分布的性质

均匀分布具有以下性质：

(1) 数字特征

均值：
$$\mu=\frac{a+b}{2} \tag{4}$$

方差：
$$\sigma^2=\frac{(b-a)^2}{12} \tag{5}$$

(2) 若随机变量 X 具有连续的分布函数 $F(x)$，则随机变量 $Y=F(X)$ 在$[0,1]$区间上服从均匀分布。

性质(2)表明，对于任意一个具有连续分布函数 $F(x)$ 的随机变量 X，总可以构造一

个新的随机变量 $Y=F(X)$，使得 $Y=F(X)$ 服从[0,1]区间上的均匀分布。

例 1 设 X 的密度函数为：$f(x)=\begin{cases}\lambda e^{-\lambda x} & 0\leqslant x<\infty,\lambda>0\\ 0 & x<0\end{cases}$

则 X 的分布函数为：$F(x)=\begin{cases}1-e^{-\lambda x} & 0\leqslant x<\infty,\lambda>0\\ 0 & x<0\end{cases}$

由于分布函数 $F(x)$ 连续，考虑函数 $y=F(x)=1-e^{-\lambda x}, 0\leqslant x<\infty, \lambda>0$。于是：

$$x=-\frac{1}{\lambda}\ln(1-y) \qquad 0\leqslant y<1,\lambda>0$$

$$x'_y=\frac{1}{\lambda}\cdot\frac{1}{1-y} \qquad 0\leqslant y<1,\lambda>0$$

令 $Y=F(X)=1-e^{-\lambda X}$，则当 $0\leqslant y<1$ 时，随机变量 Y 的概率密度函数为：

$$f_Y(y)=\lambda e^{-\lambda\cdot\left[-\frac{1}{\lambda}\ln(1-y)\right]}\cdot\frac{1}{\lambda}\cdot\frac{1}{1-y}=1 \qquad 0\leqslant y<1,\lambda>0$$

现在定义，当 $y=1$ 时，$f_Y(y)=1$，于是可得到随机变量 Y 的概率密度函数为：

$$f_y(y)=\begin{cases}1 & 0\leqslant y\leqslant 1\\ 0 & \text{其他}\end{cases}$$

这就是[0,1]区间上的均匀分布。

(3) 若 X 服从[0,1]区间上的均匀分布，对于任意分布函数 $F(y)$，则存在一个函数 h，使得随机变量 $Y=h(X)$ 的分布函数为 $F(y)$。即对于所有的 $y\in(-\infty,\infty)$，有：

$$P\{Y=h(X)\leqslant y\}=F(y) \tag{6}$$

事实上，由于分布函数 $F(y)$ 是非降函数，对任意 $0\leqslant x\leqslant 1$，可以定义：

$$F^{-1}(x)=\inf\{y:F(y)>x\} \tag{7}$$

作为 $F(y)$ 的反函数。

若 X 服从[0,1]区间上的均匀分布，对任意分布函数 $F(y)$，令：

$$Y=h(X)=F^{-1}(X) \tag{8}$$

则 Y 的分布函数为：

$$P\{Y\leqslant y\}=P\{F^{-1}(X)\leqslant y\}=P\{X\leqslant F(y)\}=F(y)$$

上式最后一个等号成立，是由于 X 服从[0,1]区间上的均匀分布的缘故。

性质(3)表明，通过均匀分布可以构造出任意指定分布函数的随机变量。这就是说，只要能产生[0,1]区间上均匀分布的随机变量的样本（观察值），也就能通过式(8)产生分布函数为 $F(y)$ 的随机变量的样本（观察值）。这个过程通过计算机很容易得到实现（见例 4）。

例 2 若 F 为任一离散型概率分布：

$$P\{Y=y_k\}=p_k \qquad k=1,2,3,\cdots$$

定义 h 如下：

$$h(x)=\begin{cases} y_1 & 0\leqslant x<p_1 \\ y_2 & p_1\leqslant x<p_1+p_2 \\ y_3 & p_1+p_2\leqslant x<p_1+p_2+p_3 \\ \cdots & \cdots \\ y_k & p_1+p_2+\cdots+p_{k-1}\leqslant x<p_1+p_2+\cdots+p_{k-1}+p_k \\ \cdots & \cdots \end{cases}$$

设 X 服从[0,1]区间上的均匀分布，于是有：

$$P\{h(X)=y_1\}=P\{0\leqslant X<p_1\}=p_1$$
$$P\{h(X)=y_2\}=P\{p_1\leqslant X<p_1+p_2\}=p_2$$
$$P\{h(X)=y_3\}=P\{p_1+p_2\leqslant X<p_1+p_2+p_3\}=p_3$$
$$\cdots\cdots$$
$$P\{h(X)=y_k\}=P\{p_1+p_2+\cdots+p_{k-1}\leqslant X<p_1+p_2+\cdots+p_{k-1}+p_k\}=p_k$$
$$\cdots\cdots$$

因此，$h(X)$是一个具有概率分布 $P\{Y=y_k\}=p_k(k=1,2,3,\cdots)$的离散型随机变量。

例 3 若 F 为参数 $\lambda=1$ 的指数分布：$F(y)=\begin{cases}0 & y<0\\ 1-e^{-y} & y\geqslant 0\end{cases}$，则当 $y\geqslant 0$ 时，$F(y)$的反函数为：

$$h(x)=F^{-1}(x)=-\ln(1-x)\quad 0\leqslant x<1$$

设 X 服从[0,1]区间上的均匀分布，由式(8)，令：

$$Y=h(X)=F^{-1}(X)=-\ln(1-X)\tag{9}$$

于是当 $y\geqslant 0$ 时，由式(9)定义的随机变量 Y 的分布函数为：

$$P\{Y\leqslant y\}=P\{-\ln(1-X)\leqslant y\}=P\{X\leqslant 1-e^{-y}\}=1-e^{-y}$$

而当 $y<0$ 时，则定义：

$$P\{Y\leqslant y\}=0$$

于是由式(9)定义的随机变量 Y 的分布函数为：

$$F(y)=\begin{cases}0 & y<0\\ 1-e^{-y} & y\geqslant 0\end{cases}$$

例 4 利用性质 3 通过均匀分布产生出参数 $\lambda=1$ 的指数分布的样本(观察值)。

SAS 计算程序如下：

```
data uniform;            /* 建立一个名为 uniform 的 SAS 数据集 */
 do i=1 to n;            /* n 为所需的样本含量 */
  uni=ranuni(0);         /* 利用均匀分布的随机数函数 ranuni 产生均匀分布的样本观察值 */
  h=-log(1-uni);         /* 由式(9)产生参数 λ=1 的指数分布的样本观察值 */
```

```
  output;
  end;
proc print;
run;
```

上述程序提交运行后,即可得到所需的参数 $\lambda=1$ 的指数分布的样本观察值(这里略去了 SAS 的输出结果)。

需要注意的是,由于抽样误差的存在,程序中的样本含量 n 不能太小,并且应对所得的 h 值(参数 $\lambda=1$ 的指数分布的样本观察值)进行指数分布拟合检验。

(曾 庆)

圆形分布

圆形分布(circular distribution)是一种特殊的连续型分布,用于描述以方向、位置、周期性(环形)时间、角度等为测度单位的数字特征。圆形分布中最常用的是单峰对称分布,又称为圆形正态分布,即 Von Mises 分布,是由 Von Mises 于 1918 年创立,此分布与双变量正态分布有关。此外还有其他对称分布,如环形正态分布(wrapped normal distribution)、环形柯西分布(wrapped Cauchy distribution)、平顶和尖峰分布(flat-topped and sharply peaked distribution)等。本条目主要介绍 Von Mises 分布。

1 圆形分布数据的性质与特点

医学领域内有一些现象是以方向或时间度量的,具有周期性特点,例如某疾病在一年内各月份的发生数、胎儿在一昼夜间各时点分娩的频度以及一个医院出院病人在 24 小时内达到时间等;此外有些数据本身就是以角度来表示的,如脑电阻图的上升角,气象环境的风向玫瑰图等。这些数据不能用通常的均数、标准差来描述。例如假定某病在第一年的 12 月发病 25 人,次年元月份发病 50 人,2 月份发病 25 人,若计算其平均发病时间:

$$\overline{X}=\frac{\sum fx}{\sum f}=\frac{25\times12+50\times1+25\times2}{25+50+25}=4(\text{月})$$

而实际的平均发病时间应该在元月份,与计算结果相差较远。这类数据没有真正的零点,例如角度,昼夜钟点、月、日等,它们是周而复始的。从图 1(圆形分布的测量尺度)可看出:以罗盘正北方向为 0°或 360°,昼夜时间为 0 点 0 分或 23 点 60 分,顺时针方向为正,反时针方向为负。正东方向为90°,时间为6点,一年中是4月2日;正南方向为180°,时间为12点,一年中是7月2日;正西方向为270°,时间为18点,一年中是10月2日,这些都是人为规定的。并且,圆形分布数值的大小高低的判断是任意的。例如不能说90°方向大于60°,也不能说3点钟大于1点钟;或者说8月1日大于3月1日也是不妥的。只能按时间顺序理解:3月1日发生在8月1日之前。各数据转换为角度后,就角度而言是循环的,故称这类变量为圆形变量,它与长度、重量、体积、温度等变量的含义有是不同的。

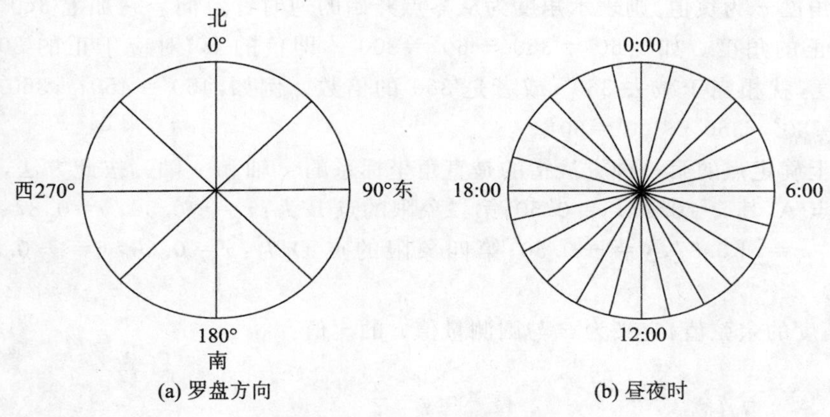

图1　圆形分布的测量尺度

圆形分布数据既可以使用图形表达数据特征,也可以使用统计指标来表达数据的特征。

2　圆形分布数据的正弦和余弦

描述圆形数据的特征及指标,需要计算两种基本的三角函数即正弦和余弦。设定一个单位圆,将其画在一个直角坐标系中,如图2所示。水平轴 y 轴和垂直轴 x 轴相交处为原点即零点。

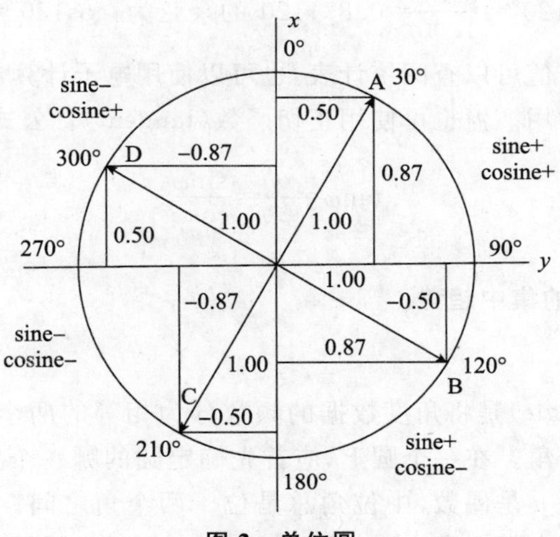

图2　单位圆

单位圆显示了4个点以及它们的极坐标(φ和r)和直角坐标(x和y)。在一个单位圆中，有两种方法来确定一个平面的点。第一种方法是在直角坐标系中，指定x轴和y轴。对于圆形分布资料适合于用y轴来代替x轴即水平轴，并用x轴取代y轴即垂直轴。第二种方法是指定角度φ代表某个起始方向，如x轴上方即指“北方”。由圆心起始的直线距离用r表示。这一对指标φ和r称为某个点的极坐标(polar coordinates)。例如，在图2中，点A由极坐标的$\varphi=30°$和$r=1.00$所唯一的确定。点B由极坐标的$\varphi=120°$和$r=1.00$所唯一的确定，余类推。

如果角度φ为负值，则表示角度为从零点开始的逆时针方向。它加上360°就产生了相对应的正的角度。如$-60°=360°-60°=300°$。即负的60°对应于正的300°。大于360°的角度，就相当于减去360°，或者是360°的倍数。例如，$450°=450°-360°=90°$，或者：$780°=780°-360°-360°=60°$。

在图上确定点的第一种方法指的是直角坐标系的x轴和y轴。按此方法，图2中第一象限的点A，其$x=0.87$，$y=0.50$；第二象限的点B为：$x=-0.50$，$y=0.87$；第三象限的点C为：$x=-0.87$，$y=-0.50$；第四象限的点D为：$x=0.50$，$y=-0.87$。所有的$r=1.00$。

(1)角度的余弦值：定义为x与圆测量值r的比值。

$$\cos\varphi=\frac{x}{r} \tag{1}$$

(2)角度的正弦值：定义为Y与圆测量值r的比值。

$$\sin\varphi=\frac{y}{r} \tag{2}$$

例如，图2中，

30°的正弦为：$\sin 30°=\frac{0.50}{1.00}=0.50$，30°的余弦为：$\cos 30°=\frac{0.87}{1.00}=0.87$；

120°的正弦为：$\sin 120°=\frac{0.87}{1.00}=0.87$；120°的余弦为：$\cos 120°=-\frac{0.50}{1.00}=-0.50$。

其余类推。正弦和余弦值可以查阅统计表，也可以使用电子计算器计算而得。

正弦和余弦最为常用。但也可使用正切函数(tangent)。公式为：

$$\tan\varphi=\frac{y}{x}=\frac{\sin\varphi}{\cos\varphi} \tag{3}$$

3 圆形分布数据的集中趋势

3.1 中位角

中位角(median angle)是将角度数据的频数分为相等的两个部分，而且是最接近数据点的主要部分的那个角。在一个圆上，应首先确定圆的哪一个直径能把数据分为两个相等大小的分组。如果n是偶数，中位角总是位于两个角之间。如果n是奇数，则中位角总是对应于中间的那个数据点，或相反方向的180°所对应的那个数据点。

例 1　调查得到 6 个角度数据：45°、50°、60°、80°、95°、100°。试计算中位角。

本例，$n=6$，中位角位于 60°与 80°之间，即为 70°。

若去除一个角度 45°，则 $n=5$，中位角是位于中间位置的角度，即 80°。

3.2　众角

也称为众数角(modal angles)。它是指角度数据中出现频数最多的那个角度值。众角可以不止一个，也可以不存在。

例 2　调查有三组数据见表 1。试计算众角。

表 1　圆形分布数据众角计算表

组别	数据(度)						众　角
A 组	45	50	60	80	95	100	不存在
B 组	50	50	50	80	95	100	50
C 组	45	60	60	80	100	100	60,100

3.3　平均角

如果一个资料有 n 个角，即 φ_1 到 φ_n。那么这些角的均值称为平均角(mean angle)即 $\bar{\varphi}$。$\bar{\varphi}$ 为抽样总体的平均角 μ_φ 的一个估计值。为了计算样本平均角 $\bar{\varphi}$，首先应考虑平均角的直角坐标系。x 和 y 的计算公式为：

$$x=\frac{\sum_{i=1}^{n}\cos\varphi_i}{n} \tag{4}$$

$$y=\frac{\sum_{i=1}^{n}\sin\varphi_i}{n} \tag{5}$$

由 x 值和 y 值可以计算测量值 r。r 值就是平均向量的长度。当计算出一个角度的正弦值和余弦值时，即可以确定平均角 $\bar{\varphi}$ 值。公式为：

$$r=\sqrt{x^2+y^2} \tag{6}$$

$$\cos\bar{\varphi}=\frac{x}{r} \tag{7}$$

$$\sin\bar{\varphi}=\frac{y}{r} \tag{8}$$

$$\tan\bar{\varphi}=\frac{y}{x} \tag{9}$$

由上式计算得知，如果 $r=0$，则平均角无定义，并且可以得到结论：没有平均方向。如果处理的数据是用时间代替角度，则对应于角度的平均时间由下式计算：

$$\bar{x}=\frac{k}{360°}\bar{\varphi} \tag{10}$$

例如，为了确定平均角度 $\bar{\varphi}$ 所对应的一天的平均时间 $\bar{x}$，有公式：$\bar{x}=\frac{(24\text{ 小时})}{360°}(\bar{\varphi})$。

当数据量较大时，圆形资料常用频数表来表示。对于频数表资料，计算公式为：

$$x=\frac{\sum f_i\cos\varphi_i}{n} \tag{11}$$

$$y=\frac{\sum f_i\sin\varphi_i}{n} \tag{12}$$

式中，φ_i 是测量值区间的组中值。如 30°～60°的组中值为 45°。f_i 是频数，$n=\sum f_i$。

由分组资料计算的 r 值存在偏倚，使结果偏小，对此可进行校正。校正公式的应用条件是：圆形分布为单峰分布，数据偏离对称分布不太大，角度的区间应大于等于 30°。对于每个区间分为 d 度的资料，校正公式为：

$$r_c=cr \tag{13}$$

式中 r_c 是的 r 校正值，c 是一个校正因子。

$$c=\frac{\frac{d\pi}{360°}}{\sin(\frac{d}{2})} \tag{14}$$

对于区间小于 30°时校正公式就变得没有意义。校正公式是用于校正 r 值以及由它计算的统计量。但对于分组资料的平均角 $\bar{\varphi}$ 并不需要校正。

例 3 计算表 2 中 8 个角度数据的平均角度 $\bar{\varphi}$。

表 2 调查 8 个角度值数据

φ_i(度)	$\sin\varphi_i$	$\cos\varphi_i$
45	0.70711	0.70711
55	0.81915	0.57358
81	0.98769	0.15643
96	0.99452	−0.10453
110	0.93969	−0.34202
117	0.89101	−0.45399
132	0.74315	−0.66913
154	0.43837	−0.89879
合 计	6.52069	−1.03134

表 2 中计算的数据有：$\sum\sin\varphi_i=6.52069$，$\sum\cos\varphi_i=-1.03134$，$n=8$。将表 2 中数据代入公式有：

$$y=\frac{\sum \sin\varphi_i}{n}=\frac{6.52069}{8}=0.81509$$

$$x=\frac{\sum \cos\varphi_i}{n}=\frac{-1.03134}{8}=-0.12892r$$

$$=\sqrt{x^2+y^2}=\sqrt{(-0.12892)^2+(0.81509)^2}$$

$$=0.82522$$

$$\cos\bar{\varphi}=\frac{x}{r}=\frac{-0.12892}{0.82522}=-0.15623$$

$$\sin\bar{\varphi}=\frac{y}{r}=\frac{0.81509}{0.82522}=0.98772$$

根据正弦或余弦计算反正弦或反余弦值，求得平均角 $\bar{\varphi}=99°$。

4 圆形分布数据的离散趋势

4.1 极差

极差(range)用来描述角度资料离散度的指标。它是指在圆形分布中包含所有数据的最小弧长(the smallest arc length)，即指圆周的最小部分。例如，在图 3(a)中，只有一个角度的散点，此时，弧的极差为零。在图 3(b)中，有 5 个散点，此时，弧的极差为两个角度之差：60°－38°＝22°；在图 3(c)中，弧的极差为 93°－10°＝83°；余类推。

在图 3 中可以发现，由虚线箭头表示的 r 值的大小变化与数据的离散度成反比。散点越集中，虚线箭头越长。因此，r 值是一个可以反映集中趋势的测量指标。r 值没有单位，并且它的变化范围为 0～1。当 $r=0$ 时，散点在圆周均匀分布，离散度很大以致于不能描述平均角。当 $r=1$ 时，所有数据集中在相同方向上。$r=0$ 并不一定是单一均匀的分布。也可能是两个方向相反的对称分布。

在圆形分布中，在平均角 $\bar{\varphi}$ 的方向上，r 值的顶端即为圆图重力的中心。设图 3 中的每个圆都是一个微重量的圆盘，并且每一个数据都是单位重量的点。这个圆盘保持与地面平行，它也与图中箭头顶端相平衡。在图 3 的 c,d,e,f 中，r 值的箭头依次减小，并且图 3(f)中，重力的中心到达圆的中心。此时，$r=0$。

虚线表示均角。每个均角都是 50 度。注意：r 值在离散度相反的方向上变化。s 和 s_0 值是直接随着离散度而变化。

图 3 中的 r 值及离散指标计算如下：

(a) $r=1.00, s=0°, s_0=0°$

(b) $r=0.99, s=8.10°, s_0=8.12°$

(c) $r=0.90, s=25.26°, s_0=26.30°$

(d) $r=0.60, s=51.25°, s_0=57.91°$

(e) $r=0.30, s=67.79°, s_0=88.91°$

(f) $r=0.00, s=81.03°, s_0=\infty°$

4.2 角方差

由于向量 r 值是集中度的测量，$1-r$ 就是离散度的测量，称为角方差(angular variance)。

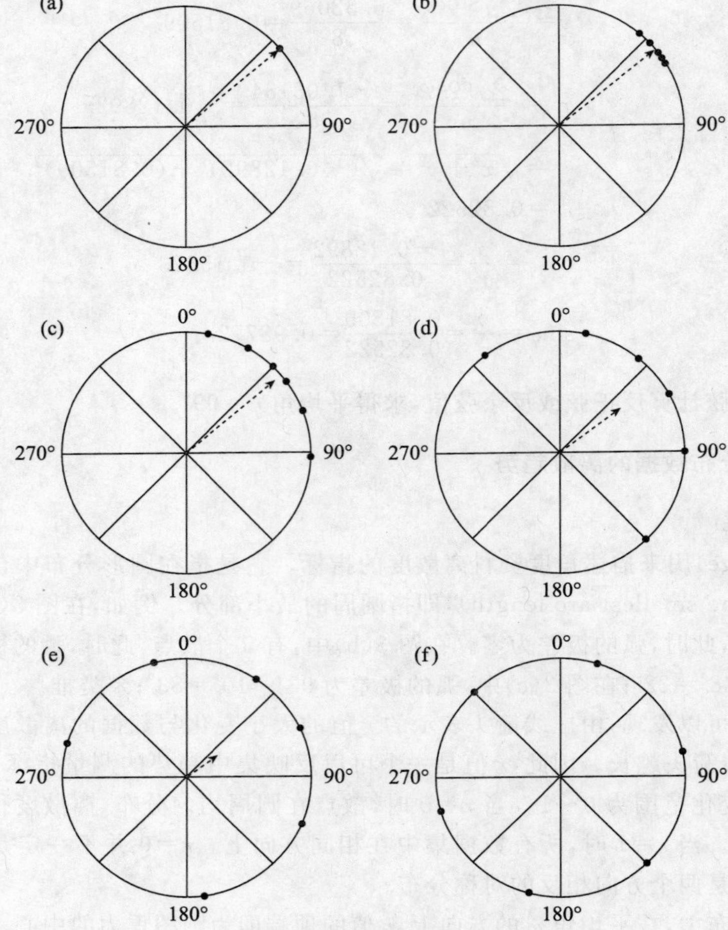

图 3 圆形分布具有不同的离散度

最小离散度将由 $1-r=0$ 所反映，且最大离散度为 $1-r=1$。圆形数据的角方差计算公式为：

$$s^2=1-r \tag{15}$$

公式(15)中：s^2 的变化范围为 0～1。

Batschelet 在 1981 年定义角度资料的方差为：

$$s^2=2(1-r) \tag{16}$$

公式(16)更接近于线性方差。s^2 的变化范围为 0～2。$s^2=2$ 并不意味着圆形数据为单一分布。Mardia 在 1972 年提出的方差测量值为：

$$s_0^2=-2\ln r \tag{17}$$

公式(17)统计量的变化范围为 0～∞。这 3 个离散指标都是弧度的平方根。为了用度的平方根表示，可乘以 $(180°/\pi)^2$。

4.3 角离差

也称为平均角离差(mean angular deviation)。计算公式为：

$$s=\frac{180^\circ}{\pi}\sqrt{2(1-r)} \tag{18}$$

公式(18)的单位为“度”。它的变化范围是：0～81.03°。

4.4 圆形标准差

圆形标准差(circular standard deviation)由 Mardia 在 1972 年提出。计算公式为：

$$s_0=\frac{180^\circ}{\pi}\sqrt{-2\ln r} \tag{19}$$

公式(19)的单位为“度”。若用常用对数，则有：

$$s_0=\frac{180^\circ}{\pi}\sqrt{-4.60517\lg r} \tag{20}$$

公式(20)单位也为“度”。该指标类似于线性数据的标准差，它的变化范围为 0～∞。对于较大的 r 值，如 r 值不小于 0.80，s 值和 s_0 值的变化不超过 2 度；如 r 值不小于 0.87，s 值和 s_0 值的变化不超过 1 度。如 r 值不小于 0.97，s 值和 s_0 值的变化不超过 0.1 度。圆形离散测度指标是合理的，它有一个上限，因此 s 就是推荐的测度指标。在附表 6(r 值转换为角离差 s 值表)和附表 7(r 值转换为圆形标准差 s_0 值表)中，已将 r 值转换为 s 和 s_0 值。如果是分组资料，那么 s 和 s_0 值就会出现太大的偏倚，因此，r_c(公式 14)可用于取代 r。

5 Von Mises 分布

Von Mises 分布属连续性单峰分布，其密度函数为：

$$f(\varphi)=\frac{1}{2\pi I_0(K)}e^{K\cos(\varphi-\Phi)} \tag{21}$$

分布中有两个参数：$K(K>0)$与 Φ。当 $\varphi=\Phi$ 时，$\cos(\varphi-\Phi)=1$，函数取最大值；可见 Φ 是众数，因此分布对称于众数，故 Φ 又是平均角。当 $K=0$ 时，Von Mises 分布退化为均匀分布。正如图 4 所示：K 愈大，分布愈集中于平均角周围，因此 K 称为集中参数。在式(21)中，$I_0(K)$为修正的 Bessel 函数，已知 K 时，$I_0(K)$值可查 Bessel 函数表(附表 11)，也可按式(22)计算：

$$I_0(K)=\sum_{i=0}^{\infty}\frac{\left(\frac{K}{2}\right)^{2i}}{(i!)^2}=1+\frac{\left(\frac{K}{2}\right)^2}{1}+\frac{\left(\frac{K}{2}\right)^4}{(2!)^2}+\frac{\left(\frac{K}{2}\right)^6}{(3!)^2}+\cdots \tag{22}$$

Von Mises 分布的分布函数 $F(\varphi)$，公式为：

$$F(\varphi)=\frac{1}{2\pi I_0(K)}\int_0^{\varphi}e^{K\cos(\phi-\varphi)}d\phi \tag{23}$$

式中，$0\leqslant\varphi<360^\circ$。当 $\varphi=180^\circ$时，$F(180^\circ)=0.5$，当 $\varphi=360^\circ$时，$F(360^\circ)=1$。

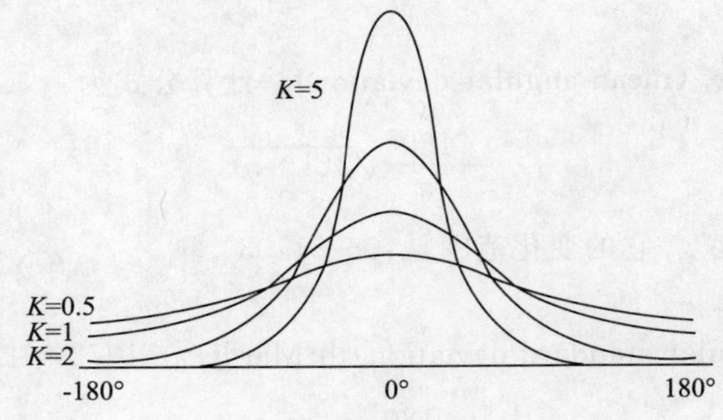

图 4　不同 *K* 值下的 Von Mises 分布

5.1　参数 Φ 与 K 的点估计

Von Mises 分布的参数 Φ 的最大似然估计 $\tilde{\Phi}$ 和无偏估计 $\hat{\Phi}$ 都是样本平均角 $\bar{\varphi}$，即：

$$\tilde{\Phi}=\hat{\Phi}=\bar{\varphi} \tag{24}$$

因此圆形分布中，只有 Von Mises 分布才有样本平均角是总体平均角的最大似然估计。

理论平均向量长度 ρ 的极大似然估计 $\tilde{\rho}$ 为样本平均向量长度(即集中度)r，即：

$$\tilde{\rho}=r \tag{25}$$

但 r 不是 ρ 的无偏估计。

K 的极大似然估计为下列方程：

$$I_1(K)/I_0(K)=r \tag{26}$$

该方程是在样本含量 $n\to\infty$ 时导出的，应用时可查附表 9(K 值表)。根据此表可以按算式(6)的 r 及样本含量 n 查得 K 的点估计值。如果 r 是由频数分布资料算得，则应按式(27)进行校正，校正后的 r_c 略大于原来的 r。

$$r_c=r\cdot\frac{\lambda/2}{\sin(\lambda/2)}\quad(\lambda\text{ 为弧度}) \tag{27}$$

例如 $n=40, r=0.5, K=1.12$。若分组资料的组数大于 12，校正与否影响不大。

5.2　样本平均角 $\bar{\varphi}$ 和样本平均向量长度 r 的计算

第一步：x、y 的计算

对于非频数表资料用式(4)、(5)；对于频数表资料用式(11)、(12)。

第二步：求平均角 $\bar{\varphi}$

$$\bar{\varphi}=\begin{cases}\arctan(y/x) & x>0, y>0\\ 180^\circ+\arctan(y/x) & x<0\\ 360^\circ+\arctan(y/x) & x>0, y<0\\ 90^\circ & x=0, y>0\\ 270^\circ & x=0, y<0\\ \text{不确定} & x=0, y=0\end{cases} \tag{28}$$

第三步：r 的计算

根据式(6)计算 r；根据式(27)计算 r_c。

5.3 Φ的区间估计

已知：
$$y=\frac{1}{n}\sum_{i=1}^{m}f_i\sin\varphi_i,\quad x=\frac{1}{n}\sum_{i=1}^{m}f_i\cos\varphi_i$$

现令：
$$y'=\frac{1}{n}\sum_{i=1}^{m}f_i\sin(\varphi_i-\Phi),\quad x'=\frac{1}{n}\sum_{i=1}^{m}f_i\cos(\varphi_i-\Phi)$$

则：
$$r\sin(\hat{\Phi}-\Phi)=Y',\quad r\cos(\hat{\Phi}-\Phi)=X'$$

因此：
$$E(r\sin(\hat{\Phi}-\Phi))=E(Y')=\frac{1}{n}\sum_{i=1}^{m}f_iE(\sin(\varphi_i-\Phi))=0 \tag{29}$$

$$Var(r\sin(\hat{\Phi}-\Phi))=Var(Y')=\frac{1}{n^2}\sum_{i=1}^{m}f_iVar(\sin(\varphi_i-\Phi))=\frac{1-\alpha_2}{2n} \tag{30}$$

式(30)中α_2由下式估计：

$$\alpha_2=\frac{\sum_{i=1}^{m}f_i\cos2(\varphi_i-\Phi)}{n}=\frac{\cos2\Phi\sum_{i=1}^{m}f_i\cos2\varphi_i+\sin2\Phi\sum_{i=1}^{m}f_i\sin2\varphi_i}{n} \tag{31}$$

当$n\to\infty$时，根据中心极限定理

$$\frac{r\sin(\hat{\Phi}-\Phi)}{\sqrt{\frac{1-\alpha_2}{2n}}}\sim N(0,1) \tag{32}$$

令U_α为显著性水准为α的双侧正态分布界值，

$$P\left(\left|\frac{r\sin(\hat{\Phi}-\Phi)}{\sqrt{\frac{1-\alpha_2}{2n}}}\right|<U_\alpha\right)=1-\alpha$$

故Φ的$100(1-\alpha)\%$可信区间为：

$$\left(\hat{\Phi}-\sin^{-1}\left(U_\alpha\sqrt{\frac{1-\alpha_2}{2nr^2}}\right),\quad \hat{\Phi}+\sin^{-1}\left(U_\alpha\sqrt{\frac{1-\alpha_2}{2nr^2}}\right)\right) \tag{33}$$

因
$$\sum_{i=1}^{m}f_i\cos2\varphi_i=n-2\sum_{i=1}^{m}f_i\sin^2\varphi_i,\quad \sum_{i=1}^{m}f_i\sin2\varphi_i=2\sum_{i=1}^{m}f_i\sin\varphi_i\cos\varphi_i$$

实际计算时，对于分组资料可列表求出$\sum_{i=1}^{m}f_i\sin\varphi_i$，$\sum_{i=1}^{m}f_i\cos\varphi_i$，由式(6)、式(28)计算出$r$与$\varphi$，求$\sum_{i=1}^{m}f_i\sin^2\varphi_i$，$\sum_{i=1}^{m}f_i\sin\varphi_i\cos\varphi_i$，由式(31)计算$\alpha_2$。

例 4 现有某市492例精神分裂症患者的复发时间，列于表3，欲估计复发时间的平均高峰角及可信区间。

(1) 求总体平均角Φ的估计值$\bar{\varphi}$

根据表1中的合计数按式(11)、式(12)计算x与y值：

$$x=\frac{1}{n}\sum f_i\cos\varphi_i=\frac{119.4521}{492}=0.242789$$

表 3　492 例精神分裂症患者复发时间的圆形分布计算

复发时间(月份)	月中位累计数	月中位累计角度 φ_i	$\sin\varphi_i$	$\cos\varphi_i$	复发人数 f_i	$f_i\sin\varphi_i$	$f_i\cos\varphi_i$	$f_i\sin^2\varphi_i$	$f_i\sin\varphi_i\cdot\cos\varphi_i$
1	15.5	15.29	0.2637	0.9646	60	15.8220	57.8760	4.1723	15.2619
2	45.5	44.38	0.6994	0.7147	90	62.9460	64.3230	44.0244	44.9875
3	74.5	73.48	0.9587	0.2844	54	51.7698	15.3576	49.6317	15.2410
4	105.0	103.58	0.9721	−0.2345	53	51.5213	−12.4285	50.0839	−12.0817
5	135.5	133.64	0.7236	−0.6902	31	22.4316	−21.3962	16.3215	−15.4823
6	166.0	163.72	0.2802	−0.9599	25	7.0050	−23.9975	1.9628	−6.7241
7	196.5	193.81	−0.2387	−0.9711	24	−5.7288	−23.3064	1.3675	5.5632
8	227.5	224.38	−0.6994	−0.7147	18	−12.5910	−12.8646	8.8049	8.9975
9	258.5	254.47	−0.9635	−0.2678	22	−21.1970	−5.8916	20.4233	5.6766
10	288.5	284.55	−0.9679	0.2512	28	−27.1012	7.0336	26.2313	−6.8078
11	319.0	314.63	−0.7117	0.7025	35	−24.9095	24.5875	17.7281	−17.4989
12	349.5	344.71	−0.2637	0.9646	52	−13.7124	50.1592	3.6160	−13.2270
合计					492	106.2558	119.4521	244.2777	23.9059

$$y=\frac{1}{n}\sum f_i\sin\varphi_i=\frac{106.2558}{492}=0.215967$$

按式(28)求 $\bar{\varphi}$：

$$\bar{\varphi}=\arctan(y/x)$$
$$=\arctan(0.215967/0.242789)=41.65°$$

将 41.65°转换为日期：

$$41.65\times\frac{365\text{ 天}}{360°}=42.2(\text{天})$$

即第 43 天为 2 月 12 日。

(2) 求集中参数的估计值 r

按式(6)求 r：

$$r=\sqrt{x^2+y^2}=\sqrt{0.242789^2+0.215967^2}=0.3249$$

(3) 总体平均角 Φ 的存在性检验

一组角度资料的分布形态，各点愈密集，r 值愈大，算得的平均角 Φ 代表性愈强；若各角度随机分布而无集中趋势，r 值则为零，平均角 Φ 就无意义。由于 r 为样本值，因此需对圆形分布的平均角 Φ 作存在性检验，以判断 r 是否从 $\rho=0$ 的总体中抽取的，进而推论平均角的存在意义。

检测方法为：

$$H_0:\rho=0$$
$$H_1:\rho\neq0$$
$$\alpha=0.05$$

根据 n 值查附表 10"圆形分布 r 界值表"，现 $n=492$，$r=0.32$，查界值表取 n 为 500 的近似值，得 $r_{0.05(500)}=0.0774$，现 $r>r_{0.05(500)}$，$P<0.05$，说明总体平均角存在。

(4) Φ 的区间估计

①按式(31)求 α_2：

$$\sum_{i=1}^{m} f_i \cos 2\varphi_i = n - 2\sum_{i=1}^{m} f_i \sin^2 \varphi_i = 492 - 2\times 244.2777 = 3.4446$$

$$\sum_{i=1}^{m} f_i \sin 2\varphi_i = 2\sum_{i=1}^{m} f_i \sin\varphi_i \cos\varphi_i = 2\times 23.9059 = 47.8118$$

$$\cos 2\Phi = \cos(2\times 41.65°) = 0.11667 \qquad \sin 2\Phi = \sin(2\times 41.65°) = 0.99317$$

$$\begin{aligned}\alpha_2 &= (\cos 2\Phi \sum_{i=1}^{m} f_i \cos 2\varphi_i + \sin 2\Phi \sum_{i=1}^{m} f_i \sin 2\varphi_i)/n \\ &= (0.11667\times 3.4446 + 0.99317\times 47.8118)/492 \\ &= 0.0973\end{aligned}$$

②按式(33)求 Φ 的 95%可信区间：

$$\sqrt{(1-\alpha_2)/2nr^2} = \sqrt{(1-0.0973)/(2\times 492\times 0.3249^2)} = 0.0932$$

$$\hat{\Phi} - \sin^{-1}\left(U_\alpha \sqrt{\frac{1-\alpha_2}{2nr^2}}\right) = 41.65° - \sin^{-1}(1.96\times 0.0932) = 31.12°$$

$$\hat{\Phi} + \sin^{-1}\left(U_\alpha \sqrt{\frac{1-\alpha_2}{2nr^2}}\right) = 41.65° + \sin^{-1}(1.96\times 0.0932) = 52.18°$$

即为(31.12°,52.18°)。

因平均角 $\bar{\varphi}$ 为 41.65°，即一年的第 42.2 天，为 2 月 12 日。31.12°为 31.12°×（365 天/360°）=31.55 天，为 2 月 1 日；52.18°为 52.18°×(365 天/360°)=52.90 天，即 2 月 22 日。故精神分裂症患者高发的高峰日为 2 月 12 日，其 95%可信区间为 2 月 1 日～2 月 22 日。

(5) 分布的拟合检验

采用 χ^2 检验。第一步确定 K 值，用查表法按 $n=492$，$r=0.32$，从 K 值表(附表 9)中得近似为 $K\approx 0.7$。然后根据 K 值从 Bessel 函数表(附表 11)中查得 Bessel 函数 $I_0(0.7)=1.1263$，进而得密度函数为：

$$f(\varphi) = \frac{1}{2\pi\times 1.1263} e^{0.7\cos(\varphi - 41.65°)}$$

根据上式算得各组段(φ)相应的概率 $f(\varphi)$ 值，与理论频数，见表 4。

关于表 4 中 Von Mises 分布表相应的 φ 近似值，由于 Von Mises 分布中各 $F(\varphi)$ 值是以 180°为总体平均角 Φ 而算得的，随 K 值不同而异。本例 $\bar{\varphi}$ 为 41.65°，与 180°相差 138.35°，这样各组段均应移动 138.35°，即 15.29°+138.35°=153.64°，44.38°+138.35°=182.73°，…。由于 $F(\varphi)$ 的各角度组段均间隔 5°，故将 153.64°取近似值 155°，182.73°变为 185°，…，余类推，故得表中第(3)列各值。

表 4 拟合 Von Mises 分布的检验计算

组段(度)	频数	Von Mises 分布表	$F(\varphi)$			各组段	理论频数
φ	f_i	相应的 φ 近似值	$K=0.6$	$K=0.8$	$K=0.7$	相应概率	$F_i=(7)\times 492$
(1)	(2)	(3)	(4)	(5)	(6)	(7)	(8)
15.29	60	155	0.38628	0.37077	0.37853	0.12587	61.928
44.28	90	185	0.52316	0.52647	0.52482	0.14629	71.975
73.48	54	215	0.65647	0.67681	0.66664	0.14182	69.775
103.56	53	245	0.76846	0.79608	0.78227	0.11563	56.890
133.64	31	275	0.85338	0.87861	0.86600	0.08373	41.195
103.73	25	305	0.91591	0.93347	0.92469	0.05869	28.875
193.81	24	335	0.96443	0.97256	0.96850	0.04381	21.555
224.38	18	5	0.00699	0.00536	0.006175	0.037675	18.536
254.47	22	35	0.05071	0.03936	0.04504	0.038865	19.122
284.55	28	65	0.10295	0.08251	0.09273	0.04769	23.463
314.63	35	95	0.17206	0.14522	0.15864	0.06591	32.428
344.71	52	125	0.26587	0.23944	0.25266	0.09402	46.258
	492					1.0000	492.000

第(4)、(5)列系录自圆形正态分布的分布函数表(附表 12),表中各 K 值间隔为 0.2,本例 $K=0.7$,则由第(4)、(5)列内插而算得。

第(7)列则是第(6)列各组值与上一组之差的绝对值,例如 $0.37853-0.25266=0.12587$,$0.52483-0.37853=0.14629$,…,余类推。

第二步进行 Von Mises 分布拟合检验,其具体步骤如下:

建立检验假设:

H_0:样本来自总体 Von Mises 分布

H_1:样本的总体不服从 Von Mises 分布

$\alpha=0.10$

计算 χ^2 统计量:

$$\chi^2=\sum\frac{(f_i-F_i)^2}{F_i}=13.9697$$

$$\nu=\text{组数}-2-1=12-2-1=9$$

因为 Von Mises 分布中两个参数 K 与 Φ 是由 r 与 φ 统计量估计的,故减 2。

$$\chi^2_{0.10}(9)=14.68, P>0.1$$

故不拒绝 $\alpha=0.1$ 水准的无效假设 H_0,因而认为本例资料——即精神分裂症者复发时间符合 Von Mises 圆形正态分布。

参考文献

[1] Batschelet E. Circular Statistics in Biology: Academic Press, 1981.

[2] Zar J H. Biostatistical Analysis：Prentice-Hall Inc，1974.
[3] Armitage P. Encyclopedia of Biostatistics. Volume 1. Johu Wiley & Sons LID 1998.
[4] 郭祖超．中国医学百科全书医学统计学．上海：上海科技出版社，1981：217－222.
[5] Mardia K V. Statistics of Directional Data. New York：Academic Press，1972：357.
[6] Batschelet E. Statistical Methods for the Analysis of Problems in Animal Orientation and Certain Biological Rhythms. Washington，D. C.：American Institute of Biological Science，1965：57.
[7] 申洪，陈清．关于角均值确定方法的讨论．中国卫生统计，1995，1(12)：61.
[8] 周燕荣．圆形分布资料的正常值范围的估计．中国卫生统计．1986，1(3)：21.
[9] 祝绍琪，等．Van Mises分布及其在医学中的应用．中国卫生统计，1989，5(6)：8.
[10] 张福林，等．平均角的可信区间估计．中国卫生统计，1992，2(9)：20.

（周燕荣　刘一志）

伽玛分布

伽玛分布(Gamma distribution)是一种连续型正偏态概率分布，它具有两个参数，参数κ称为形状参数(shape parameter)，而参数θ称为尺度参数(scale parameter)。伽玛分布常常用于一个随机事件的等待时间模型、正偏态分布的拟合，例如，肿瘤病人从手术完成到最终死亡的术后生存时间的研究，血液中有毒有害物质的分布拟合。

1　伽玛函数

对于$\alpha>0$，由下述积分公式定义的函数称为伽玛函数$\Gamma(\alpha)$：

$$\Gamma(\alpha)=\int_0^{\infty} t^{\alpha-1}e^{-t}dt \quad 其中\ \alpha>0$$

伽玛函数为应用数学中重要的函数，它有不少性质。例如：

(1)$\Gamma(\alpha)$在正半轴上$\alpha>0$是一个连续函数。

(2)由分步积分法可知$\Gamma(\alpha+1)=\alpha\Gamma(\alpha)$，其中$\alpha>0$。

(3)当α为正整数时，$\Gamma(\alpha)=(\alpha-1)!$。特别地，当$\alpha=1$时，规定$\Gamma(1)=1$。

(4)当$\alpha=1/2$时，$\Gamma(1/2)=\sqrt{\pi}$。

2　伽玛分布的概率密度函数

随机变量X具有形状参数κ，尺度参数θ的伽玛分布的概率密度函数如下：

$$f(x;\kappa,\theta)=x^{\kappa-1}\frac{e^{-x/\theta}}{\theta^{\kappa}\Gamma(\kappa)}\quad 其中\ x\geqslant 0,\kappa>0,\theta>0 \tag{1}$$

其中有 κ、θ 两个参数。κ 称形状参数，它刻画了密度函数或分布函数图形的高峰陡峭程度。θ 称尺度参数，它刻画了分布函数图形的散布程度。其概率分布函数为：

$$F(x;\kappa,\theta)=\frac{\gamma(\kappa,x/\theta)}{\Gamma(\kappa)}=\frac{1}{\Gamma(\kappa)\theta^{\kappa}}\int_0^x t^{\kappa-1}e^{-t/\theta}dt \tag{2}$$

其中 $\gamma(\kappa,x/\theta)$ 为下侧不完全伽玛函数。

将(1)式中的参数进行代入，$\alpha=\kappa,\beta=1/\theta$，那么伽玛分布的概率密度函数又可以表示为：

$$f(x;\alpha,\beta)=x^{\alpha-1}\frac{e^{-\beta x}\beta^{\alpha}}{\Gamma(\alpha)}\quad 其中\ x\geqslant 0,\ \alpha,\beta>0 \tag{3}$$

其中 α 称形状参数，β 称速率参数，刻画了图形下降的速度。

如果随机变量 X 伽玛分布的尺度参数 $\theta=1$，即 $X\sim\Gamma(\kappa,\theta=1)$，那么则称该伽玛分布为标准伽玛分布。与正态分布不同的是标准伽玛分布是一个分布簇，它还有形态参数 κ。

对于任意服从伽玛分布的随机变量 X，$X\sim\Gamma(\kappa,\theta)$，代入 $y=\frac{x}{\theta}$，则可化为标准伽玛分布形式，其概率密度函数为：

$$g(y;\kappa)=G'(y;\kappa)=\frac{1}{\Gamma(\kappa)}y^{\kappa-1}e^{-y}\quad 其中\ y\geqslant 0,\kappa>0 \tag{4}$$

其概率分布函数为：

$$G(y;\kappa)=\frac{1}{\Gamma(\kappa)}\int_0^y u^{\kappa-1}e^{-u}du\quad 其中\ y\geqslant 0,\kappa>0 \tag{5}$$

3　伽玛分布概率密度函数的图形

伽玛分布概率密度函数的图形见图 1。参数 κ 影响分布曲线的高峰，当参数 κ 增大时高峰陡峭程度减低。参数 θ 影响分布曲线散布的范围，当 θ 减小时，曲线散布范围减小，反之则增大。

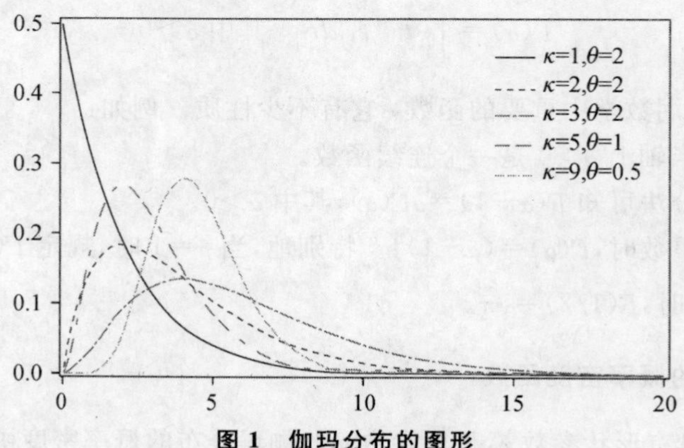

图 1　伽玛分布的图形

4 伽玛分布的性质

4.1 伽玛分布的可加性

设随机变量 $X_1, X_2, \cdots, X_n$ 相互独立，且都服从同一伽玛分布，即 $X_i \sim \Gamma(\kappa,\theta)$，$i=1$，$2,\cdots,n$，则这些随机变量之和也服从伽玛分布，即 $\sum_{i=1}^{n} X_i \sim \Gamma(\sum_{i=1}^{n}\kappa_i,\theta)$。

4.2 伽玛分布的可比例化

设随机变量 X 服从伽玛分布，即 $X\sim\Gamma(\kappa,\theta)$，那么对于任意常量 $\alpha>0$，$\alpha X\sim\Gamma(\kappa,\alpha\theta)$。

4.3 伽玛分布与指数分布的关系

设随机变量 X 服从形状参数 $\kappa=1$ 的伽玛分布，即 $X\sim\Gamma(\kappa=1,\theta=1/\lambda)$，随机变量 X 也就是服从速率参数为 λ 的指数分布，$X\sim\exp(\lambda)$。

4.4 伽玛分布与卡方分布的关系

设随机变量 X 服从参数 $\kappa=\nu/2,\theta=2$ 的伽玛分布，即 $X\sim\Gamma(\kappa=\nu/2,\theta=2)$，那么随机变量 X 就是服从自由度为 ν 的卡方分布，$X\sim\chi^2(\nu)$。

反之，如果随机变量 Y 服从自由度为 ν 的卡方分布，而 $c>0$ 是一个正常量，那么 $cY\sim\Gamma(\kappa=\nu/2,\theta=2c)$。

4.5 伽玛分布与 Erlang 分布的关系

如果伽玛分布的参数 κ 是正整数，则伽玛分布 $\Gamma(\kappa,\theta)$ 是一个 Erlang 分布。Erlang 分布常用于可靠性理论和排队论中。

4.6 数字特征

数学期望(均值)：
$$\mu=\kappa\theta \tag{6}$$

方差：
$$\sigma^2=\kappa\theta^2 \tag{7}$$

标准差：
$$\sigma=\theta\sqrt{\kappa} \tag{8}$$

偏度系数：
$$g_1=2/\sqrt{\kappa} \tag{9}$$

峰度系数：
$$g_2=6/\kappa \tag{10}$$

5 伽玛分布的应用举例

现调查了 200 例正常成人的血铅含量，所得数据见表 1，试作伽玛分布拟合。

由频数表可知，该资料的数据多集中在小值一侧，而数据大的一侧拖有长长尾巴，是典型的正偏态分布形式，故而选择伽玛分布形式拟合。

由表 1 数据可以计算出样本均数 $\bar{X}=17.8$ 和标准差 $S=10.2138$，则由伽玛分布的数字特征(6)式、(7)式导出估算伽玛分布的两个参数的公式如下：

$$\kappa=\bar{X}^2/S^2 \tag{11}$$

$$\theta=S^2/\bar{X} \tag{12}$$

由此计算出 $\kappa=17.8$，$\theta=5.861$。再按伽玛分布理论可以计算出随机变量 X 服从伽

表 1 某地某年 200 例正常成人的血铅含量 单位：μg/100g

组 数	分 组	组中值	例 数	理论频数
1	0	2	1	6.0198
2	4	6	28	24.3950
3	8	10	39	35.0914
4	12	14	36	35.4178
5	16	18	29	30.0001
6	20	22	22	22.8909
7	24	26	15	16.2968
8	28	30	10	11.0435
9	32	34	8	7.2122
10	36	38	4	4.5770
11	40	42	4	2.8389
12	44	46	1	1.7282
13	48	50	1	1.0357
14	52	54	1	0.6126
15	56	58	1	0.3583

玛分布 $\Gamma(17.8, 5.861)$ 的理论频数，计算结果见表 1，拟合的曲线图见图 2。

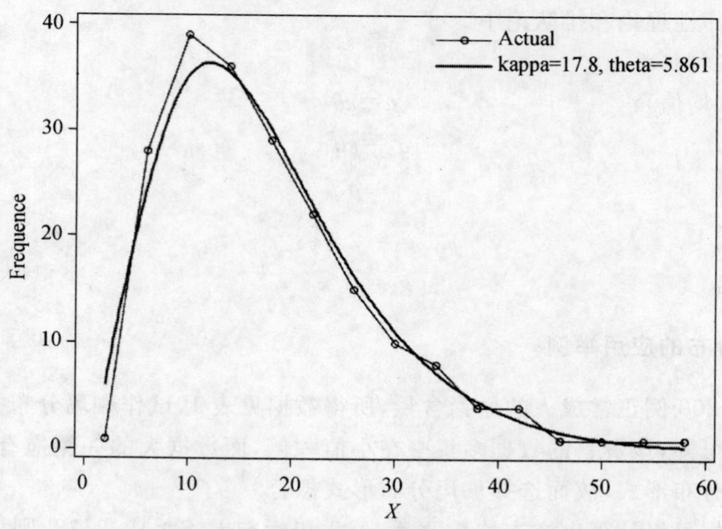

图 2 200 例正常成人血铅含量的实际频数与伽玛分布理论曲线拟合

对计算拟合结果进行拟合优度卡方检验 $\chi^2 = 7.769$，$p = 0.901$。但由于有理论频数 <5，所以同时采用拟合优度的蒙托卡罗精确检验 $p_{mc} = 0.8928$。以上拟合优度检验的结果均是 $P > 0.05$，表明伽玛分布较好地拟合了实际数据分布。

（曾 庆）

柯西分布

柯西分布(Cauchy distribution)是以奥古斯丁·路易·柯西与亨德里克·洛伦兹名字命名的连续概率分布,也称柯西－洛伦兹分布。

柯西分布在物理学中十分重要。它不仅是描述受迫共振的微分方程的解,而且在光谱学中也被用于描述被共振或者其他机制加宽的谱线形状。物理学家将之称为洛伦兹分布或者 Breit－Wigner 分布。

1　柯西分布的概率密度函数

随机变量 X 具有位置参数 μ,尺度参数 γ 的柯西分布记为 $X\sim C(\mu,\gamma)$,其概率密度函数为:

$$f(x;\mu,\gamma)=\frac{1}{\pi\gamma\left[1+\left(\frac{x-\mu}{\gamma}\right)^2\right]}=\frac{1}{\pi}\left[\frac{\gamma}{(x-\mu)^2+\gamma^2}\right]\quad 其中\ \gamma>0 \tag{1}$$

其中 μ、γ 是两个参数,μ 是定义柯西分布峰值位置的位置参数,γ 是最大值一半处的一半宽度的尺度参数,其概率分布函数是:

$$F(x;\mu,\gamma)=\frac{1}{\pi}\arctan\left(\frac{x-\mu}{\lambda}\right)+\frac{1}{2} \tag{2}$$

如果柯西分布的参数 $\mu=0$ 且 $\gamma=1$ 则称为标准柯西分布,其概率密度函数为:

$$f(x;0,1)=\frac{1}{\pi[1+x^2]} \tag{3}$$

对于任意柯西分布 $X\sim C(\mu,\gamma)$,代入 $y=\frac{x-\mu}{\gamma}$,则 Y 服从标准柯西分布 $Y\sim C(0,1)$。

2　伽玛分布概率密度函数的图形

柯西分布概率密度函数的图形见图 1。柯西分布的参数 μ 决定分布曲线的高峰位置;参数 γ 决定分布曲线散布的范围,当 γ 减小时,曲线散布范围减小,反之则增大。

柯西分布曲线的形状也是倒钟形,如不与正态曲线比较会误以为是正态曲线。将标准正态曲线与标准柯西分布曲线比较可见:柯西分布的峰较标准正态分布低(见图 2),而其尾侧下降到 0 的速度远比正态曲线缓慢。

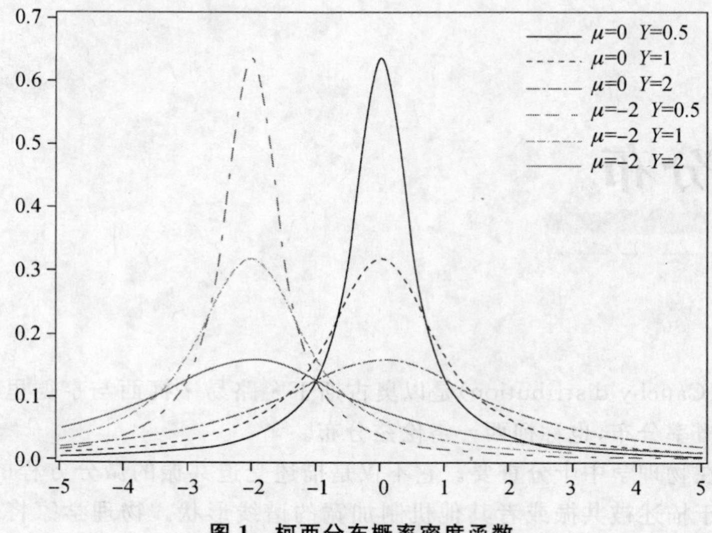

图 1　柯西分布概率密度函数

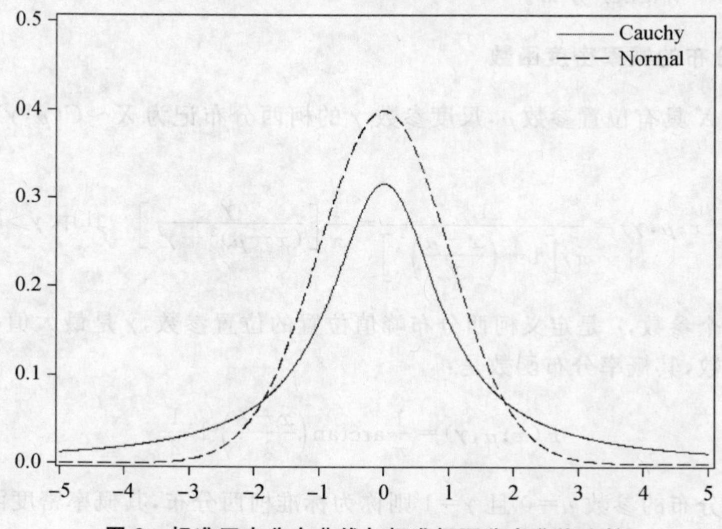

图 2　标准正态分布曲线与标准柯西分布曲线比较

3　柯西分布的性质

3.1　数字特征

柯西分布的重要特性之一就是其数学期望、方差和矩都没有定义，它的众数与中值都等于 μ。

3.2　柯西分布的同分布性

设随机变量 X 服从柯西分布，即 $X\sim C(\mu,\gamma)$，则随机变量之倒数 $1/X$ 也服从同一柯西分布，即 $1/X\sim C(\mu,\gamma)$。

3.3　柯西分布的稳定性

设随机变量 $X_1, X_2, \cdots, X_n$ 相互独立且都服从同一柯西分布，即 $X_i\sim C(\mu,\gamma)$，$i=1$，

2,…,n,则这些随机变量之均值 $\overline{X}=\frac{\sum x_i}{n}$ 也服从同一柯西分布 $\overline{X}\sim C(\mu,\gamma)$。

3.4　柯西分布的可加性

设随机变量 X 服从柯西分布,即 $X\sim C(\mu_1,\gamma_2)$,另有随机变量 Y 也服从柯西分布.即 $Y\sim C(\mu_2,\gamma_2)$,且 X 与 Y 相互独立,则 $X+Y$ 也服从柯西分布,即 $X+Y\sim C(\mu_1+\mu_2,\gamma_1+\gamma_2)$。

3.5　柯西分布与正态分布的关系

如果 U 与 V 是期望值为 0、方差为 1 的两个独立正态分布随机变量的话,那么比值 $Y=U/V$ 为柯西分布,$Y\sim C(0,1)$。

3.6　柯西分布与 t 分布的关系

标准柯西分布是自由度 1 的 t 分布,它是 t 分布的特例。

(曾　庆)

威布尔分布

在指数分布中风险函数为一常数,但许多实际资料中风险函数不为常数,这时不适合应用指数分布进行拟合,应选择其他生存时间模型进行配合,以期对实际资料进行更合理的解释。首选的模型为威布尔分布(Weibull distribution)。这是因为威布尔分布是指数分布的一种推广形式,它的适应范围比指数分布要广。在药学和生存率研究中,常出现一些变量不符合正态、对数正态及其他常用模型分布,这时威布尔分布却常用。但由于此分布中包含的参数比指数分布多,对参数的估计方法要比指数分布复杂些。这一分布系 Weibull 在 1939 年提出,故此命名。

1　威布尔分布的函数

威布尔分布概率密度函数:

$$f(x)=\frac{\gamma}{\beta}(x-\alpha)^{\gamma-1}e^{-\frac{(x-\alpha)^{\gamma}}{\beta}}\quad x\geqslant\alpha \tag{1}$$

$$F(x)=1-e^{-\frac{(x-\alpha)^{\gamma}}{\beta}} \tag{2}$$

其中有 α、β、γ3 个参数,当 $\gamma=1$ 时,$F(x)$称为指数函数。γ 称形状参数,它刻画了密度函数或分布函数图形的特征。

将(1)式中的参数进行代入,$\lambda=1/\beta$,把 $x-\alpha$ 看成是 λt 的函数(t 为时间),则威布尔

分布的概率密度函数为：

$$f(t)=\lambda\gamma(\lambda t)^{\gamma-1}e^{-(\lambda t)^{\gamma}} \quad t\geqslant 0,\ \gamma,\lambda>0 \tag{3}$$

累积概率分布函数为：$F(t)=1-e^{-(\lambda t)^{\gamma}}$ (4)

存活概率函数为：$S(t)=e^{-(\lambda t)^{\gamma}}$ (5)

死亡风险概率函数(hazard function)为：

$$h(t)=\lambda\gamma(\lambda t)^{\gamma-1} \tag{6}$$

同样 γ 为曲线图的形状参数，λ 为尺度参数。它与指数分布的区别是 λ 不是恒定的。从(6)式的分布函数图(见图 1)可以看出，当 $\gamma=1$ 时，$h(t)$ 为一常量，$\gamma>1$ 是递增函数，$\gamma<1$ 为递减函数。(5)式取对数，则：

$$\ln S(t)=-(\lambda t)^{\gamma} \tag{7}$$

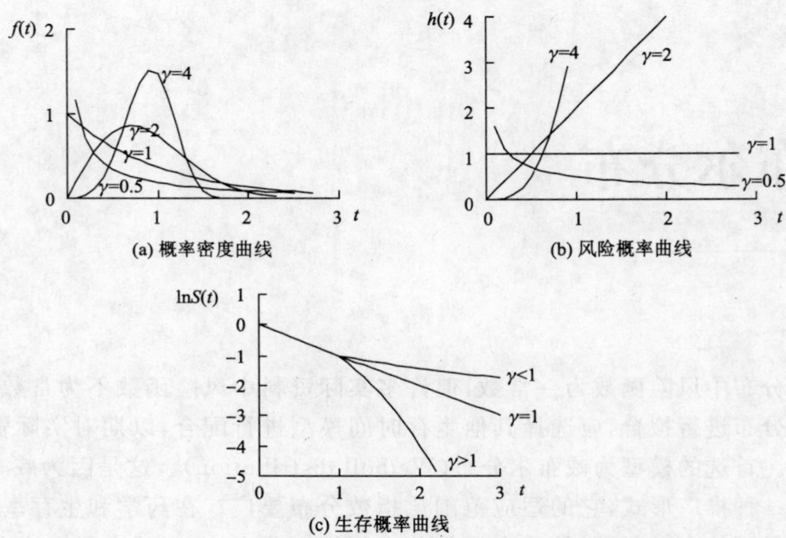

图 1 $\lambda=1$ 时不同 γ 值威布尔分布的概率密度、风险和生存概率曲线

2 威布尔分布函数的图形

存活概率函数的对数分布曲线见图 1(c)。当 $\gamma<1$ 时，曲线下降速度慢；当 $\gamma>1$ 时，曲线下降速度快；当 $\gamma=1$ 时，$\ln S(t)$ 与 t 呈下降直线关系。

3 威布尔分布的性质

总体均数(μ)和标准差(δ)为：

$$\mu=\int_{\alpha}^{\infty}\frac{\gamma}{\beta}(x-\alpha)^{\gamma}e^{-\frac{(x-\alpha)\gamma}{\beta}}dx+\alpha \tag{8}$$

由(3)式，可得：

$$\mu=\beta^{\frac{1}{\gamma}}\Gamma\left(1+\frac{1}{\gamma}\right)+\alpha \tag{9}$$

$\Gamma\left(1+\frac{1}{\gamma}\right)$为伽玛函数，可查表1求得近似值。

$$\delta=\beta^{\frac{1}{\gamma}}\left[\Gamma\left(1+\frac{2}{\gamma}\right)+\Gamma^2\left(1+\frac{1}{\gamma}\right)\right]^{\frac{1}{2}} \tag{10}$$

其中α只影响μ而不影响δ^2，称位置参数，μ,α,δ都与$\beta^{\frac{1}{\gamma}}$呈正比，β称尺度参数，$\eta=1/\gamma$称为特征数，$x-\alpha=\eta$时，对应的$F(x)$为$1-e^{-1}\approx0.632$。

4 威布尔分布的参数估计

4.1 均数和方差估计

均数μ：

$$\mu=\frac{\Gamma\left(1+\frac{1}{\gamma}\right)}{\lambda} \tag{11}$$

方差α：

$$\alpha=\frac{1}{\lambda^2}\left[\Gamma\left(1+\frac{2}{\gamma}\right)-\Gamma^2\left(1+\frac{1}{\gamma}\right)\right] \tag{12}$$

$\Gamma(\gamma)$为伽玛函数。变异系数CV为：

$$CV=\left[\frac{\Gamma\left(1+\frac{2}{\gamma}\right)}{\Gamma^2\left(1+\frac{1}{\gamma}\right)}-1\right]^{\frac{1}{2}} \tag{13}$$

$\Gamma\left(1+\frac{1}{\gamma}\right)$的值可由表1查得。

表1 $\Gamma\left(1+\frac{1}{\gamma}\right)$的数值表

γ	$\Gamma\left(1+\frac{1}{\gamma}\right)$	γ	$\Gamma\left(1+\frac{1}{\gamma}\right)$	γ	$\Gamma\left(1+\frac{1}{\gamma}\right)$	γ	$\Gamma\left(1+\frac{1}{\gamma}\right)$
0.1	10!	1.1	0.965	2.1	0.886	3.1	0.894
0.2	5!	1.2	0.941	2.2	0.886	3.2	0.896
0.3	9.260	1.3	0.923	2.3	0.886	3.3	0.897
0.4	3.323	1.4	0.911	2.4	0.886	3.4	0.898
0.5	2.000	1.5	0.903	2.5	0.887	3.5	0.900
0.6	1.503	1.6	0.897	2.6	0.888	3.6	0.901
0.7	1.266	1.7	0.892	2.7	0.889	3.7	0.902
0.8	1.133	1.8	0.889	2.8	0.890	3.8	0.904
0.9	1.052	1.9	0.887	2.9	0.892	3.9	0.905
1.0	1.000	2.0	0.886	3.0	0.894	4.0	0.906

4.2　参数 λ 和 γ 的最大似然法估计

假定有 n 例病人的生存时间资料，其中 m 例病人为完全数据，$(n-m)$ 例为截尾数据，用 δ_i 作为第 i 例病人的生存时间是否为截尾数据的指示变量。记：

$$\delta_i=\begin{cases}1 & \text{第 } i \text{ 例病人为完全数据} \\ 0 & \text{第 } i \text{ 例病人为截尾数据}\end{cases} \tag{14}$$

故 $\sum_{i=1}^{n}\delta_i=m$ 为完全数据的个数。所构成的似然函数为：

$$L=\prod_{i=1}^{n}[f(t_i)]^{\delta_i}[s(t_i)]^{1-\delta_i}=\prod_{i=1}^{n}(\lambda\gamma t_i^{\gamma-1})^{\delta_i}e^{-\lambda t_i^{\gamma}}$$

令下列两方程式同时等于 0：

$$\sum_{i=1}^{n}\left[\frac{\delta_i}{\lambda}-t_i^{\gamma}\right]=0 \tag{15}$$

$$\sum_{i=1}^{n}\left[\frac{\delta_i}{\lambda}+\delta_i\ln t_i-\lambda t_i^{\gamma}\ln t_i\right]=0 \tag{16}$$

式(15)、(16)方程的解为 λ 与 γ 的最大似然估计值 $\hat{\lambda}$ 与 $\hat{\gamma}$。用牛顿—纳福生迭代法求解未知参数。初始值的设置非常重要。可用双对数生存率 $\ln\{-\ln[S(t)]\}$ 与对数生存时间 $\ln t$ 之间呈线性关系，其斜率为 γ，截距为 $\ln\lambda$，采用线性回归的方法求出斜率 γ 和截矩 $\ln\lambda$，用作初始值 $\gamma_{(0)}$ 和 $\lambda_{(0)}$ 的估计值，进入迭代求解。

4.3　参数 γ 和 λ 的线性内插法估计

在无计算机的情况下，可采用这种办法，但比较麻烦。其公式如下：由(15)，(16)式经整理得：

$$\lambda=\frac{\sum_{i=1}^{n}\delta_i}{\sum_{i=1}^{n}t_i^{\gamma}} \tag{17}$$

$$\lambda=\frac{\frac{1}{\gamma}\sum_{i=1}^{n}\delta_i+\sum_{i=1}^{n}\delta_i\ln t_i}{\sum_{i=1}^{n}t_i^{\gamma}\ln t_i} \tag{18}$$

由(17)式及(18)式消除 λ 后经整理得到只含有 γ 的一个方程式为：

$$W(\gamma)=\frac{\sum_{i=1}^{n}t_i^{\gamma}\ln t_i}{\sum_{i=1}^{n}t_i^{\gamma}}-\frac{1}{\gamma}-\frac{\sum_{i=1}^{n}\delta_i\ln t_i}{\sum_{i=1}^{n}\delta_i}=0 \tag{19}$$

式中，$\sum_{i=1}^{n}$ 是对所有病人的时间资料求和而不论是否为截尾。$\sum_{i=1}^{n}\delta_i$ 为完全数据的个数。

因此只要找到一个靠近 γ 的初始值 $\gamma^{(0)}$，经过多次逼近后就可以使 $W(\gamma^{(k)})$ 及 $W(\gamma^{(k+1)})$ 在 0 的两边而很接近 0 的值。线性内插法的具体计算步骤为：查表 2 计算初始值 $\gamma^{(0)}$ 的步骤为：

(1)计算平均生存时间 $\bar{t}$

$$\bar{t}=(\sum_{i=1}^{n} t_i)/n \tag{20}$$

(2)计算样本标准差 S

$$S=\sqrt{\sum_{i=1}^{n}(t_i-\bar{t})^2/(n-1)}=\left\{\left[\sum_{i=1}^{n} t_i^2-(\sum_{i=1}^{n} t_i)^2\right]/n\right\}^{\frac{1}{2}} \tag{21}$$

(3)计算变异系数 CV

$$CV=\frac{S}{\bar{t}} \tag{22}$$

(4)从对照表中找 CV 及对应的 γ 值作为它的初始值 $\gamma^{(0)}$。

(5)将初始值 $\gamma^{(0)}$ 代入(6)式计算 $W(\gamma^{(0)})$ 值。如果 $W(\gamma^{(0)})>0$，则取下一次的逼近值 $\gamma^{(1)}$ 小于 $\gamma^{(0)}$；如果 $W(\gamma^{(0)})<0$，则取下一次的逼近值 $\gamma^{(1)}$ 大于 $\gamma^{(0)}$。重复这一过程直到有两个 $W(\gamma)$ 值在 0 的两则，且靠近 0 为止。

(6)用线性内插值求参数 γ 的估计值$\hat{\gamma}$。设有两个最终逼近于 0 的 $W(\gamma)$ 值为 $W(\gamma^{(k)})<0$ 及 $W(\gamma^{(k+1)})>0$。

线性内插法的计算公式为：

$$\hat{\gamma}=\gamma^{(k)}-\frac{\gamma^{(k)}-\gamma^{(k+1)}}{W(\gamma^{(k)})-W(\gamma^{(k+1)})}W(\gamma^{(k)}) \tag{23}$$

或

$$\hat{\gamma}=\gamma^{(k+1)}-\frac{\gamma^{(k+1)}-\gamma^{(k)}}{W(\gamma^{(k+1)})-W(\gamma^{(k)})}W(\gamma^{(k+1)}) \tag{24}$$

(7)将$\hat{\gamma}$值代入(4)式求得$\hat{\lambda}$。

(8)计算参数估计值$\hat{\gamma}$及$\hat{\lambda}$的方差 $V(\hat{\gamma})$ 和 $V(\hat{\lambda})$，公式为：

$$V(\hat{\gamma})=\frac{L}{LD-B^2},V(\hat{\lambda})=\frac{D}{LD-B^2} \tag{25}$$

其中，$L=\sum_{i=1}^{n}\delta_i/\hat{\lambda}^2$，$B=\sum_{i=1}^{n} t_{\hat{\gamma}}\ln t_i$，

$$D=\left[\sum_{i=1}^{n}\delta_i/\hat{\gamma}^2+\hat{\lambda}\sum_{i=1}^{n} t_{\hat{\gamma}}(\ln t_i)^2\right] \tag{26}$$

(9)计算参数估计值$\hat{\gamma}$及$\hat{\lambda}$的 100(1−α)%可信区间。公式为:

$$\hat{\gamma}+U_{\frac{\alpha}{2}}\sqrt{V(\hat{\gamma})}<\gamma<\hat{\gamma}+U_{1-\frac{\alpha}{2}}\sqrt{V(\hat{\gamma})} \tag{27}$$

$$\hat{\lambda}+U_{\frac{\alpha}{2}}\sqrt{V(\hat{\lambda})}<\lambda<\hat{\lambda}+U_{1-\frac{\alpha}{2}}\sqrt{V(\hat{\lambda})} \tag{28}$$

当 $\alpha=0.05$ 时,$U_{\frac{\alpha}{2}}=-1.96$,$U_{1-\frac{\alpha}{2}}=1.96$。

表 2　变异系数 *CV* 与形状参数 γ 对照表

CV	γ	*CV*	γ	*CV*	γ
429.8314	0.10	0.7238	1.40	0.3994	2.75
47.0366	0.15	0.7006	1.45	0.3929	2.80
15.8430	0.20	0.6790	1.50	0.3866	2.85
8.3066	0.25	0.6588	1.55	0.3805	2.90
5.4077	0.30	0.6399	1.60	0.3747	2.95
3.9721	0.35	0.6222	1.65	0.3690	3.00
3.1409	0.40	0.6055	1.70	0.3634	3.05
2.6064	0.45	0.5897	1.75	0.3581	3.10
2.2361	0.50	0.5749	1.80	0.3529	3.15
1.9650	0.55	0.5608	1.85	0.3479	3.20
1.7581	0.60	0.5474	1.90	0.3430	3.25
1.5948	0.65	0.5348	1.95	0.3383	3.30
1.4624	0.70	0.5227	2.00	0.3336	3.35
1.3529	0.75	0.5112	2.05	0.3292	3.40
1.2605	0.80	0.5003	2.15	0.3248	3.45
1.1815	0.85	0.4898	2.20	0.3206	3.50
1.1130	0.90	0.4798	2.25	0.3165	3.55
1.0530	0.95	0.4703	2.30	0.3124	3.60
1.0000	1.00	0.4611	2.35	0.3085	3.65
0.9527	1.05	0.4523	2.40	0.3047	3.70
0.9102	1.10	0.4438	2.45	0.3010	3.75
0.8718	1.15	0.4341	2.50	0.2974	3.80
0.8369	1.20	0.4279	2.55	0.2938	3.85
0.8050	1.25	0.4204	2.60	0.2924	3.90
0.7757	1.30	0.4131	2.65	0.2870	3.95
0.7484	1.35	0.4062	2.70	0.2838	4.00

5　威布尔分布同样可以考虑保险期参数 *G*

5.1　三参数分布函数

$$f(t)=\lambda^{\gamma}\gamma(t-G)^{\gamma-1}e^{-\lambda^{\gamma}(t-G)^{\gamma}} \tag{29}$$

$$S(t)=e^{-\lambda^{\gamma}(t-G)^{\gamma}} \tag{30}$$

$$h(t)=\lambda^{\gamma}\gamma(t-G)^{\gamma-1} \tag{31}$$

5.2　计算均数、标准差

设 $\theta=\frac{1}{\lambda^{\gamma}}$，

$$W(\hat{\gamma})=\frac{\sum_{i=1}^{n}t_i^{\hat{\gamma}}\ln t_i}{\sum_{i=1}^{n}t_i^{\hat{\gamma}}}-\frac{1}{\hat{\gamma}}-\frac{1}{n}\sum_{i=1}^{n}\ln t_i=0 \tag{32}$$

θ 的初值估计值为：

$$\hat{\theta}=\sum_{i=1}^{n}\frac{t_i^{\hat{\gamma}}}{n} \tag{33}$$

然后可用牛顿(Newton-Raphson)迭代法求解：

$$\hat{\theta}=\left[\frac{\bar{t}}{\Gamma\left(\frac{1}{\gamma}+1\right)}\right]^{\hat{\gamma}} \tag{34}$$

$$\hat{\lambda}=\exp\left(-\frac{\ln\hat{\theta}}{\hat{\gamma}}\right) \tag{35}$$

当样本足够大时，γ 和 Q 的方差和协方差估计如下：

$$\begin{bmatrix}Var(\hat{\gamma}) & Cov(\hat{\gamma},\hat{\theta})\\ Cov(\hat{\gamma},\hat{\theta}) & Var(\hat{\theta})\end{bmatrix}\cong\begin{bmatrix}A & C\\ C & B\end{bmatrix} \tag{36}$$

其中，$A=\frac{n}{\hat{\gamma}^2}+\frac{1}{\hat{\theta}}\sum_{i=1}^{n}t_i^{\hat{\gamma}}(\ln t_i)^2$

$B=-\frac{n}{\hat{\theta}^2}+\frac{1}{\hat{\theta}^3}\sum_{i=1}^{n}t_i^{\hat{\gamma}}$

$C=-\frac{n}{\hat{\theta}^2}\sum_{i=1}^{n}t_i^{\hat{\gamma}}\ln t_i$

大样本时近似正态分布，γ 和 θ 的 $100(1-\alpha)\%$ 的可信区间估计如下：

$$\hat{\gamma}-Z_{\frac{\alpha}{2}}\sqrt{V(\hat{\gamma})}<\gamma<\hat{\gamma}+Z_{\frac{\alpha}{2}}\sqrt{V(\hat{\gamma})} \tag{37}$$

$$\hat{\theta}-Z_{\frac{\alpha}{2}}\sqrt{V(\hat{\theta})}<\theta<\hat{\theta}+Z_{\frac{\alpha}{2}}\sqrt{V(\hat{\theta})} \tag{38}$$

例　有 20 例头颈部肿瘤患者复发的时间(月)，见表 3 左边第一列。该样本来源于 $\gamma=0.5$ 和 $\theta=1.649$ 的威布尔分布，下边说明如何进行初值估计，进而用迭代法求解。

$$W(0.4)=\frac{27.869}{23.567}-\frac{1}{0.4}-\frac{1}{20}\times(-8.302)=-0.9024$$

$$W(0.5)=\frac{41.637}{27.008}-\frac{1}{0.5}-\frac{1}{20}\times(-8.302)=-0.0432$$

表 3　20 例头颈部肿瘤患者复发时间(月)的威布尔分布的参数(γ)估计

t_i (1)	$\ln t_i$ (2)	$t_i^{0.4}$ (3)	$t_i^{0.5}$ (4)	$t_i^{0.4}\ln t_i$ (2)×(3)	$t_i^{0.5}\ln t_i$ (2)×(4)
0.806	−0.216	0.917	0.899	−0.198	−0.1948
0.664	−0.410	0.837	0.815	−0.343	−0.3340
0.345	−1.064	0.653	0.587	−0.695	−0.6250
0.001	−6.908	0.063	0.032	−0.435	−0.2210
0.469	−0.757	0.739	0.685	−0.598	−0.519
57.628	4.054	5.061	7.591	20.517	30.744
1.033	0.032	1.013	1.016	0.032	0.0325
3.532	1.262	1.657	1.879	2.091	2.371
0.970	−0.030	0.988	0.985	−0.030	−0.030
0.071	−2.640	0.347	0.266	−0.916	−0.702
1.550	0.438	1.192	1.245	0.522	0.545
9.098	2.208	2.419	3.016	5.341	6.659
0.470	−0.754	0.739	0.686	−0.294	−0.517
0.505	−0.684	0.761	0.711	−0.521	−0.486
0.030	−3.506	0.246	0.173	−0.862	−0.606
7.057	1.954	2.185	2.657	4.269	5.192
2.046	0.716	1.332	1.430	0.954	1.024
0.185	−0.686	0.509	0.430	−0.858	−0.725
0.435	−0.832	0.717	0.660	−0.597	−0.549
1.550	0.438	1.192	1.245	0.522	0.545
合　计	−8.302	23.567	27.008	27.869	41.637

因 $W(0.5)$ 接近于 0，再试 $t^{0.6}$ 得：

$$\sum_{i=1}^{20} t_i^{0.6}=32.086,\quad \sum_{i=1}^{20} t_i^{0.6}\ln t_i=61.018$$

$W(0.6)=0.6501$，故(32)式之解位于 0.5 和 0.6 之间，由线性迭代可求得：

γ	$W(\gamma)$
0.5	−0.0432
0.506	0.000
0.6	0.6501

可得到 γ 的解为 0.506(此时 $W(\gamma)=0$)，由(33)式得：

$$\hat{\theta}=\frac{\sum_{i=1}^{20} t_i^{0.506}}{n}=\frac{27.261}{20}=1.363$$

由(35)式得：

$$\hat{\lambda}=0.542$$

由(30)式得:12 个月的存活率为：

$$\hat{S}(12)=e^{-(0.542\times 12)^{0.506}}=0.076$$

由(31)式得,12 个月的复发率为:$h(12)=0.546\times 0.506\times(0.542\times 12)^{0.506-1}=0.109$

$$\sum_{i=1}^{20} t_i^{0.506}(\ln t_i)^2=166.254$$

$$\sum_{i=1}^{20} t_i^{0.506}\ln t_i=42.612$$

由(36)式可得：

$$Var(\hat{\theta})=0.123,\quad Cov(\hat{\gamma},\hat{\theta})=0.014$$

(曾　庆)

指数分布

指数分布(exponential distribution)是一种连续型正偏态概率分布,它具有一个参数 λ,称为率参数。指数分布常常用于一个随机事件的等待时间模型、正偏态分布的拟合。例如,肿瘤病人从手术完成到最终死亡的术后生存时间的研究,血液中有毒有害物质的分布拟合研究。

1　指数分布的概率密度函数

随机变量 X 具有率参数 $\lambda>0$ 的指数分布的概率密度函数是：

$$f(x;\lambda)=\begin{cases}\lambda e^{-\lambda x} & x\geqslant 0\\ 0 & x<0\end{cases}\tag{1}$$

其中,$\lambda>0$ 是分布的一个参数,常被称为率参数,它描述了在单位时间内阳性事件发生的次数。指数分布的区间是$[0,\infty)$。如果一个随机变量 X 呈指数分布,则可以写作:$X\sim\mathrm{Exp}(\lambda)$。

将(1)式中的参数进行代入,$\lambda=1/\beta$,那么指数分布的概率密度函数又可以表示为：

$$f(x;\beta)=\begin{cases}\frac{1}{\beta}e^{-x/\beta} & x\geqslant 0\\ 0 & x<0\end{cases} \tag{2}$$

其中的参数β称为尺度比例参数，它描述了随机变量的平均生存时间。

指数分布的累计分布函数是：

$$F(x;\lambda)=\begin{cases}1-e^{-\lambda x} & x\geqslant 0\\ 0 & x<0\end{cases} \tag{3}$$

如果用以描述生存时间，则生存概率函数是：

$$S(x;\lambda)=1-F(x;\lambda)=e^{-\lambda x} \tag{4}$$

2 指数分布概率密度函数的图形

指数分布概率密度函数的图形见图1。参数λ影响分布曲线接近横轴的速率，参数λ的值越大接近横轴的速度越快。

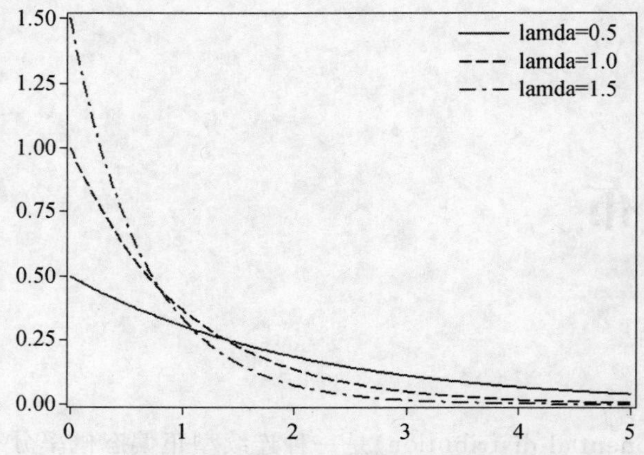

图1 指数分布的概率密度函数图形

3 指数分布的性质

3.1 数字特征

数学期望（均值）：
$$\mu=\frac{1}{\lambda}=\beta \tag{5}$$

方差：
$$\sigma^2=\frac{1}{\lambda^2}=\beta^2 \tag{6}$$

标准差：
$$\sigma=\frac{1}{\lambda}=\beta \tag{7}$$

偏度系数：
$$g_1=2 \tag{8}$$

峰度系数：
$$g_2=6 \tag{9}$$

分位数计算公式：
$$Q(x;\lambda)=\frac{-\ln(1-p)}{\lambda} \tag{10}$$

式中 p 是要计算的分位数的分位位次。例如，下四分位数 $Q_L(x;\lambda)=\frac{\ln(4/3)}{\lambda}$，中位数 $M(x;\lambda)=\frac{\ln(2)}{\lambda}$，上四分位数 $Q_U(x;\lambda)=\frac{\ln(4)}{\lambda}$。

3.2 无记忆性

指数分布的一个重要特征是无记忆性。无记忆性表示为如果一个随机变量呈指数分布，它的条件概率遵循：$P(T>s+t\mid T>s)=P(T>t)$，其中 $s,t\geqslant0$。

例如，如果事件等待 30 秒后还没有发生，那么再多等 10 秒事件发生的概率 $P(T>30+10)$ 与只等 10 秒事件发生的概率 $P(T>10)$ 是一样的，也就是 $P(T>40\mid T>30)=P(T>10)$。但是这并不是说等待时间更长的事件独立于等待时间更短的事件。

4 指数分布的参数估计

给定独立同分布服从指数分布的样本 $x=(x_1,\cdots,x_n)$，λ 的似然函数是：$L(\lambda)=\prod_{i=1}^{n}\lambda e^{-\lambda x_i}=\lambda^n e^{-\lambda\sum_{i=1}^{n}x_i}=\lambda^n e^{-\lambda n\bar{x}}$，其中 $\bar{x}$ 是样本的均数，n 是样本量。

一般地，率参数 λ 的估计值是：

$$\lambda=\frac{1}{\bar{x}}=\frac{n}{\sum_{i=1}^{n}x_i} \tag{11}$$

例 有 21 例急性白血病病人，治疗后缓解期以周为单位，所得数据见表 1，试作指数分布拟合。

表 1 某地某年 21 例病人的缓解期

序号	周次	人数	累计人数	累计百分比	理论累计概率	理论人数
1	1	2	2	9.524	10.063	2.113
2	2	2	4	19.048	19.113	4.014
3	3	1	5	23.810	27.253	5.723
4	4	2	7	33.333	34.574	7.260
5	5	2	9	42.857	41.157	8.643
6	6	1	10	47.619	47.079	9.886
7	8	2	12	57.143	57.194	12.011
8	9	1	13	61.905	61.50143	12.915
9	10	2	15	71.429	65.375	13.729
10	12	1	16	76.190	71.993	15.119
11	14	1	17	80.952	77.346	16.243
12	16	1	18	85.714	81.676	17.152
13	20	1	19	90.476	88.011	18.482
14	24	1	20	95.238	92.156	19.353
15	34	1	21	100.000	97.284	20.430

根据表 1 数据，可以计算出样本均数 $\bar{x}=9.429$（周），由此可以计算出率参数 $\lambda=0.106$（1/周）。还可以计算出相应的下四分位数是 2.712 周、中位数是 6.535 周和上四分位数是 13.071 周。

对计算拟合结果进行拟合优度卡方检验 $\chi^2=2.468$，$P=0.999$。但由于有理论频数<5，所以同时采用拟合优度的蒙托卡罗精确检验 $P_{mc}=0.999$。以上拟合优度检验的结果均是 $P>0.05$，表明指数分布较好地拟合了实际数据分布。

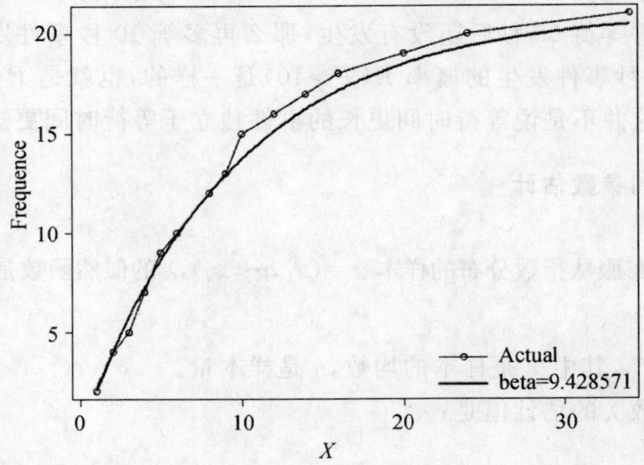

图 2　21 例急性白血病病人缓解期的实际频数与指数分布理论曲线拟合

（曾　庆）

附录一　统计用表

附表 1　标准正态分布密度函数曲线下离差 u 左侧的面积

u	0.00	0.01	0.02	0.03	0.04	0.05	0.06	0.07	0.08	0.09
−3.0	0.00135	0.00131	0.00126	0.00122	0.00118	0.00114	0.00111	0.00107	0.00104	0.00100
−2.9	0.00187	0.00181	0.00175	0.00169	0.00164	0.00159	0.00154	0.00149	0.00144	0.00139
−2.8	0.00256	0.00248	0.00240	0.00233	0.00226	0.00219	0.00212	0.00205	0.00199	0.00193
−2.7	0.00347	0.00336	0.00326	0.00317	0.00307	0.00298	0.00289	0.00280	0.00272	0.00264
−2.6	0.00466	0.00453	0.00440	0.00427	0.00415	0.00402	0.00391	0.00379	0.00368	0.00357
−2.5	0.00621	0.00604	0.00587	0.00570	0.00554	0.00539	0.00523	0.00508	0.00494	0.00480
−2.4	0.00820	0.00798	0.00776	0.00755	0.00734	0.00714	0.00695	0.00676	0.00657	0.00639
−2.3	0.01072	0.01044	0.01017	0.00990	0.00964	0.00939	0.00914	0.00889	0.00866	0.00842
−2.2	0.01390	0.01355	0.01321	0.01287	0.01255	0.01222	0.01191	0.01160	0.01130	0.01101
−2.1	0.01786	0.01743	0.01700	0.01659	0.01618	0.01578	0.01539	0.01500	0.01463	0.01426
−2.0	0.02275	0.02222	0.02169	0.02118	0.02068	0.02018	0.01970	0.01923	0.01876	0.01831
−1.9	0.02872	0.02807	0.02743	0.02680	0.02619	0.02559	0.02500	0.02442	0.02385	0.02330
−1.8	0.03593	0.03515	0.03438	0.03362	0.03288	0.03216	0.03144	0.03074	0.03005	0.02938
−1.7	0.04457	0.04363	0.04272	0.04182	0.04093	0.04006	0.03920	0.03836	0.03754	0.03673
−1.6	0.05480	0.05370	0.05262	0.05155	0.05050	0.04947	0.04846	0.04746	0.04648	0.04551
−1.5	0.06681	0.06552	0.06426	0.06301	0.06178	0.06057	0.05938	0.05821	0.05705	0.05592
−1.4	0.08076	0.07927	0.07780	0.07636	0.07493	0.07353	0.07215	0.07078	0.06944	0.06811
−1.3	0.09680	0.09510	0.09342	0.09176	0.09012	0.08851	0.08691	0.08534	0.08379	0.08226
−1.2	0.11507	0.11314	0.11123	0.10935	0.10749	0.10565	0.10383	0.10204	0.10027	0.09853
−1.1	0.13567	0.13350	0.13136	0.12924	0.12714	0.12507	0.12302	0.12100	0.11900	0.11702
−1.0	0.15866	0.15625	0.15386	0.15151	0.14917	0.14686	0.14457	0.14231	0.14007	0.13786
−0.9	0.18406	0.18141	0.17879	0.17619	0.17361	0.17106	0.16853	0.16602	0.16354	0.16109
−0.8	0.21186	0.20897	0.20611	0.20327	0.20045	0.19766	0.19489	0.19215	0.18943	0.18673
−0.7	0.24196	0.23885	0.23576	0.23270	0.22965	0.22663	0.22363	0.22065	0.21770	0.21476
−0.6	0.27425	0.27093	0.26763	0.26435	0.26109	0.25785	0.25463	0.25143	0.24825	0.24510
−0.5	0.30854	0.30503	0.30153	0.29806	0.29460	0.29116	0.28774	0.28434	0.28096	0.27760
−0.4	0.34458	0.34090	0.33724	0.33360	0.32997	0.32636	0.32276	0.31918	0.31561	0.31207
−0.3	0.38209	0.37828	0.37448	0.37070	0.36693	0.36317	0.35942	0.35569	0.35197	0.34827
−0.2	0.42074	0.41683	0.41294	0.40905	0.40517	0.40129	0.39743	0.39358	0.38974	0.38591
−0.1	0.46017	0.45620	0.45224	0.44828	0.44433	0.44038	0.43644	0.43251	0.42858	0.42465
0.0	0.50000	0.49601	0.49202	0.48803	0.48405	0.48006	0.47608	0.47210	0.46812	0.46414

附表 2 t 界值表

自由度 ν		概率 P									
	单侧	0.25	0.20	0.10	0.05	0.025	0.01	0.005	0.0025	0.001	0.0005
	双侧	0.50	0.40	0.20	0.10	0.050	0.02	0.010	0.0050	0.002	0.0010
1		1.00000	1.37638	3.07768	6.31375	12.70620	31.82052	63.65674	127.32134	318.30884	636.61925
2		0.81650	1.06066	1.88562	2.91999	4.30265	6.96456	9.92484	14.08905	22.32712	31.59905
3		0.76489	0.97847	1.63774	2.35336	3.18245	4.54070	5.84091	7.45332	10.21453	12.92398
4		0.74070	0.94096	1.53321	2.13185	2.77645	3.74695	4.60409	5.59757	7.17318	8.61030
5		0.72669	0.91954	1.47588	2.01505	2.57058	3.36493	4.03214	4.77334	5.89343	6.86883
6		0.71756	0.90570	1.43976	1.94318	2.44691	3.14267	3.70743	4.31683	5.20763	5.95882
7		0.71114	0.89603	1.41492	1.89458	2.36462	2.99795	3.49948	4.02934	4.78529	5.40788
8		0.70639	0.88889	1.39682	1.85955	2.30600	2.89646	3.35539	3.83252	4.50079	5.04131
9		0.70272	0.88340	1.38303	1.83311	2.26216	2.82144	3.24984	3.68966	4.29681	4.78091
10		0.69981	0.87906	1.37218	1.81246	2.22814	2.76377	3.16927	3.58141	4.14370	4.58689
11		0.69745	0.87553	1.36343	1.79588	2.20099	2.71808	3.10581	3.49661	4.02470	4.43698
12		0.69548	0.87261	1.35622	1.78229	2.17881	2.68100	3.05454	3.42844	3.92963	4.31779
13		0.69383	0.87015	1.35017	1.77093	2.16037	2.65031	3.01228	3.37247	3.85198	4.22083
14		0.69242	0.86805	1.34503	1.76131	2.14479	2.62449	2.97684	3.32570	3.78739	4.14045
15		0.69120	0.86624	1.34061	1.75305	2.13145	2.60248	2.94671	3.28604	3.73283	4.07277
16		0.69013	0.86467	1.33676	1.74588	2.11991	2.58349	2.92078	3.25199	3.68615	4.01500
17		0.68920	0.86328	1.33338	1.73961	2.10982	2.56693	2.89823	3.22245	3.64577	3.96513
18		0.68836	0.86205	1.33039	1.73406	2.10092	2.55238	2.87844	3.19657	3.61048	3.92165
19		0.68762	0.86095	1.32773	1.72913	2.09302	2.53948	2.86093	3.17372	3.57940	3.88341
20		0.68695	0.85996	1.32534	1.72472	2.08596	2.52798	2.84534	3.15340	3.55181	3.84952
21		0.68635	0.85907	1.32319	1.72074	2.07961	2.51765	2.83136	3.13521	3.52715	3.81928
22		0.68581	0.85827	1.32124	1.71714	2.07387	2.50832	2.81876	3.11882	3.50499	3.79213
23		0.68531	0.85753	1.31946	1.71387	2.06866	2.49987	2.80734	3.10400	3.48496	3.76763
24		0.68485	0.85686	1.31784	1.71088	2.06390	2.49216	2.79694	3.09051	3.46678	3.74540
25		0.68443	0.85624	1.31635	1.70814	2.05954	2.48511	2.78744	3.07820	3.45019	3.72514
26		0.68404	0.85567	1.31497	1.70562	2.05553	2.47863	2.77871	3.06691	3.43500	3.70661
27		0.68368	0.85514	1.31370	1.70329	2.05183	2.47266	2.77068	3.05652	3.42103	3.68959
28		0.68335	0.85465	1.31253	1.70113	2.04841	2.46714	2.76326	3.04693	3.40816	3.67391
29		0.68304	0.85419	1.31143	1.69913	2.04523	2.46202	2.75639	3.03805	3.39624	3.65941
30		0.68276	0.85377	1.31042	1.69726	2.04227	2.45726	2.75000	3.02980	3.38518	3.64596
31		0.68249	0.85337	1.30946	1.69552	2.03951	2.45282	2.74404	3.02212	3.37490	3.63346
32		0.68223	0.85300	1.30857	1.69389	2.03693	2.44868	2.73848	3.01495	3.36531	3.62180
33		0.68200	0.85265	1.30774	1.69236	2.03452	2.44479	2.73328	3.00824	3.35634	3.61091
34		0.68177	0.85232	1.30695	1.69092	2.03224	2.44115	2.72839	3.00195	3.34793	3.60072

续附表 2　t 界值表

自由度 ν	概率 P									
单侧	0.25	0.20	0.10	0.05	0.025	0.010	0.005	0.0025	0.001	0.0005
双侧	0.50	0.40	0.20	0.10	0.050	0.020	0.010	0.0050	0.002	0.0010
35	0.68156	0.85201	1.30621	1.68957	2.03011	2.43772	2.72381	2.99605	3.34005	3.59115
36	0.68137	0.85172	1.30551	1.68830	2.02809	2.43449	2.71948	2.99049	3.33262	3.58215
37	0.68118	0.85144	1.30485	1.68709	2.02619	2.43145	2.71541	2.98524	3.32563	3.57367
38	0.68100	0.85118	1.30423	1.68595	2.02439	2.42857	2.71156	2.98029	3.31903	3.56568
39	0.68083	0.85094	1.30364	1.68488	2.02269	2.42584	2.70791	2.97561	3.31279	3.55812
40	0.68067	0.85070	1.30308	1.68385	2.02108	2.42326	2.70446	2.97117	3.30688	3.55097
41	0.68052	0.85048	1.30254	1.68288	2.01954	2.42080	2.70118	2.96696	3.30127	3.54418
42	0.68038	0.85026	1.30204	1.68195	2.01808	2.41847	2.69807	2.96296	3.29595	3.53775
43	0.68024	0.85006	1.30155	1.68107	2.01669	2.41625	2.69510	2.95916	3.29089	3.53163
44	0.68011	0.84987	1.30109	1.68023	2.01537	2.41413	2.69228	2.95553	3.28607	3.52580
45	0.67998	0.84968	1.30065	1.67943	2.01410	2.41212	2.68959	2.95208	3.28148	3.52025
46	0.67986	0.84951	1.30023	1.67866	2.01290	2.41019	2.68701	2.94878	3.27710	3.51496
47	0.67975	0.84934	1.29982	1.67793	2.01174	2.40835	2.68456	2.94563	3.27291	3.50990
48	0.67964	0.84917	1.29944	1.67722	2.01063	2.40658	2.68220	2.94262	3.26891	3.50507
49	0.67953	0.84902	1.29907	1.67655	2.00958	2.40489	2.67995	2.93973	3.26508	3.50044
50	0.67943	0.84887	1.29871	1.67591	2.00856	2.40327	2.67779	2.93696	3.26141	3.49601
60	0.67860	0.84765	1.29582	1.67065	2.00030	2.39012	2.66028	2.91455	3.23171	3.46020
70	0.67801	0.84679	1.29376	1.66691	1.99444	2.38081	2.64790	2.89873	3.21079	3.43501
80	0.67757	0.84614	1.29222	1.66412	1.99006	2.37387	2.63869	2.88697	3.19526	3.41634
90	0.67723	0.84563	1.29103	1.66196	1.98667	2.36850	2.63157	2.87788	3.18327	3.40194
100	0.67695	0.84523	1.29007	1.66023	1.98397	2.36422	2.62589	2.87065	3.17374	3.39049
120	0.67654	0.84463	1.28865	1.65765	1.97993	2.35782	2.61742	2.85986	3.15954	3.37345
140	0.67625	0.84420	1.28763	1.65581	1.97705	2.35328	2.61140	2.85221	3.14947	3.36138
160	0.67603	0.84387	1.28687	1.65443	1.97490	2.34988	2.60691	2.84649	3.14195	3.35237
180	0.67586	0.84362	1.28627	1.65336	1.97323	2.34724	2.60342	2.84205	3.13612	3.34540
200	0.67572	0.84342	1.28580	1.65251	1.97190	2.34514	2.60063	2.83851	3.13148	3.33984
220	0.67561	0.84326	1.28541	1.65181	1.97081	2.34342	2.59836	2.83562	3.12769	3.33530
240	0.67551	0.84312	1.28509	1.65123	1.96990	2.34199	2.59647	2.83322	3.12454	3.33152
260	0.67543	0.84301	1.28482	1.65074	1.96913	2.34078	2.59487	2.83119	3.12187	3.32834
280	0.67537	0.84291	1.28458	1.65031	1.96847	2.33974	2.59350	2.82945	3.11959	3.32561
300	0.67531	0.84282	1.28438	1.64995	1.96790	2.33884	2.59232	2.82795	3.11762	3.32325
500	0.67498	0.84234	1.28325	1.64791	1.96472	2.33383	2.58570	2.81955	3.10661	3.31009
1000	0.67474	0.84198	1.28240	1.64638	1.96234	2.33008	2.58075	2.81328	3.09840	3.30028
∞	0.67449	0.84163	1.28157	1.64488	1.96001	2.32642	2.57593	2.80716	3.09040	3.29072

附表 3 χ^2 分布界值表

自由度	概率 P												
ν	0.995	0.990	0.975	0.950	0.900	0.750	0.500	0.250	0.100	0.050	0.025	0.010	0.005
1	0.000	0.000	0.001	0.004	0.016	0.102	0.455	1.323	2.706	3.841	5.024	6.635	7.879
2	0.010	0.020	0.051	0.103	0.211	0.575	1.386	2.773	4.605	5.991	7.378	9.210	10.597
3	0.072	0.115	0.216	0.352	0.584	1.213	2.366	4.108	6.251	7.815	9.348	11.345	12.838
4	0.207	0.297	0.484	0.711	1.064	1.923	3.357	5.385	7.779	9.488	11.143	13.277	14.860
5	0.412	0.554	0.831	1.145	1.610	2.675	4.351	6.626	9.236	11.070	12.833	15.086	16.750
6	0.676	0.872	1.237	1.635	2.204	3.455	5.348	7.841	10.645	12.592	14.449	16.812	18.548
7	0.989	1.239	1.690	2.167	2.833	4.255	6.346	9.037	12.017	14.067	16.013	18.475	20.278
8	1.344	1.646	2.180	2.733	3.490	5.071	7.344	10.219	13.362	15.507	17.535	20.090	21.955
9	1.735	2.088	2.700	3.325	4.168	5.899	8.343	11.389	14.684	16.919	19.023	21.666	23.589
10	2.156	2.558	3.247	3.940	4.865	6.737	9.342	12.549	15.987	18.307	20.483	23.209	25.188
11	2.603	3.053	3.816	4.575	5.578	7.584	10.341	13.701	17.275	19.675	21.920	24.725	26.757
12	3.074	3.571	4.404	5.226	6.304	8.438	11.340	14.845	18.549	21.026	23.337	26.217	28.300
13	3.565	4.107	5.009	5.892	7.042	9.299	12.340	15.984	19.812	22.362	24.736	27.688	29.819
14	4.075	4.660	5.629	6.571	7.790	10.165	13.339	17.117	21.064	23.685	26.119	29.141	31.319
15	4.601	5.229	6.262	7.261	8.547	11.037	14.339	18.245	22.307	24.996	27.488	30.578	32.801
16	5.142	5.812	6.908	7.962	9.312	11.912	15.338	19.369	23.542	26.296	28.845	32.000	34.267
17	5.697	6.408	7.564	8.672	10.085	12.792	16.338	20.489	24.769	27.587	30.191	33.409	35.718
18	6.265	7.015	8.231	9.390	10.865	13.675	17.338	21.605	25.989	28.869	31.526	34.805	37.156
19	6.844	7.633	8.907	10.117	11.651	14.562	18.338	22.718	27.204	30.144	32.852	36.191	38.582
20	7.434	8.260	9.591	10.851	12.443	15.452	19.337	23.828	28.412	31.410	34.170	37.566	39.997
21	8.034	8.897	10.283	11.591	13.240	16.344	20.337	24.935	29.615	32.671	35.479	38.932	41.401
22	8.643	9.542	10.982	12.338	14.041	17.240	21.337	26.039	30.813	33.924	36.781	40.289	42.796
23	9.260	10.196	11.689	13.091	14.848	18.137	22.337	27.141	32.007	35.172	38.076	41.638	44.181
24	9.886	10.856	12.401	13.848	15.659	19.037	23.337	28.241	33.196	36.415	39.364	42.980	45.559
25	10.520	11.524	13.120	14.611	16.473	19.939	24.337	29.339	34.382	37.652	40.646	44.314	46.928
26	11.160	12.198	13.844	15.379	17.292	20.843	25.336	30.435	35.563	38.885	41.923	45.642	48.290
27	11.808	12.879	14.573	16.151	18.114	21.749	26.336	31.528	36.741	40.113	43.195	46.963	49.645
28	12.461	13.565	15.308	16.928	18.939	22.657	27.336	32.620	37.916	41.337	44.461	48.278	50.993
29	13.121	14.256	16.047	17.708	19.768	23.567	28.336	33.711	39.087	42.557	45.722	49.588	52.336
30	13.787	14.953	16.791	18.493	20.599	24.478	29.336	34.800	40.256	43.773	46.979	50.892	53.672
31	14.458	15.655	17.539	19.281	21.434	25.390	30.336	35.887	41.422	44.985	48.232	52.191	55.003
32	15.134	16.362	18.291	20.072	22.271	26.304	31.336	36.973	42.585	46.194	49.480	53.486	56.328
33	15.815	17.074	19.047	20.867	23.110	27.219	32.336	38.058	43.745	47.400	50.725	54.776	57.648
34	16.501	17.789	19.806	21.664	23.952	28.136	33.336	39.141	44.903	48.602	51.966	56.061	58.964

续附表 3 χ^2 分布界值表

自由度	概率 P												
ν	0.995	0.990	0.975	0.950	0.900	0.750	0.500	0.250	0.100	0.050	0.025	0.010	0.005
35	17.192	18.509	20.569	22.465	24.797	29.054	34.336	40.223	46.059	49.802	53.203	57.342	60.275
36	17.887	19.233	21.336	23.269	25.643	29.973	35.336	41.304	47.212	50.998	54.437	58.619	61.581
37	18.586	19.960	22.106	24.075	26.492	30.893	36.336	42.383	48.363	52.192	55.668	59.893	62.883
38	19.289	20.691	22.878	24.884	27.343	31.815	37.335	43.462	49.513	53.384	56.896	61.162	64.181
39	19.996	21.426	23.654	25.695	28.196	32.737	38.335	44.539	50.660	54.572	58.120	62.428	65.476
40	20.707	22.164	24.433	26.509	29.051	33.660	39.335	45.616	51.805	55.758	59.342	63.691	66.766
41	21.421	22.906	25.215	27.326	29.907	34.585	40.335	46.692	52.949	56.942	60.561	64.950	68.053
42	22.138	23.650	25.999	28.144	30.765	35.510	41.335	47.766	54.090	58.124	61.777	66.206	69.336
43	22.859	24.398	26.785	28.965	31.625	36.436	42.335	48.840	55.230	59.304	62.990	67.459	70.616
44	23.584	25.148	27.575	29.787	32.487	37.363	43.335	49.913	56.369	60.481	64.201	68.710	71.893
45	24.311	25.901	28.366	30.612	33.350	38.291	44.335	50.985	57.505	61.656	65.410	69.957	73.166
46	25.041	26.657	29.160	31.439	34.215	39.220	45.335	52.056	58.641	62.830	66.617	71.201	74.437
47	25.775	27.416	29.956	32.268	35.081	40.149	46.335	53.127	59.774	64.001	67.821	72.443	75.704
48	26.511	28.177	30.755	33.098	35.949	41.079	47.335	54.196	60.907	65.171	69.023	73.683	76.969
49	27.249	28.941	31.555	33.930	36.818	42.010	48.335	55.265	62.038	66.339	70.222	74.919	78.231
50	27.991	29.707	32.357	34.764	37.689	42.942	49.335	56.334	63.167	67.505	71.420	76.154	79.490
51	28.735	30.475	33.162	35.600	38.560	43.874	50.335	57.401	64.295	68.669	72.616	77.386	80.747
52	29.481	31.246	33.968	36.437	39.433	44.808	51.335	58.468	65.422	69.832	73.810	78.616	82.001
53	30.230	32.018	34.776	37.276	40.308	45.741	52.335	59.534	66.548	70.993	75.002	79.843	83.253
54	30.981	32.793	35.586	38.116	41.183	46.676	53.335	60.600	67.673	72.153	76.192	81.069	84.502
55	31.735	33.570	36.398	38.958	42.060	47.610	54.335	61.665	68.796	73.311	77.380	82.292	85.749
56	32.490	34.350	37.212	39.801	42.937	48.546	55.335	62.729	69.919	74.468	78.567	83.513	86.994
57	33.248	35.131	38.027	40.646	43.816	49.482	56.335	63.793	71.040	75.624	79.752	84.733	88.236
58	34.008	35.913	38.844	41.492	44.696	50.419	57.335	64.857	72.160	76.778	80.936	85.950	89.477
59	34.770	36.698	39.662	42.339	45.577	51.356	58.335	65.919	73.279	77.931	82.117	87.166	90.715
60	35.534	37.485	40.482	43.188	46.459	52.294	59.335	66.981	74.397	79.082	83.298	88.379	91.952
61	36.301	38.273	41.303	44.038	47.342	53.232	60.335	68.043	75.514	80.232	84.476	89.591	93.186
62	37.068	39.063	42.126	44.889	48.226	54.171	61.335	69.104	76.630	81.381	85.654	90.802	94.419
63	37.838	39.855	42.950	45.741	49.111	55.110	62.335	70.165	77.745	82.529	86.830	92.010	95.649
64	38.610	40.649	43.776	46.595	49.996	56.050	63.335	71.225	78.860	83.675	88.004	93.217	96.878
65	39.383	41.444	44.603	47.450	50.883	56.990	64.335	72.285	79.973	84.821	89.177	94.422	98.105
66	40.158	42.240	45.431	48.305	51.770	57.931	65.335	73.344	81.085	85.965	90.349	95.626	99.330
67	40.935	43.038	46.261	49.162	52.659	58.872	66.335	74.403	82.197	87.108	91.519	96.828	100.554
68	41.713	43.838	47.092	50.020	53.548	59.814	67.335	75.461	83.308	88.250	92.689	98.028	101.776

续附表 3 χ^2 分布界值表

自由度 ν	概率 P 0.995	0.990	0.975	0.950	0.900	0.750	0.500	0.250	0.100	0.050	0.025	0.010	0.005
69	42.494	44.639	47.924	50.879	54.438	60.756	68.334	76.519	84.418	89.391	93.856	99.228	102.996
70	43.275	45.442	48.758	51.739	55.329	61.698	69.334	77.577	85.527	90.531	95.023	100.425	104.215
71	44.058	46.246	49.592	52.600	56.221	62.641	70.334	78.634	86.635	91.670	96.189	101.621	105.432
72	44.843	47.051	50.428	53.462	57.113	63.585	71.334	79.690	87.743	92.808	97.353	102.816	106.648
73	45.629	47.858	51.265	54.325	58.006	64.528	72.334	80.747	88.850	93.945	98.516	104.010	107.862
74	46.417	48.666	52.103	55.189	58.900	65.472	73.334	81.803	89.956	95.081	99.678	105.202	109.074
75	47.206	49.475	52.942	56.054	59.795	66.417	74.334	82.858	91.061	96.217	100.839	106.393	110.286
76	47.997	50.286	53.782	56.920	60.690	67.362	75.334	83.913	92.166	97.351	101.999	107.583	111.495
77	48.788	51.097	54.623	57.786	61.586	68.307	76.334	84.968	93.270	98.484	103.158	108.771	112.704
78	49.582	51.910	55.466	58.654	62.483	69.252	77.334	86.022	94.374	99.617	104.316	109.958	113.911
79	50.376	52.725	56.309	59.522	63.380	70.198	78.334	87.077	95.476	100.749	105.473	111.144	115.117
80	51.172	53.540	57.153	60.391	64.278	71.145	79.334	88.130	96.578	101.879	106.629	112.329	116.321
81	51.969	54.357	57.998	61.261	65.176	72.091	80.334	89.184	97.680	103.010	107.783	113.512	117.524
82	52.767	55.174	58.845	62.132	66.076	73.038	81.334	90.237	98.780	104.139	108.937	114.695	118.726
83	53.567	55.993	59.692	63.004	66.976	73.985	82.334	91.289	99.880	105.267	110.090	115.876	119.927
84	54.368	56.813	60.540	63.876	67.876	74.933	83.334	92.342	100.980	106.395	111.242	117.057	121.126
85	55.170	57.634	61.389	64.749	68.777	75.881	84.334	93.394	102.079	107.522	112.393	118.236	122.325
86	55.973	58.456	62.239	65.623	69.679	76.829	85.334	94.446	103.177	108.648	113.544	119.414	123.522
87	56.777	59.279	63.089	66.498	70.581	77.777	86.334	95.497	104.275	109.773	114.693	120.591	124.718
88	57.582	60.103	63.941	67.373	71.484	78.726	87.334	96.548	105.372	110.898	115.841	121.767	125.913
89	58.389	60.928	64.793	68.249	72.387	79.675	88.334	97.599	106.469	112.022	116.989	122.942	127.106
90	59.196	61.754	65.647	69.126	73.291	80.625	89.334	98.650	107.565	113.145	118.136	124.116	128.299
91	60.005	62.581	66.501	70.003	74.196	81.574	90.334	99.700	108.661	114.268	119.282	125.289	129.491
92	60.815	63.409	67.356	70.882	75.100	82.524	91.334	100.750	109.756	115.390	120.427	126.462	130.681
93	61.625	64.238	68.211	71.760	76.006	83.474	92.334	101.800	110.850	116.511	121.571	127.633	131.871
94	62.437	65.068	69.068	72.640	76.912	84.425	93.334	102.850	111.944	117.632	122.715	128.803	133.059
95	63.250	65.898	69.925	73.520	77.818	85.376	94.334	103.899	113.038	118.752	123.858	129.973	134.247
96	64.063	66.730	70.783	74.401	78.725	86.327	95.334	104.948	114.131	119.871	125.000	131.141	135.433
97	64.878	67.562	71.642	75.282	79.633	87.278	96.334	105.997	115.223	120.990	126.141	132.309	136.619
98	65.694	68.396	72.501	76.164	80.541	88.229	97.334	107.045	116.315	122.108	127.282	133.476	137.803
99	66.510	69.230	73.361	77.046	81.449	89.181	98.334	108.093	117.407	123.225	128.422	134.642	138.987
100	67.328	70.065	74.222	77.929	82.358	90.133	99.334	109.141	118.498	124.342	129.561	135.807	140.169

附表 4　二项分布表

n	y	P=0.05	0.10	0.15	0.20	0.25	0.30	0.35	0.40	0.45	0.50	0.55	0.60	0.65	0.70	0.75	0.80	0.85	0.90	0.95
1	0	0.9500	0.9000	0.8500	0.8000	0.7500	0.7000	0.6500	0.6000	0.5500	0.5000	0.4500	0.4000	0.3500	0.3000	0.2500	0.2000	0.1500	0.1000	0.0500
	1	1.0000	1.0000	1.0000	1.0000	1.0000	1.0000	1.0000	1.0000	1.0000	1.0000	1.0000	1.0000	1.0000	1.0000	1.0000	1.0000	1.0000	1.0000	1.0000
2	0	0.9025	0.8100	0.7225	0.6400	0.5625	0.4900	0.4225	0.3600	0.3025	0.2500	0.2025	0.1600	0.1225	0.0900	0.0625	0.0400	0.0225	0.0100	0.0025
	1	0.9975	0.9900	0.9775	0.9600	0.9375	0.9100	0.8775	0.8400	0.7975	0.7500	0.6975	0.6400	0.5775	0.5100	0.4375	0.3600	0.2775	0.1900	0.0975
	2	1.0000	1.0000	1.0000	1.0000	1.0000	1.0000	1.0000	1.0000	1.0000	1.0000	1.0000	1.0000	1.0000	1.0000	1.0000	1.0000	1.0000	1.0000	1.0000
3	0	0.8574	0.7290	0.6141	0.5120	0.4219	0.3430	0.2746	0.2160	0.1664	0.1250	0.0911	0.0640	0.0429	0.0270	0.0156	0.0080	0.0034	0.0010	0.0001
	1	0.9928	0.9720	0.9392	0.8960	0.8438	0.7840	0.7182	0.6480	0.5748	0.5000	0.4252	0.3520	0.2818	0.2160	0.1562	0.1040	0.0608	0.0280	0.0072
	2	0.9999	0.9990	0.9966	0.9920	0.9844	0.9730	0.9571	0.9360	0.9089	0.8750	0.8336	0.7840	0.7254	0.6570	0.5781	0.4880	0.3859	0.2710	0.1426
	3	1.0000	1.0000	1.0000	1.0000	1.0000	1.0000	1.0000	1.0000	1.0000	1.0000	1.0000	1.0000	1.0000	1.0000	1.0000	1.0000	1.0000	1.0000	1.0000
4	0	0.8145	0.6561	0.5220	0.4096	0.3164	0.2401	0.1785	0.1296	0.0915	0.0625	0.0410	0.0256	0.0150	0.0081	0.0039	0.0016	0.0005	0.0001	0.0000
	1	0.9860	0.9477	0.8905	0.8192	0.7383	0.6517	0.5630	0.4752	0.3910	0.3125	0.2415	0.1792	0.1265	0.0837	0.0508	0.0272	0.0120	0.0037	0.0005
	2	0.9995	0.9963	0.9880	0.9728	0.9492	0.9163	0.8735	0.8208	0.7585	0.6875	0.6090	0.5248	0.4370	0.3483	0.2617	0.1808	0.1095	0.0523	0.0140
	3	1.0000	0.9999	0.9995	0.9984	0.9961	0.9919	0.9850	0.9744	0.9590	0.9375	0.9085	0.8704	0.8215	0.7599	0.6836	0.5904	0.4780	0.3439	0.1855
	4	1.0000	1.0000	1.0000	1.0000	1.0000	1.0000	1.0000	1.0000	1.0000	1.0000	1.0000	1.0000	1.0000	1.0000	1.0000	1.0000	1.0000	1.0000	1.0000
5	0	0.7738	0.5905	0.4437	0.3277	0.2373	0.1681	0.1160	0.0778	0.0503	0.0312	0.0185	0.0102	0.0053	0.0024	0.0010	0.0003	0.0001	0.0000	0.0000
	1	0.9774	0.9185	0.8352	0.7373	0.6328	0.5282	0.4284	0.3370	0.2562	0.1875	0.1312	0.0870	0.0540	0.0308	0.0156	0.0067	0.0022	0.0005	0.0000
	2	0.9988	0.9914	0.9734	0.9421	0.8965	0.8369	0.7648	0.6826	0.5931	0.5000	0.4069	0.3174	0.2352	0.1631	0.1035	0.0579	0.0266	0.0086	0.0012
	3	1.0000	0.9995	0.9978	0.9933	0.9844	0.9692	0.9460	0.9130	0.8688	0.8125	0.7438	0.6630	0.5716	0.4718	0.3672	0.2627	0.1648	0.0815	0.0226
	4	1.0000	1.0000	0.9999	0.9997	0.9990	0.9976	0.9947	0.9898	0.9815	0.9688	0.9497	0.9222	0.8840	0.8319	0.7627	0.6723	0.5563	0.4095	0.2262
	5	1.0000	1.0000	1.0000	1.0000	1.0000	1.0000	1.0000	1.0000	1.0000	1.0000	1.0000	1.0000	1.0000	1.0000	1.0000	1.0000	1.0000	1.0000	1.0000
6	0	0.7351	0.5314	0.3771	0.2621	0.1780	0.1176	0.0754	0.0467	0.0277	0.0156	0.0083	0.0041	0.0018	0.0007	0.0002	0.0001	0.0000	0.0000	0.0000
	1	0.9672	0.8857	0.7765	0.6554	0.5339	0.4202	0.3191	0.2333	0.1636	0.1094	0.0692	0.0410	0.0223	0.0109	0.0046	0.0016	0.0004	0.0001	0.0000
	2	0.9978	0.9842	0.9527	0.9011	0.8306	0.7443	0.6471	0.5443	0.4415	0.3438	0.2553	0.1792	0.1174	0.0705	0.0376	0.0170	0.0059	0.0013	0.0001
	3	0.9999	0.9987	0.9941	0.9830	0.9624	0.9295	0.8826	0.8208	0.7447	0.6562	0.5585	0.4557	0.3529	0.2557	0.1694	0.0989	0.0473	0.0158	0.0022
	4	1.0000	0.9999	0.9996	0.9984	0.9954	0.9891	0.9777	0.9590	0.9308	0.8906	0.8364	0.7667	0.6809	0.5798	0.4661	0.3446	0.2235	0.1143	0.0328
	5	1.0000	1.0000	1.0000	0.9999	0.9998	0.9993	0.9982	0.9959	0.9917	0.9844	0.9723	0.9533	0.9246	0.8824	0.8220	0.7379	0.6229	0.4686	0.2649
	6	1.0000	1.0000	1.0000	1.0000	1.0000	1.0000	1.0000	1.0000	1.0000	1.0000	1.0000	1.0000	1.0000	1.0000	1.0000	1.0000	1.0000	1.0000	1.0000
7	0	0.6983	0.4783	0.3206	0.2097	0.1335	0.0824	0.0490	0.0280	0.0152	0.0078	0.0037	0.0016	0.0006	0.0002	0.0001	0.0000	0.0000	0.0000	0.0000
	1	0.9556	0.8503	0.7166	0.5767	0.4449	0.3294	0.2338	0.1586	0.1024	0.0625	0.0357	0.0188	0.0090	0.0038	0.0013	0.0004	0.0001	0.0000	0.0000
	2	0.9962	0.9743	0.9262	0.8520	0.7564	0.6471	0.5323	0.4199	0.3164	0.2266	0.1529	0.0963	0.0556	0.0288	0.0129	0.0047	0.0012	0.0002	0.0000
	3	0.9998	0.9973	0.9879	0.9667	0.9294	0.8740	0.8002	0.7102	0.6083	0.5000	0.3917	0.2898	0.1998	0.1260	0.0706	0.0333	0.0121	0.0027	0.0002
	4	1.0000	0.9998	0.9988	0.9953	0.9871	0.9712	0.9444	0.9037	0.8471	0.7734	0.6836	0.5801	0.4677	0.3529	0.2436	0.1480	0.0738	0.0257	0.0038
	5	1.0000	1.0000	0.9999	0.9996	0.9987	0.9962	0.9910	0.9812	0.9643	0.9375	0.8976	0.8414	0.7662	0.6706	0.5551	0.4233	0.2834	0.1497	0.0444
	6	1.0000	1.0000	1.0000	1.0000	0.9999	0.9998	0.9994	0.9984	0.9963	0.9922	0.9848	0.9720	0.9510	0.9176	0.8665	0.7903	0.6794	0.5217	0.3017
	7	1.0000	1.0000	1.0000	1.0000	1.0000	1.0000	1.0000	1.0000	1.0000	1.0000	1.0000	1.0000	1.0000	1.0000	1.0000	1.0000	1.0000	1.0000	1.0000

续附表 4 二项分布表

n	y	P=0.05	0.10	0.15	0.20	0.25	0.30	0.35	0.40	0.45	0.50	0.55	0.60	0.65	0.70	0.75	0.80	0.85	0.90	0.95
8	0	0.6634	0.4305	0.2725	0.1678	0.1001	0.0576	0.0319	0.0168	0.0084	0.0039	0.0017	0.0007	0.0002	0.0001	0.0000	0.0000	0.0000	0.0000	0.0000
	1	0.9428	0.8131	0.6572	0.5033	0.3671	0.2553	0.1691	0.1064	0.0632	0.0352	0.0181	0.0085	0.0036	0.0013	0.0004	0.0001	0.0000	0.0000	0.0000
	2	0.9942	0.9619	0.8948	0.7969	0.6785	0.5518	0.4278	0.3154	0.2201	0.1445	0.0885	0.0498	0.0253	0.0113	0.0042	0.0012	0.0002	0.0000	0.0000
	3	0.9996	0.9950	0.9786	0.9437	0.8862	0.8059	0.7064	0.5941	0.4770	0.3633	0.2604	0.1737	0.1061	0.0580	0.0273	0.0104	0.0029	0.0004	0.0000
	4	1.0000	0.9996	0.9971	0.9896	0.9727	0.9420	0.8939	0.8263	0.7396	0.6367	0.5230	0.4059	0.2936	0.1941	0.1138	0.0563	0.0214	0.0050	0.0004
	5	1.0000	1.0000	0.9998	0.9988	0.9985	0.9887	0.9747	0.9502	0.9115	0.8555	0.7799	0.6846	0.5722	0.4482	0.3215	0.2031	0.1052	0.0381	0.0058
	6	1.0000	1.0000	1.0000	0.9999	0.9996	0.9987	0.9964	0.9915	0.9819	0.9648	0.9368	0.8936	0.8309	0.7447	0.6329	0.4967	0.3428	0.1869	0.0572
	7	1.0000	1.0000	1.0000	1.0000	1.0000	0.9999	0.9998	0.9993	0.9983	0.9961	0.9916	0.9832	0.9681	0.9424	0.8999	0.8322	0.7275	0.5695	0.3366
	8	1.0000	1.0000	1.0000	1.0000	1.0000	1.0000	1.0000	1.0000	1.0000	1.0000	1.0000	1.0000	1.0000	1.0000	1.0000	1.0000	1.0000	1.0000	1.0000
9	0	0.6302	0.3874	0.2316	0.1342	0.0751	0.0404	0.0207	0.0101	0.0046	0.0020	0.0008	0.0003	0.0001	0.0000	0.0000	0.0000	0.0000	0.0000	0.0000
	1	0.9288	0.7748	0.5995	0.4362	0.3003	0.1960	0.1211	0.0705	0.0385	0.0195	0.0091	0.0038	0.0014	0.0004	0.0001	0.0000	0.0000	0.0000	0.0000
	2	0.9916	0.9470	0.8591	0.7382	0.6007	0.4628	0.3373	0.2318	0.1495	0.0898	0.0498	0.0250	0.0112	0.0043	0.0013	0.0003	0.0000	0.0000	0.0000
	3	0.9994	0.9917	0.9661	0.9144	0.8343	0.7297	0.6089	0.4826	0.3614	0.2539	0.1653	0.0994	0.0536	0.0253	0.0100	0.0031	0.0006	0.0001	0.0000
	4	1.0000	0.9991	0.9944	0.9804	0.9511	0.9012	0.8283	0.7334	0.6214	0.5000	0.3786	0.2666	0.1717	0.0988	0.0489	0.0196	0.0056	0.0009	0.0000
	5	1.0000	0.9999	0.9944	0.9969	0.9900	0.9747	0.9464	0.9006	0.8342	0.7461	0.6386	0.5174	0.3911	0.2703	0.1657	0.0856	0.0339	0.0083	0.0006
	6	1.0000	1.0000	1.0000	0.9997	0.9987	0.9957	0.9888	0.9750	0.9502	0.9102	0.8505	0.7682	0.6627	0.5372	0.3993	0.2618	0.1409	0.0530	0.0084
	7	1.0000	1.0000	1.0000	1.0000	0.9999	0.9996	0.9986	0.9962	0.9909	0.9805	0.9615	0.9295	0.8789	0.8040	0.6997	0.5638	0.4005	0.2252	0.0712
	8	1.0000	1.0000	1.0000	1.0000	1.0000	1.0000	0.9999	0.9997	0.9992	0.9980	0.9954	0.9899	0.9793	0.9596	0.9249	0.8658	0.7684	0.6126	0.3698
	9	1.0000	1.0000	1.0000	1.0000	1.0000	1.0000	1.0000	1.0000	1.0000	1.0000	1.0000	1.0000	1.0000	1.0000	1.0000	1.0000	1.0000	1.0000	1.0000
10	0	0.5987	0.3487	0.1969	0.1074	0.0563	0.0282	0.0135	0.0060	0.0025	0.0010	0.0003	0.0001	0.0000	0.0000	0.0000	0.0000	0.0000	0.0000	0.0000
	1	0.9139	0.7361	0.5443	0.3758	0.2440	0.1493	0.0860	0.0464	0.0233	0.0107	0.0045	0.0017	0.0005	0.0001	0.0000	0.0000	0.0000	0.0000	0.0000
	2	0.9885	0.9298	0.8202	0.6778	0.5256	0.3828	0.2616	0.1673	0.0996	0.0547	0.0274	0.0123	0.0048	0.0016	0.0004	0.0001	0.0000	0.0000	0.0000
	3	0.9990	0.9872	0.9500	0.8791	0.7759	0.6496	0.5138	0.3823	0.2660	0.1719	0.1020	0.0548	0.0260	0.0106	0.0035	0.0009	0.0001	0.0000	0.0000
	4	0.9999	0.9984	0.9901	0.9672	0.9219	0.8497	0.7515	0.6331	0.5044	0.3770	0.2616	0.1662	0.0949	0.0473	0.0197	0.0064	0.0014	0.0001	0.0000
	5	1.0000	0.9999	0.9986	0.9936	0.9803	0.9527	0.8051	0.8338	0.7384	0.6230	0.4956	0.3669	0.2485	0.1503	0.0781	0.0328	0.0099	0.0016	0.0001
	6	1.0000	1.0000	0.9999	0.9991	0.9965	0.9894	0.9740	0.9452	0.8980	0.8281	0.7340	0.6177	0.4862	0.3504	0.2241	0.1209	0.0500	0.0128	0.0010
	7	1.0000	1.0000	1.0000	0.9999	0.9996	0.9984	0.9952	0.9877	0.9726	0.9453	0.9004	0.8327	0.7384	0.6172	0.4744	0.3222	0.1789	0.0702	0.0115
	8	1.0000	1.0000	1.0000	1.0000	1.0000	0.9999	0.9995	0.9983	0.9955	0.9893	0.9767	0.9536	0.9140	0.8507	0.7560	0.6242	0.4557	0.2639	0.0861
	9	1.0000	1.0000	1.0000	1.0000	1.0000	1.0000	1.0000	0.9999	0.9997	0.9990	0.9975	0.9940	0.9865	0.9718	0.9473	0.8926	0.8031	0.6513	0.4013
	10	1.0000	1.0000	1.0000	1.0000	1.0000	1.0000	1.0000	1.0000	1.0000	1.0000	1.0000	1.0000	1.0000	1.0000	1.0000	1.0000	1.0000	1.0000	1.0000
11	0	0.5688	0.3138	0.1673	0.0859	0.0422	0.0198	0.0088	0.0036	0.0014	0.0005	0.0002	0.0000	0.0000	0.0000	0.0000	0.0000	0.0000	0.0000	0.0000
	1	0.8981	0.6974	0.4922	0.3221	0.1971	0.1130	0.0606	0.0302	0.0139	0.0059	0.0022	0.0007	0.0002	0.0000	0.0000	0.0000	0.0000	0.0000	0.0000
	2	0.9848	0.9104	0.7788	0.6174	0.4552	0.3127	0.2001	0.1189	0.0652	0.0327	0.0148	0.0059	0.0020	0.0006	0.0001	0.0000	0.0000	0.0000	0.0000
	3	0.9984	0.9815	0.9306	0.8389	0.7133	0.5696	0.4256	0.2963	0.1911	0.1133	0.0610	0.0293	0.0122	0.0043	0.0012	0.0002	0.0000	0.0000	0.0000
	4	0.9999	0.9972	0.9841	0.9496	0.8854	0.7897	0.6683	0.5328	0.3971	0.2744	0.1738	0.0994	0.0501	0.0216	0.0076	0.0020	0.0003	0.0000	0.0000
	5	1.0000	0.9997	0.9973	0.9883	0.9657	0.9218	0.8513	0.7535	0.6331	0.5000	0.3669	0.2465	0.1487	0.0782	0.0343	0.0117	0.0027	0.0003	0.0000
	6	1.0000	1.0000	0.9997	0.9980	0.9924	0.9784	0.9499	0.9006	0.8262	0.7256	0.6029	0.4672	0.3317	0.2103	0.1146	0.0504	0.0159	0.0028	0.0001
	7	1.0000	1.0000	1.0000	0.9998	0.9988	0.9957	0.9878	0.9707	0.9390	0.8867	0.8089	0.7037	0.5744	0.4304	0.2867	0.1611	0.0694	0.0185	0.0016
	8	1.0000	1.0000	1.0000	1.0000	0.9999	0.9994	0.9980	0.9941	0.9852	0.9673	0.9348	0.8811	0.7999	0.6873	0.5448	0.3826	0.2212	0.0896	0.0152
	9	1.0000	1.0000	1.0000	1.0000	1.0000	1.0000	0.9998	0.9993	0.9978	0.9941	0.9861	0.9698	0.9394	0.8870	0.8029	0.6779	0.5078	0.3026	0.1019
	10	1.0000	1.0000	1.0000	1.0000	1.0000	1.0000	1.0000	1.0000	0.9998	0.9995	0.9986	0.9964	0.9912	0.9802	0.9578	0.9141	0.8327	0.6862	0.4312
	11	1.0000	1.0000	1.0000	1.0000	1.0000	1.0000	1.0000	1.0000	1.0000	1.0000	1.0000	1.0000	1.0000	1.0000	1.0000	1.0000	1.0000	1.0000	1.0000

续附表 4　二项分布表

n	y	P=0.05	0.10	0.15	0.20	0.25	0.30	0.35	0.40	0.45	0.50	0.55	0.60	0.65	0.70	0.75	0.80	0.85	0.90	0.95
12	0	0.5404	0.2824	0.1422	0.0687	0.0317	0.0138	0.0057	0.0022	0.0008	0.0002	0.0001	0.0000	0.0000	0.0000	0.0000	0.0000	0.0000	0.0000	0.0000
	1	0.8816	0.6590	0.4435	0.2749	0.1584	0.0850	0.0424	0.0196	0.0083	0.0032	0.0011	0.0003	0.0001	0.0000	0.0000	0.0000	0.0000	0.0000	0.0000
	2	0.9804	0.8891	0.7358	0.5583	0.3907	0.2528	0.1513	0.0834	0.0421	0.0193	0.0079	0.0028	0.0008	0.0002	0.0000	0.0000	0.0000	0.0000	0.0000
	3	0.9978	0.9744	0.9078	0.7946	0.6488	0.4925	0.3467	0.2253	0.1345	0.0730	0.0356	0.0153	0.0056	0.0017	0.0004	0.0001	0.0000	0.0000	0.0000
	4	0.9998	0.9957	0.9761	0.9274	0.8424	0.7237	0.5833	0.4382	0.3044	0.1938	0.1117	0.0573	0.0255	0.0095	0.0028	0.0006	0.0001	0.0000	0.0000
	5	1.0000	0.9995	0.9954	0.9806	0.9456	0.8822	0.7873	0.6652	0.5269	0.3872	0.2607	0.1582	0.0846	0.0386	0.0143	0.0039	0.0007	0.0001	0.0000
	6	1.0000	0.9999	0.9993	0.9961	0.9857	0.9614	0.9154	0.8418	0.7393	0.6128	0.4731	0.3348	0.2127	0.1178	0.0544	0.0194	0.0046	0.0005	0.0000
	7	1.0000	1.0000	0.9999	0.9994	0.9972	0.9905	0.9745	0.9427	0.8883	0.8062	0.6956	0.5618	0.4167	0.2763	0.1576	0.0726	0.0239	0.0043	0.0002
	8	1.0000	1.0000	1.0000	0.9999	0.9996	0.9983	0.9944	0.9847	0.9644	0.9270	0.8655	0.7747	0.6533	0.5075	0.3612	0.2054	0.0922	0.0256	0.0022
	9	1.0000	1.0000	1.0000	1.0000	1.0000	0.9998	0.9992	0.9972	0.9921	0.9807	0.9579	0.9166	0.8487	0.7472	0.6093	0.4417	0.2642	0.1109	0.0196
	10	1.0000	1.0000	1.0000	1.0000	1.0000	1.0000	0.9999	0.9997	0.9989	0.9968	0.9917	0.9804	0.9576	0.9150	0.8416	0.7251	0.5565	0.3410	0.1184
	11	1.0000	1.0000	1.0000	1.0000	1.0000	1.0000	1.0000	1.0000	0.9999	0.9998	0.9992	0.9978	0.9943	0.9862	0.9683	0.9313	0.8578	0.7176	0.4596
	12	1.0000	1.0000	1.0000	1.0000	1.0000	1.0000	1.0000	1.0000	1.0000	1.0000	1.0000	1.0000	1.0000	1.0000	1.0000	1.0000	1.0000	1.0000	1.0000
13	0	0.5133	0.2542	0.1209	0.0550	0.0236	0.0097	0.0037	0.0013	0.0004	0.0001	0.0000	0.0000	0.0000	0.0000	0.0000	0.0000	0.0000	0.0000	0.0000
	1	0.8646	0.6213	0.3983	0.2336	0.1267	0.0637	0.0296	0.0126	0.0049	0.0017	0.0005	0.0001	0.0000	0.0000	0.0000	0.0000	0.0000	0.0000	0.0000
	2	0.9755	0.8661	0.6920	0.5017	0.3326	0.2025	0.1132	0.0579	0.0269	0.0112	0.0041	0.0013	0.0003	0.0001	0.0000	0.0000	0.0000	0.0000	0.0000
	3	0.9969	0.9658	0.8820	0.7473	0.5843	0.4206	0.2783	0.1686	0.0929	0.0461	0.0203	0.0078	0.0025	0.0007	0.0001	0.0000	0.0000	0.0000	0.0000
	4	0.9997	0.9935	0.9658	0.9009	0.7940	0.6543	0.5005	0.3530	0.2279	0.1334	0.0698	0.0321	0.0126	0.0040	0.0010	0.0002	0.0000	0.0000	0.0000
	5	1.0000	0.9991	0.9925	0.9700	0.9198	0.8346	0.7159	0.5744	0.4268	0.2905	0.1788	0.0977	0.0462	0.0182	0.0056	0.0012	0.0002	0.0000	0.0000
	6	1.0000	0.9999	0.9987	0.9930	0.9757	0.9376	0.8705	0.7712	0.6437	0.5000	0.3563	0.2288	0.1295	0.0624	0.0243	0.0070	0.0013	0.0001	0.0000
	7	1.0000	1.0000	0.9998	0.9988	0.9944	0.9818	0.9538	0.9023	0.8212	0.7095	0.5732	0.4256	0.2841	0.1654	0.0802	0.0300	0.0075	0.0009	0.0000
	8	1.0000	1.0000	1.0000	0.9998	0.9990	0.9960	0.9874	0.9679	0.9302	0.8666	0.7721	0.6470	0.4995	0.3457	0.2060	0.0991	0.0342	0.0065	0.0003
	9	1.0000	1.0000	1.0000	1.0000	0.9999	0.9993	0.9975	0.9922	0.9797	0.9539	0.9071	0.8314	0.7217	0.5794	0.4157	0.2527	0.1180	0.0342	0.0031
	10	1.0000	1.0000	1.0000	1.0000	1.0000	0.9999	0.9997	0.9987	0.9959	0.9888	0.9731	0.9421	0.8868	0.7975	0.6674	0.4983	0.3080	0.1339	0.0245
	11	1.0000	1.0000	1.0000	1.0000	1.0000	1.0000	1.0000	0.9999	0.9995	0.9983	0.9951	0.9874	0.9704	0.9363	0.8733	0.7664	0.6017	0.3787	0.1354
	12	1.0000	1.0000	1.0000	1.0000	1.0000	1.0000	1.0000	1.0000	1.0000	0.9999	0.9996	0.9987	0.9963	0.9903	0.9762	0.9450	0.8791	0.7458	0.4867
	13	1.0000	1.0000	1.0000	1.0000	1.0000	1.0000	1.0000	1.0000	1.0000	1.0000	1.0000	1.0000	1.0000	1.0000	1.0000	1.0000	1.0000	1.0000	1.0000
14	0	0.4877	0.2288	0.1028	0.0440	0.0178	0.0068	0.0024	0.0008	0.0002	0.0001	0.0000	0.0000	0.0000	0.0000	0.0000	0.0000	0.0000	0.0000	0.0000
	1	0.8470	0.5846	0.3567	0.1979	0.1010	0.0475	0.0205	0.0081	0.0029	0.0009	0.0003	0.0001	0.0000	0.0000	0.0000	0.0000	0.0000	0.0000	0.0000
	2	0.9699	0.8416	0.6479	0.4481	0.2811	0.1608	0.0839	0.0398	0.0170	0.0065	0.0022	0.0006	0.0001	0.0000	0.0000	0.0000	0.0000	0.0000	0.0000
	3	0.9958	0.9559	0.8535	0.6982	0.5213	0.3552	0.2205	0.1243	0.0632	0.0287	0.0114	0.0039	0.0011	0.0002	0.0000	0.0000	0.0000	0.0000	0.0000
	4	0.9996	0.9908	0.9533	0.8702	0.7415	0.5842	0.4227	0.2793	0.1672	0.0898	0.0426	0.0175	0.0060	0.0017	0.0003	0.0000	0.0000	0.0000	0.0000
	5	1.0000	0.9985	0.9885	0.9561	0.8883	0.7805	0.6405	0.4859	0.3373	0.2120	0.1189	0.0583	0.0243	0.0083	0.0022	0.0004	0.0000	0.0000	0.0000
	6	1.0000	0.9998	0.9978	0.9884	0.9617	0.9067	0.8164	0.6925	0.5461	0.3953	0.2586	0.1501	0.0753	0.0315	0.0103	0.0024	0.0003	0.0000	0.0000
	7	1.0000	1.0000	0.9997	0.9976	0.9897	0.9685	0.9247	0.8499	0.7414	0.6047	0.4539	0.3075	0.1836	0.0933	0.0383	0.0116	0.0022	0.0002	0.0000
	8	1.0000	1.0000	1.0000	0.9996	0.9978	0.9917	0.9757	0.9417	0.8811	0.7880	0.6627	0.5141	0.3595	0.2195	0.1117	0.0439	0.0115	0.0015	0.0000
	9	1.0000	1.0000	1.0000	1.0000	0.9997	0.9983	0.9940	0.9825	0.9574	0.9102	0.8328	0.7207	0.5773	0.4158	0.2585	0.1298	0.0467	0.0092	0.0004
	10	1.0000	1.0000	1.0000	1.0000	1.0000	0.9998	0.9989	0.9961	0.9886	0.9713	0.9368	0.8757	0.7795	0.6448	0.4787	0.3018	0.1465	0.0441	0.0042
	11	1.0000	1.0000	1.0000	1.0000	1.0000	1.0000	0.9999	0.9994	0.9978	0.9935	0.9830	0.9602	0.9161	0.8392	0.7189	0.5519	0.3521	0.1584	0.0301
	12	1.0000	1.0000	1.0000	1.0000	1.0000	1.0000	1.0000	0.9999	0.9997	0.9991	0.9971	0.9919	0.9795	0.9525	0.8990	0.8021	0.6433	0.4154	0.1530
	13	1.0000	1.0000	1.0000	1.0000	1.0000	1.0000	1.0000	1.0000	1.0000	0.9999	0.9998	0.9992	0.9976	0.9932	0.9822	0.9560	0.8972	0.7712	0.5123
	14	1.0000	1.0000	1.0000	1.0000	1.0000	1.0000	1.0000	1.0000	1.0000	1.0000	1.0000	1.0000	1.0000	1.0000	1.0000	1.0000	1.0000	1.0000	1.0000

续附表 4 二项分布表

n	y	P=0.05	0.10	0.15	0.20	0.25	0.30	0.35	0.40	0.45	0.50	0.55	0.60	0.65	0.70	0.75	0.80	0.85	0.90	0.95
15	0	0.4633	0.2059	0.0874	0.0352	0.0134	0.0047	0.0016	0.0005	0.0001	0.0000	0.0000	0.0000	0.0000	0.0000	0.0000	0.0000	0.0000	0.0000	0.0000
	1	0.8290	0.5490	0.3186	0.1671	0.0802	0.0353	0.0142	0.0052	0.0017	0.0005	0.0001	0.0000	0.0000	0.0000	0.0000	0.0000	0.0000	0.0000	0.0000
	2	0.9638	0.8159	0.6042	0.3980	0.2361	0.1268	0.0617	0.0271	0.0107	0.0037	0.0011	0.0003	0.0001	0.0000	0.0000	0.0000	0.0000	0.0000	0.0000
	3	0.9945	0.9444	0.8227	0.6482	0.4613	0.2969	0.1727	0.0905	0.0424	0.0176	0.0063	0.0019	0.0005	0.0001	0.0000	0.0000	0.0000	0.0000	0.0000
	4	0.9994	0.9873	0.9383	0.8358	0.6865	0.5155	0.3519	0.2173	0.1204	0.0592	0.0255	0.0093	0.0028	0.0007	0.0001	0.0000	0.0000	0.0000	0.0000
	5	0.9999	0.9978	0.9832	0.9389	0.8516	0.7216	0.5643	0.4032	0.2608	0.1509	0.0769	0.0338	0.0124	0.0037	0.0008	0.0001	0.0000	0.0000	0.0000
	6	1.0000	0.9997	0.9964	0.9819	0.9434	0.8689	0.7548	0.6098	0.4522	0.3036	0.1818	0.0950	0.0422	0.0152	0.0042	0.0008	0.0001	0.0000	0.0000
	7	1.0000	1.0000	0.9994	0.9958	0.9827	0.9500	0.8868	0.7869	0.6535	0.5000	0.3465	0.2131	0.1132	0.0500	0.0173	0.0042	0.0006	0.0000	0.0000
	8	1.0000	1.0000	0.9999	0.9992	0.9958	0.9848	0.9578	0.9050	0.8182	0.6964	0.5478	0.3902	0.2452	0.1311	0.0566	0.0181	0.0036	0.0003	0.0000
	9	1.0000	1.0000	1.0000	0.9999	0.9992	0.9963	0.9876	0.9662	0.9231	0.8491	0.7392	0.5968	0.4357	0.2784	0.1484	0.0611	0.0168	0.0022	0.0001
	10	1.0000	1.0000	1.0000	1.0000	0.9999	0.9993	0.9972	0.9907	0.9745	0.9408	0.8796	0.7827	0.6481	0.4845	0.3135	0.1642	0.0617	0.0127	0.0006
	11	1.0000	1.0000	1.0000	1.0000	1.0000	0.9999	0.9995	0.9981	0.9937	0.9824	0.9576	0.9095	0.8273	0.7031	0.5387	0.3518	0.1773	0.0556	0.0055
	12	1.0000	1.0000	1.0000	1.0000	1.0000	1.0000	0.9999	0.9997	0.9989	0.9963	0.9893	0.9729	0.9383	0.8732	0.7639	0.6020	0.3958	0.1841	0.0362
	13	1.0000	1.0000	1.0000	1.0000	1.0000	1.0000	1.0000	1.0000	0.9999	0.9995	0.9983	0.9948	0.9858	0.9647	0.9198	0.8329	0.6814	0.4510	0.1710
	14	1.0000	1.0000	1.0000	1.0000	1.0000	1.0000	1.0000	1.0000	1.0000	1.0000	0.9999	0.9995	0.9984	0.9953	0.9866	0.9648	0.9126	0.7941	0.5367
	15	1.0000	1.0000	1.0000	1.0000	1.0000	1.0000	1.0000	1.0000	1.0000	1.0000	1.0000	1.0000	1.0000	1.0000	1.0000	1.0000	1.0000	1.0000	1.0000
16	0	0.4401	0.1853	0.0743	0.0281	0.0100	0.0033	0.0010	0.0003	0.0001	0.0000	0.0000	0.0000	0.0000	0.0000	0.0000	0.0000	0.0000	0.0000	0.0000
	1	0.8108	0.5147	0.2839	0.1407	0.0635	0.0261	0.0098	0.0033	0.0010	0.0003	0.0001	0.0000	0.0000	0.0000	0.0000	0.0000	0.0000	0.0000	0.0000
	2	0.9571	0.7892	0.5614	0.3518	0.1971	0.0994	0.0451	0.0183	0.0066	0.0021	0.0006	0.0001	0.0000	0.0000	0.0000	0.0000	0.0000	0.0000	0.0000
	3	0.9930	0.9316	0.7899	0.5981	0.4050	0.2459	0.1339	0.0651	0.0281	0.0106	0.0035	0.0009	0.0002	0.0000	0.0000	0.0000	0.0000	0.0000	0.0000
	4	0.9991	0.9830	0.9209	0.7982	0.6302	0.4499	0.2892	0.1666	0.0853	0.0384	0.0149	0.0049	0.0013	0.0003	0.0000	0.0000	0.0000	0.0000	0.0000
	5	0.9999	0.9967	0.9765	0.9183	0.8103	0.6598	0.4900	0.3288	0.1976	0.1051	0.0486	0.0191	0.0062	0.0016	0.0003	0.0000	0.0000	0.0000	0.0000
	6	1.0000	0.9995	0.9944	0.9733	0.9204	0.8247	0.6881	0.5272	0.3660	0.2272	0.1241	0.0583	0.0029	0.0071	0.0016	0.0002	0.0000	0.0000	0.0000
	7	1.0000	0.9999	0.9989	0.9930	0.9729	0.9256	0.8406	0.7161	0.5629	0.4018	0.2559	0.1423	0.0671	0.0257	0.0075	0.0015	0.0002	0.0000	0.0000
	8	1.0000	1.0000	0.9998	0.9985	0.9925	0.9743	0.9329	0.8577	0.7441	0.5982	0.4371	0.2839	0.1594	0.0744	0.0271	0.0070	0.0011	0.0001	0.0000
	9	1.0000	1.0000	1.0000	0.9998	0.9984	0.9929	0.9771	0.9417	0.8759	0.7728	0.6340	0.4728	0.3119	0.1753	0.0796	0.0267	0.0056	0.0005	0.0000
	10	1.0000	1.0000	1.0000	1.0000	0.9997	0.9984	0.9938	0.9809	0.9514	0.8949	0.8024	0.6712	0.5100	0.3402	0.1897	0.0817	0.0235	0.0033	0.0001
	11	1.0000	1.0000	1.0000	1.0000	1.0000	0.9997	0.9987	0.9951	0.9851	0.9616	0.9147	0.8334	0.7108	0.5501	0.3698	0.2018	0.0791	0.0170	0.0009
	12	1.0000	1.0000	1.0000	1.0000	1.0000	1.0000	0.9998	0.9991	0.9965	0.9894	0.9719	0.9349	0.8661	0.7541	0.5950	0.4019	0.2100	0.0684	0.0070
	13	1.0000	1.0000	1.0000	1.0000	1.0000	1.0000	1.0000	0.9999	0.9994	0.9979	0.9934	0.9817	0.9549	0.9006	0.8029	0.6482	0.4386	0.2108	0.0429
	14	1.0000	1.0000	1.0000	1.0000	1.0000	1.0000	1.0000	1.0000	0.9999	0.9997	0.9990	0.9967	0.9902	0.9739	0.9365	0.8593	0.7161	0.4853	0.1892
	15	1.0000	1.0000	1.0000	1.0000	1.0000	1.0000	1.0000	1.0000	1.0000	1.0000	0.9999	0.9997	0.9990	0.9967	0.9900	0.9719	0.9257	0.8147	0.5599
	16	1.0000	1.0000	1.0000	1.0000	1.0000	1.0000	1.0000	1.0000	1.0000	1.0000	1.0000	1.0000	1.0000	1.0000	1.0000	1.0000	1.0000	1.0000	1.0000

续附表 4 二项分布表

n	y	P=0.05	0.10	0.15	0.20	0.25	0.30	0.35	0.40	0.45	0.50	0.55	0.60	0.65	0.70	0.75	0.80	0.85	0.90	0.95
17	0	0.4181	0.1668	0.0631	0.0225	0.0075	0.0023	0.0007	0.0002	0.0000	0.0000	0.0000	0.0000	0.0000	0.0000	0.0000	0.0000	0.0000	0.0000	0.0000
	1	0.7922	0.4818	0.2525	0.1182	0.0501	0.0193	0.0067	0.0021	0.0006	0.0001	0.0000	0.0000	0.0000	0.0000	0.0000	0.0000	0.0000	0.0000	0.0000
	2	0.9497	0.7618	0.5198	0.3096	0.1637	0.0774	0.0327	0.0123	0.0041	0.0012	0.0003	0.0001	0.0000	0.0000	0.0000	0.0000	0.0000	0.0000	0.0000
	3	0.9912	0.9174	0.7556	0.5489	0.3530	0.2019	0.1028	0.0464	0.0184	0.0064	0.0019	0.0005	0.0001	0.0000	0.0000	0.0000	0.0000	0.0000	0.0000
	4	0.9988	0.9779	0.9013	0.7582	0.5739	0.3887	0.2348	0.1260	0.0596	0.0245	0.0086	0.0025	0.0006	0.0001	0.0000	0.0000	0.0000	0.0000	0.0000
	5	0.9999	0.9953	0.9681	0.8943	0.7653	0.5968	0.4197	0.2639	0.1471	0.0717	0.0301	0.0106	0.0030	0.0007	0.0001	0.0000	0.0000	0.0000	0.0000
	6	1.0000	0.9992	0.9917	0.9623	0.8929	0.7752	0.6188	0.4478	0.2902	0.1662	0.0826	0.0348	0.0120	0.0032	0.0006	0.0001	0.0000	0.0000	0.0000
	7	1.0000	0.9999	0.9983	0.9891	0.9598	0.8954	0.7872	0.6405	0.4743	0.3145	0.1834	0.0919	0.0383	0.0127	0.0031	0.0005	0.0000	0.0000	0.0000
	8	1.0000	1.0000	0.9997	0.9974	0.9876	0.9597	0.9006	0.8011	0.6626	0.5000	0.3374	0.1989	0.0994	0.0403	0.0124	0.0026	0.0003	0.0000	0.0000
	9	1.0000	1.0000	1.0000	0.9995	0.9969	0.9873	0.9617	0.9081	0.8166	0.6855	0.5257	0.3595	0.2128	0.1046	0.0402	0.0109	0.0017	0.0001	0.0000
	10	1.0000	1.0000	1.0000	0.9999	0.9994	0.9968	0.9880	0.9652	0.9174	0.8338	0.7098	0.5522	0.3812	0.2248	0.1071	0.0377	0.0083	0.0008	0.0000
	11	1.0000	1.0000	1.0000	1.0000	0.9999	0.9993	0.9970	0.9894	0.9699	0.9283	0.8529	0.7361	0.5803	0.4032	0.2347	0.1057	0.0319	0.0047	0.0001
	12	1.0000	1.0000	1.0000	1.0000	1.0000	0.9999	0.9994	0.9975	0.9914	0.9755	0.9404	0.8740	0.7652	0.6113	0.4261	0.2418	0.0987	0.0221	0.0012
	13	1.0000	1.0000	1.0000	1.0000	1.0000	1.0000	0.9999	0.9995	0.9981	0.9936	0.9816	0.9536	0.8972	0.7981	0.6470	0.4511	0.2444	0.0826	0.0088
	14	1.0000	1.0000	1.0000	1.0000	1.0000	1.0000	1.0000	0.9999	0.9997	0.9988	0.9959	0.9877	0.9673	0.9226	0.8363	0.6904	0.4802	0.2382	0.0503
	15	1.0000	1.0000	1.0000	1.0000	1.0000	1.0000	1.0000	0.0000	1.0000	0.9999	0.9994	0.9979	0.9933	0.9807	0.9499	0.8818	0.7475	0.5182	0.2073
	16	1.0000	1.0000	1.0000	1.0000	1.0000	1.0000	1.0000	0.0000	1.0000	1.0000	1.0000	0.9998	0.9993	0.9977	0.9925	0.9775	0.9369	0.8332	0.5819
	17	1.0000	1.0000	1.0000	1.0000	1.0000	1.0000	1.0000	0.0000	1.0000	1.0000	1.0000	1.0000	1.0000	1.0000	1.0000	1.0000	1.0000	0.0000	1.0000
18	0	0.3972	0.1501	0.0536	0.0180	0.0056	0.0016	0.0004	0.0001	0.0000	0.0000	0.0000	0.0000	0.0000	0.0000	0.0000	0.0000	0.0000	0.0000	0.0000
	1	0.7735	0.4503	0.2241	0.0991	0.0395	0.0142	0.0046	0.0013	0.0003	0.0001	0.0000	0.0000	0.0000	0.0000	0.0000	0.0000	0.0000	0.0000	0.0000
	2	0.9419	0.7338	0.4797	0.2713	0.1353	0.0600	0.0236	0.0082	0.0025	0.0007	0.0001	0.0000	0.0000	0.0000	0.0000	0.0000	0.0000	0.0000	0.0000
	3	0.9891	0.9018	0.7202	0.5010	0.3057	0.1646	0.0783	0.0328	0.0120	0.0038	0.0010	0.0002	0.0000	0.0000	0.0000	0.0000	0.0000	0.0000	0.0000
	4	0.9985	0.9718	0.8794	0.7164	0.5187	0.3327	0.1886	0.0942	0.0411	0.0154	0.0049	0.0013	0.0003	0.0000	0.0000	0.0000	0.0000	0.0000	0.0000
	5	0.9998	0.9936	0.9581	0.8671	0.7175	0.5344	0.3550	0.2088	0.1077	0.0481	0.0183	0.0058	0.0014	0.0003	0.0000	0.0000	0.0000	0.0000	0.0000
	6	1.0000	0.9988	0.9882	0.9487	0.8610	0.7217	0.5491	0.3743	0.2258	0.1189	0.0537	0.0203	0.0062	0.0014	0.0002	0.0000	0.0000	0.0000	0.0000
	7	1.0000	0.9998	0.9973	0.9837	0.9431	0.8593	0.7283	0.5634	0.3915	0.2403	0.1280	0.0576	0.0212	0.0061	0.0012	0.0002	0.0000	0.0000	0.0000
	8	1.0000	1.0000	0.9995	0.9957	0.9807	0.9404	0.8609	0.7368	0.5778	0.4073	0.2527	0.1347	0.0597	0.0210	0.0054	0.0009	0.0001	0.0000	0.0000
	9	1.0000	1.0000	0.9999	0.9991	0.9946	0.9790	0.9403	0.8653	0.7473	0.5927	0.4222	0.2632	0.1391	0.0596	0.0193	0.0043	0.0005	0.0000	0.0000
	10	1.0000	1.0000	1.0000	0.9998	0.9988	0.9939	0.9788	0.9424	0.8720	0.7597	0.6085	0.4366	0.2717	0.1407	0.0569	0.0163	0.0027	0.0002	0.0000
	11	1.0000	1.0000	1.0000	1.0000	0.9998	0.9986	0.9938	0.9797	0.9463	0.8811	0.7742	0.6257	0.4509	0.2783	0.1390	0.0513	0.0118	0.0012	0.0000
	12	1.0000	1.0000	1.0000	1.0000	1.0000	0.9997	0.9986	0.9942	0.9817	0.9519	0.8923	0.7912	0.6450	0.4656	0.2825	0.1329	0.0419	0.0064	0.0002
	13	1.0000	1.0000	1.0000	1.0000	1.0000	1.0000	0.9997	0.9987	0.9951	0.9846	0.9589	0.9058	0.8114	0.6673	0.4813	0.2836	0.1206	0.0282	0.0015
	14	1.0000	1.0000	1.0000	1.0000	1.0000	1.0000	1.0000	0.9998	0.9990	0.9962	0.9880	0.9672	0.9217	0.8354	0.6943	0.4990	0.2798	0.0982	0.0109
	15	1.0000	1.0000	1.0000	1.0000	1.0000	1.0000	1.0000	1.0000	0.9999	0.9993	0.9975	0.9918	0.9764	0.9400	0.8647	0.7287	0.5203	0.2662	0.0581
	16	1.0000	1.0000	1.0000	1.0000	1.0000	1.0000	1.0000	1.0000	1.0000	0.9999	0.9997	0.9987	0.9954	0.9858	0.9605	0.9009	0.7759	0.5497	0.2265
	17	1.0000	1.0000	1.0000	1.0000	1.0000	1.0000	1.0000	1.0000	1.0000	1.0000	1.0000	0.9999	0.9996	0.9984	0.9944	0.9820	0.9464	0.8499	0.6023
	18	1.0000	1.0000	1.0000	1.0000	1.0000	1.0000	1.0000	1.0000	1.0000	1.0000	1.0000	1.0000	1.0000	1.0000	1.0000	1.0000	1.0000	1.0000	1.0000

续附表 4 二项分布表

n	y	P=0.05	0.10	0.15	0.20	0.25	0.30	0.35	0.40	0.45	0.50	0.55	0.60	0.65	0.70	0.75	0.80	0.85	0.90	0.95
19	0	0.3774	0.1351	0.0456	0.0144	0.0042	0.0011	0.0005	0.0001	0.0000	0.0000	0.0000	0.0000	0.0000	0.0000	0.0000	0.0000	0.0000	0.0000	0.0000
	1	0.7547	0.4203	0.1985	0.0829	0.0310	0.0104	0.0031	0.0008	0.0002	0.0000	0.0000	0.0000	0.0000	0.0000	0.0000	0.0000	0.0000	0.0000	0.0000
	2	0.9335	0.7054	0.4413	0.2369	0.1113	0.0462	0.0170	0.0055	0.0015	0.0004	0.0001	0.0000	0.0000	0.0000	0.0000	0.0000	0.0000	0.0000	0.0000
	3	0.9869	0.8850	0.6841	0.4551	0.2631	0.1332	0.0591	0.0230	0.0077	0.0022	0.0005	0.0001	0.0000	0.0000	0.0000	0.0000	0.0000	0.0000	0.0000
	4	0.9980	0.9648	0.8556	0.6733	0.4654	0.2822	0.1500	0.0696	0.0280	0.0096	0.0028	0.0006	0.0001	0.0000	0.0000	0.0000	0.0000	0.0000	0.0000
	5	0.9998	0.9914	0.9463	0.8369	0.6678	0.4739	0.2968	0.1629	0.0777	0.0318	0.0109	0.0031	0.0007	0.0001	0.0000	0.0000	0.0000	0.0000	0.0000
	6	1.0000	0.9983	0.9837	0.9324	0.8251	0.6655	0.4812	0.3081	0.1727	0.0835	0.0342	0.0116	0.0031	0.0006	0.0001	0.0000	0.0000	0.0000	0.0000
	7	1.0000	0.9997	0.9959	0.9767	0.9225	0.8180	0.6656	0.4878	0.3169	0.1796	0.0871	0.0352	0.0114	0.0028	0.0005	0.0000	0.0000	0.0000	0.0000
	8	1.0000	1.0000	0.9992	0.9933	0.9713	0.9161	0.8145	0.6675	0.4940	0.3238	0.1841	0.0885	0.0347	0.0105	0.0023	0.0003	0.0000	0.0000	0.0000
	9	1.0000	1.0000	0.9999	0.9984	0.9911	0.9674	0.9215	0.8139	0.6710	0.5000	0.3290	0.1861	0.0875	0.0326	0.0089	0.0016	0.0001	0.0000	0.0000
	10	1.0000	1.0000	1.0000	0.9997	0.9977	0.9895	0.9653	0.9115	0.8159	0.6762	0.5060	0.3325	0.1855	0.0839	0.0287	0.0067	0.0008	0.0000	0.0000
	11	1.0000	1.0000	1.0000	1.0000	0.9995	0.9972	0.9886	0.9648	0.9129	0.8204	0.6831	0.5122	0.3344	0.1820	0.0775	0.0233	0.0041	0.0003	0.0000
	12	1.0000	1.0000	1.0000	1.0000	0.9999	0.9994	0.9969	0.9884	0.9658	0.9165	0.8273	0.6919	0.5188	0.3345	0.1749	0.0676	0.0163	0.0017	0.0000
	13	1.0000	1.0000	1.0000	1.0000	1.0000	0.9999	0.9993	0.9969	0.9891	0.9682	0.9223	0.8371	0.7032	0.5261	0.3322	0.1631	0.0537	0.0086	0.0002
	14	1.0000	1.0000	1.0000	1.0000	1.0000	1.0000	0.9999	0.9994	0.9972	0.9904	0.9720	0.9304	0.8500	0.7178	0.5346	0.3267	0.1444	0.0352	0.0020
	15	1.0000	1.0000	1.0000	1.0000	1.0000	1.0000	1.0000	0.9999	0.9995	0.9978	0.9923	0.9770	0.9409	0.8668	0.7369	0.5449	0.3159	0.1150	0.0132
	16	1.0000	1.0000	1.0000	1.0000	1.0000	1.0000	1.0000	1.0000	0.9999	0.9996	0.9985	0.9945	0.9830	0.9538	0.8887	0.7631	0.5587	0.2946	0.0665
	17	1.0000	1.0000	1.0000	1.0000	1.0000	1.0000	1.0000	1.0000	1.0000	1.0000	0.9998	0.9992	0.9969	0.9896	0.9690	0.9171	0.8015	0.5797	0.2453
	18	1.0000	1.0000	1.0000	1.0000	1.0000	1.0000	1.0000	1.0000	1.0000	1.0000	1.0000	0.9999	0.9997	0.9989	0.9958	0.9856	0.9544	0.8649	0.6226
	19	1.0000	1.0000	1.0000	1.0000	1.0000	1.0000	1.0000	1.0000	1.0000	1.0000	1.0000	1.0000	1.0000	1.0000	1.0000	1.0000	1.0000	1.0000	1.0000
20	0	0.3585	0.1216	0.0388	0.0115	0.0032	0.0008	0.0002	0.0000	0.0000	0.0000	0.0000	0.0000	0.0000	0.0000	0.0000	0.0000	0.0000	0.0000	0.0000
	1	0.7358	0.3917	0.1756	0.0692	0.0243	0.0076	0.0021	0.0005	0.0001	0.0000	0.0000	0.0000	0.0000	0.0000	0.0000	0.0000	0.0000	0.0000	0.0000
	2	0.9245	0.6769	0.4049	0.2061	0.0913	0.0355	0.0121	0.0036	0.0009	0.0002	0.0000	0.0000	0.0000	0.0000	0.0000	0.0000	0.0000	0.0000	0.0000
	3	0.9841	0.8670	0.6477	0.4114	0.2252	0.1071	0.0444	0.0160	0.0049	0.0013	0.0003	0.0000	0.0000	0.0000	0.0000	0.0000	0.0000	0.0000	0.0000
	4	0.9974	0.9568	0.8298	0.6296	0.4148	0.2375	0.1182	0.0510	0.0189	0.0059	0.0015	0.0003	0.0000	0.0000	0.0000	0.0000	0.0000	0.0000	0.0000
	5	0.9997	0.9887	0.9327	0.8042	0.6172	0.4164	0.2454	0.1256	0.0553	0.0207	0.0064	0.0016	0.0003	0.0000	0.0000	0.0000	0.0000	0.0000	0.0000
	6	1.0000	0.9976	0.9781	0.9133	0.7853	0.6080	0.4166	0.2500	0.1299	0.0577	0.0214	0.0065	0.0015	0.0003	0.0000	0.0000	0.0000	0.0000	0.0000
	7	1.0000	0.9996	0.9941	0.9679	0.8982	0.7723	0.6010	0.4159	0.2520	0.1316	0.0580	0.0210	0.0060	0.0013	0.0002	0.0000	0.0000	0.0000	0.0000
	8	1.0000	0.9999	0.9987	0.9900	0.9591	0.8867	0.7624	0.5956	0.4143	0.2517	0.1308	0.0565	0.0196	0.0051	0.0009	0.0001	0.0000	0.0000	0.0000
	9	1.0000	1.0000	0.9998	0.9974	0.9861	0.9520	0.8782	0.7553	0.5914	0.4119	0.2493	0.1275	0.0532	0.0171	0.0039	0.0006	0.0000	0.0000	0.0000
	10	1.0000	1.0000	1.0000	0.9994	0.9961	0.9829	0.9468	0.8725	0.7507	0.5881	0.4086	0.2447	0.1218	0.0480	0.0139	0.0026	0.0002	0.0000	0.0000
	11	1.0000	1.0000	1.0000	0.9999	0.9991	0.9949	0.9804	0.9435	0.8692	0.7483	0.5857	0.4044	0.2376	0.1133	0.0409	0.0100	0.0013	0.0001	0.0000
	12	1.0000	1.0000	1.0000	1.0000	0.9998	0.9987	0.9940	0.9790	0.9420	0.8684	0.7480	0.5841	0.3990	0.2277	0.1018	0.0321	0.0059	0.0004	0.0000
	13	1.0000	1.0000	1.0000	1.0000	1.0000	0.9997	0.9985	0.9935	0.9786	0.9423	0.8701	0.7500	0.5834	0.3920	0.2142	0.0867	0.0219	0.0024	0.0000
	14	1.0000	1.0000	1.0000	1.0000	1.0000	1.0000	0.9997	0.9984	0.9936	0.9793	0.9447	0.8744	0.7546	0.5836	0.3828	0.1958	0.0673	0.0113	0.0003
	15	1.0000	1.0000	1.0000	1.0000	1.0000	1.0000	1.0000	0.9997	0.9985	0.9941	0.9811	0.9490	0.8818	0.7625	0.5852	0.3704	0.1702	0.0432	0.0026
	16	1.0000	1.0000	1.0000	1.0000	1.0000	1.0000	1.0000	1.0000	0.9997	0.9987	0.9951	0.9840	0.9556	0.8929	0.7748	0.5886	0.3523	0.1330	0.0159
	17	1.0000	1.0000	1.0000	1.0000	1.0000	1.0000	1.0000	1.0000	1.0000	0.9998	0.9991	0.9964	0.9879	0.9645	0.9087	0.7939	0.5951	0.3231	0.0755
	18	1.0000	1.0000	1.0000	1.0000	1.0000	1.0000	1.0000	1.0000	1.0000	1.0000	0.9999	0.9995	0.9979	0.9924	0.9757	0.9308	0.8244	0.6083	0.2642
	19	1.0000	1.0000	1.0000	1.0000	1.0000	1.0000	1.0000	1.0000	1.0000	1.0000	1.0000	1.0000	0.9998	0.9992	0.9968	0.9885	0.9612	0.8784	0.6415
	20	1.0000	1.0000	1.0000	1.0000	1.0000	1.0000	1.0000	1.0000	1.0000	1.0000	1.0000	1.0000	1.0000	1.0000	1.0000	1.0000	1.0000	1.0000	1.0000

附表 5-1 F 界值表 （方差分析用，$P=0.05$）

分母的自由度 n_2	分子的自由度，n_1											
	1	2	3	4	5	6	7	8	9	10	11	12
1	161.4476	199.5000	215.7073	224.5832	230.1619	233.9860	236.7684	238.8827	240.5433	241.8817	242.9835	243.9060
2	18.5128	19.0000	19.1643	19.2468	19.2964	19.3295	19.3532	19.3710	19.3848	19.3959	19.4050	19.4125
3	10.1280	9.5521	9.2766	9.1172	9.0135	8.9406	8.8867	8.8452	8.8123	8.7855	8.7633	8.7446
4	7.7086	6.9443	6.5914	6.3882	6.2561	6.1631	6.0942	6.0410	5.9988	5.9644	5.9358	5.9117
5	6.6079	5.7861	5.4095	5.1922	5.0503	4.9503	4.8759	4.8183	4.7725	4.7351	4.7040	4.6777
6	5.9874	5.1433	4.7571	4.5337	4.3874	4.2839	4.2067	4.1468	4.0990	4.0600	4.0274	3.9999
7	5.5914	4.7374	4.3468	4.1203	3.9715	3.8660	3.7870	3.7257	3.6767	3.6365	3.6030	3.5747
8	5.3177	4.4590	4.0662	3.8379	3.6875	3.5806	3.5005	3.4381	3.3881	3.3472	3.3130	3.2839
9	5.1174	4.2565	3.8625	3.6331	3.4817	3.3738	3.2927	3.2296	3.1789	3.1373	3.1025	3.0729
10	4.9646	4.1028	3.7083	3.4780	3.3258	3.2172	3.1355	3.0717	3.0204	2.9782	2.9430	2.9130
11	4.8443	3.9823	3.5874	3.3567	3.2039	3.0946	3.0123	2.9480	2.8962	2.8536	2.8179	2.7876
12	4.7472	3.8853	3.4903	3.2592	3.1059	2.9961	2.9134	2.8486	2.7964	2.7534	2.7173	2.6866
13	4.6672	3.8056	3.4105	3.1791	3.0254	2.9153	2.8321	2.7669	2.7144	2.6710	2.6347	2.6037
14	4.6001	3.7389	3.3439	3.1122	2.9582	2.8477	2.7642	2.6987	2.6458	2.6022	2.5655	2.5342
15	4.5431	3.6823	3.2874	3.0556	2.9013	2.7905	2.7066	2.6408	2.5876	2.5437	2.5068	2.4753
16	4.4940	3.6337	3.2389	3.0069	2.8524	2.7413	2.6572	2.5911	2.5377	2.4935	2.4564	2.4247
17	4.4513	3.5915	3.1968	2.9647	2.8100	2.6987	2.6143	2.5480	2.4943	2.4499	2.4126	2.3807
18	4.4139	3.5546	3.1599	2.9277	2.7729	2.6613	2.5767	2.5102	2.4563	2.4117	2.3742	2.3421
19	4.3807	3.5219	3.1274	2.8951	2.7401	2.6283	2.5435	2.4768	2.4227	2.3779	2.3402	2.3080
20	4.3512	3.4928	3.0984	2.8661	2.7109	2.5990	2.5140	2.4471	2.3928	2.3479	2.3100	2.2776
21	4.3248	3.4668	3.0725	2.8401	2.6848	2.5727	2.4876	2.4205	2.3660	2.3210	2.2829	2.2504
22	4.3009	3.4434	3.0491	2.8167	2.6613	2.5491	2.4638	2.3965	2.3419	2.2967	2.2585	2.2258
23	4.2793	3.4221	3.0280	2.7955	2.6400	2.5277	2.4422	2.3748	2.3201	2.2747	2.2364	2.2036
24	4.2597	3.4028	3.0088	2.7763	2.6207	2.5082	2.4226	2.3551	2.3002	2.2547	2.2163	2.1834
25	4.2417	3.3852	2.9912	2.7587	2.6030	2.4904	2.4047	2.3371	2.2821	2.2365	2.1979	2.1649
26	4.2252	3.3690	2.9752	2.7426	2.5868	2.4741	2.3883	2.3205	2.2655	2.2197	2.1811	2.1479
27	4.2100	3.3541	2.9604	2.7278	2.5719	2.4591	2.3732	2.3053	2.2501	2.2043	2.1655	2.1323
28	4.1960	3.3404	2.9467	2.7141	2.5581	2.4453	2.3593	2.2913	2.2360	2.1900	2.1512	2.1179
29	4.1830	3.3277	2.9340	2.7014	2.5454	2.4324	2.3463	2.2783	2.2229	2.1768	2.1379	2.1045
30	4.1709	3.3158	2.9223	2.6896	2.5336	2.4205	2.3343	2.2662	2.2107	2.1646	2.1256	2.0921
31	4.1596	3.3048	2.9113	2.6787	2.5225	2.4094	2.3232	2.2549	2.1994	2.1532	2.1141	2.0805
32	4.1491	3.2945	2.9011	2.6684	2.5123	2.3991	2.3127	2.2444	2.1888	2.1425	2.1033	2.0697
33	4.1393	3.2849	2.8916	2.6589	2.5026	2.3894	2.3030	2.2346	2.1789	2.1325	2.0933	2.0595
34	4.1300	3.2759	2.8826	2.6499	2.4936	2.3803	2.2938	2.2253	2.1696	2.1231	2.0838	2.0500
35	4.1213	3.2674	2.8742	2.6415	2.4851	2.3718	2.2852	2.2167	2.1608	2.1143	2.0750	2.0411
36	4.1132	3.2594	2.8663	2.6335	2.4772	2.3638	2.2771	2.2085	2.1526	2.1061	2.0666	2.0327
37	4.1055	3.2519	2.8588	2.6261	2.4696	2.3562	2.2695	2.2008	2.1449	2.0982	2.0587	2.0248
38	4.0982	3.2448	2.8517	2.6190	2.4625	2.3490	2.2623	2.1936	2.1375	2.0909	2.0513	2.0173
39	4.0913	3.2381	2.8451	2.6123	2.4558	2.3423	2.2555	2.1867	2.1306	2.0839	2.0443	2.0102
40	4.0847	3.2317	2.8387	2.6060	2.4495	2.3359	2.2490	2.1802	2.1240	2.0772	2.0376	2.0035
42	4.0727	3.2199	2.8270	2.5943	2.4377	2.3240	2.2371	2.1681	2.1119	2.0650	2.0252	1.9910
44	4.0617	3.2093	2.8165	2.5837	2.4270	2.3133	2.2263	2.1572	2.1009	2.0539	2.0140	1.9797
46	4.0517	3.1996	2.8068	2.5740	2.4174	2.3035	2.2164	2.1473	2.0909	2.0438	2.0039	1.9695
48	4.0427	3.1907	2.7981	2.5652	2.4085	2.2946	2.2074	2.1382	2.0817	2.0346	1.9946	1.9601
50	4.0343	3.1826	2.7900	2.5572	2.4004	2.2864	2.1992	2.1299	2.0734	2.0261	1.9861	1.9515

续附表 5－1 *F* 界值表 （方差分析用，P＝0.05）

分母的自由度 n_2	分子的自由度，n_1											
	14	16	20	24	30	40	50	75	100	200	500	∞
1	245.3640	246.4639	248.0131	249.0518	250.0951	251.1432	251.7742	252.6180	253.0411	253.6770	254.0593	254.3132
2	19.4244	19.4333	19.4458	19.4541	19.4624	19.4707	19.4757	19.4824	19.4857	19.4907	19.4937	19.4957
3	8.7149	8.6923	8.6602	8.6385	8.6166	8.5944	8.5810	8.5630	8.5539	8.5402	8.5320	8.5265
4	5.8733	5.8441	5.8025	5.7744	5.7459	5.7170	5.6995	5.6759	5.6641	5.6461	5.6353	5.6281
5	4.6358	4.6038	4.5581	4.5272	4.4957	4.4638	4.4444	4.4183	4.4051	4.3851	4.3731	4.3650
6	3.9559	3.9223	3.8742	3.8415	3.8082	3.7743	3.7537	3.7258	3.7117	3.6904	3.6775	3.6689
7	3.5292	3.4944	3.4445	3.4105	3.3758	3.3404	3.3189	3.2897	3.2749	3.2525	3.2389	3.2298
8	3.2374	3.2016	3.1503	3.1152	3.0794	3.0428	3.0204	2.9901	2.9747	2.9513	2.9371	2.9276
9	3.0255	2.9890	2.9365	2.9005	2.8637	2.8259	2.8028	2.7715	2.7556	2.7313	2.7166	2.7067
10	2.8647	2.8276	2.7740	2.7372	2.6996	2.6609	2.6371	2.6048	2.5884	2.5634	2.5481	2.5379
11	2.7386	2.7009	2.6464	2.6090	2.5705	2.5309	2.5066	2.4734	2.4566	2.4308	2.4151	2.4045
12	2.6371	2.5989	2.5436	2.5055	2.4663	2.4259	2.4010	2.3671	2.3498	2.3233	2.3071	2.2963
13	2.5536	2.5149	2.4589	2.4202	2.3803	2.3392	2.3138	2.2791	2.2614	2.2343	2.2176	2.2065
14	2.4837	2.4446	2.3879	2.3487	2.3082	2.2664	2.2405	2.2051	2.1870	2.1592	2.1422	2.1308
15	2.4244	2.3849	2.3275	2.2878	2.2468	2.2043	2.1780	2.1419	2.1234	2.0950	2.0776	2.0659
16	2.3733	2.3335	2.2756	2.2354	2.1938	2.1507	2.1240	2.0873	2.0685	2.0395	2.0217	2.0097
17	2.3290	2.2888	2.2304	2.1898	2.1477	2.1040	2.0769	2.0396	2.0204	1.9909	1.9727	1.9604
18	2.2900	2.2496	2.1906	2.1497	2.1071	2.0629	2.0354	1.9975	1.9780	1.9479	1.9294	1.9169
19	2.2556	2.2149	2.1555	2.1141	2.0712	2.0264	1.9986	1.9601	1.9403	1.9097	1.8909	1.8781
20	2.2250	2.1840	2.1242	2.0825	2.0391	1.9938	1.9656	1.9267	1.9066	1.8755	1.8562	1.8432
21	2.1975	2.1563	2.0960	2.0540	2.0102	1.9645	1.9360	1.8965	1.8761	1.8446	1.8250	1.8118
22	2.1727	2.1313	2.0707	2.0283	1.9842	1.9380	1.9092	1.8692	1.8486	1.8165	1.7966	1.7832
23	2.1502	2.1086	2.0476	2.0050	1.9605	1.9139	1.8848	1.8444	1.8234	1.7909	1.7708	1.7571
24	2.1298	2.0880	2.0267	1.9838	1.9390	1.8920	1.8625	1.8217	1.8005	1.7675	1.7470	1.7331
25	2.1111	2.0691	2.0075	1.9643	1.9192	1.8718	1.8421	1.8008	1.7794	1.7460	1.7252	1.7111
26	2.0939	2.0518	1.9898	1.9464	1.9010	1.8533	1.8233	1.7816	1.7599	1.7261	1.7050	1.6907
27	2.0781	2.0358	1.9736	1.9299	1.8842	1.8361	1.8059	1.7638	1.7419	1.7077	1.6863	1.6718
28	2.0635	2.0210	1.9586	1.9147	1.8687	1.8203	1.7898	1.7473	1.7251	1.6905	1.6689	1.6542
29	2.0500	2.0073	1.9446	1.9005	1.8543	1.8055	1.7748	1.7320	1.7096	1.6746	1.6527	1.6377
30	2.0374	1.9946	1.9317	1.8874	1.8409	1.7918	1.7609	1.7176	1.6950	1.6597	1.6375	1.6223
31	2.0257	1.9828	1.9196	1.8751	1.8283	1.7790	1.7478	1.7043	1.6814	1.6457	1.6233	1.6079
32	2.0147	1.9717	1.9083	1.8636	1.8166	1.7670	1.7356	1.6917	1.6687	1.6326	1.6099	1.5943
33	2.0045	1.9613	1.8977	1.8528	1.8056	1.7557	1.7241	1.6799	1.6567	1.6202	1.5973	1.5816
34	1.9949	1.9516	1.8877	1.8427	1.7953	1.7451	1.7134	1.6688	1.6454	1.6086	1.5854	1.5695
35	1.9858	1.9424	1.8784	1.8332	1.7856	1.7351	1.7032	1.6583	1.6347	1.5976	1.5742	1.5581
36	1.9773	1.9338	1.8696	1.8242	1.7764	1.7257	1.6936	1.6484	1.6246	1.5872	1.5635	1.5472
37	1.9692	1.9256	1.8612	1.8157	1.7678	1.7168	1.6845	1.6390	1.6151	1.5773	1.5534	1.5370
38	1.9616	1.9179	1.8534	1.8077	1.7596	1.7084	1.6759	1.6301	1.6060	1.5679	1.5438	1.5272
39	1.9545	1.9107	1.8459	1.8001	1.7518	1.7004	1.6678	1.6217	1.5974	1.5590	1.5347	1.5179
40	1.9476	1.9037	1.8389	1.7929	1.7444	1.6928	1.6600	1.6137	1.5892	1.5505	1.5260	1.5090
42	1.9350	1.8910	1.8258	1.7796	1.7308	1.6787	1.6456	1.5988	1.5740	1.5347	1.5097	1.4924
44	1.9236	1.8794	1.8139	1.7675	1.7184	1.6659	1.6325	1.5852	1.5601	1.5203	1.4948	1.4772
46	1.9132	1.8688	1.8031	1.7564	1.7070	1.6542	1.6206	1.5728	1.5474	1.5070	1.4812	1.4632
48	1.9037	1.8592	1.7932	1.7464	1.6967	1.6435	1.6096	1.5614	1.5357	1.4948	1.4686	1.4503
50	1.8949	1.8503	1.7841	1.7371	1.6872	1.6337	1.5995	1.5508	1.5249	1.4835	1.4569	1.4384

续附表 5－1 *F* 界值表 （方差分析用，$P=0.05$）

分母的自由度 n_2	分子的自由度，n_1											
	1	2	3	4	5	6	7	8	9	10	11	12
60	4.0012	3.1504	2.7581	2.5252	2.3683	2.2541	2.1665	2.0970	2.0401	1.9926	1.9522	1.9174
70	3.9778	3.1277	2.7355	2.5027	2.3456	2.2312	2.1435	2.0737	2.0166	1.9689	1.9283	1.8932
80	3.9604	3.1108	2.7188	2.4859	2.3287	2.2142	2.1263	2.0564	1.9991	1.9512	1.9105	1.8753
90	3.9469	3.0977	2.7058	2.4729	2.3157	2.2011	2.1131	2.0430	1.9856	1.9376	1.8967	1.8613
100	3.9361	3.0873	2.6955	2.4626	2.3053	2.1906	2.1025	2.0323	1.9748	1.9267	1.8857	1.8503
110	3.9274	3.0788	2.6871	2.4542	2.2969	2.1821	2.0939	2.0236	1.9661	1.9178	1.8767	1.8412
120	3.9201	3.0718	2.6802	2.4472	2.2899	2.1750	2.0868	2.0164	1.9588	1.9105	1.8693	1.8337
130	3.9140	3.0658	2.6743	2.4414	2.2839	2.1690	2.0807	2.0103	1.9526	1.9042	1.8630	1.8273
140	3.9087	3.0608	2.6693	2.4363	2.2789	2.1639	2.0756	2.0051	1.9473	1.8989	1.8576	1.8219
150	3.9042	3.0564	2.6649	2.4320	2.2745	2.1595	2.0711	2.0006	1.9428	1.8943	1.8530	1.8172
160	3.9002	3.0525	2.6611	2.4282	2.2707	2.1557	2.0672	1.9967	1.9388	1.8903	1.8489	1.8131
170	3.8967	3.0491	2.6578	2.4248	2.2673	2.1523	2.0638	1.9932	1.9353	1.8868	1.8453	1.8095
180	3.8936	3.0461	2.6548	2.4218	2.2643	2.1492	2.0608	1.9901	1.9322	1.8836	1.8422	1.8063
190	3.8909	3.0435	2.6521	2.4192	2.2616	2.1466	2.0580	1.9874	1.9294	1.8808	1.8393	1.8034
200	3.8884	3.0411	2.6498	2.4168	2.2592	2.1441	2.0556	1.9849	1.9269	1.8783	1.8368	1.8008
210	3.8861	3.0389	2.6476	2.4146	2.2571	2.1419	2.0534	1.9827	1.9247	1.8760	1.8345	1.7985
220	3.8841	3.0369	2.6456	2.4127	2.2551	2.1400	2.0514	1.9807	1.9226	1.8739	1.8324	1.7964
230	3.8822	3.0351	2.6438	2.4109	2.2533	2.1381	2.0495	1.9788	1.9207	1.8720	1.8304	1.7944
240	3.8805	3.0334	2.6422	2.4093	2.2516	2.1365	2.0479	1.9771	1.9190	1.8703	1.8287	1.7927
250	3.8789	3.0319	2.6407	2.4078	2.2501	2.1350	2.0463	1.9756	1.9174	1.8687	1.8271	1.7910
260	3.8775	3.0305	2.6393	2.4064	2.2487	2.1335	2.0449	1.9741	1.9160	1.8672	1.8256	1.7895
270	3.8761	3.0292	2.6380	2.4051	2.2474	2.1322	2.0436	1.9728	1.9146	1.8659	1.8242	1.7881
280	3.8749	3.0280	2.6368	2.4039	2.2462	2.1310	2.0424	1.9715	1.9134	1.8646	1.8229	1.7869
290	3.8737	3.0269	2.6357	2.4028	2.2451	2.1299	2.0412	1.9704	1.9122	1.8634	1.8218	1.7857
300	3.8726	3.0258	2.6347	2.4017	2.2441	2.1289	2.0402	1.9693	1.9112	1.8623	1.8206	1.7845
310	3.8716	3.0249	2.6337	2.4008	2.2431	2.1279	2.0392	1.9683	1.9101	1.8613	1.8196	1.7835
320	3.8707	3.0240	2.6328	2.3999	2.2422	2.1269	2.0382	1.9674	1.9092	1.8603	1.8186	1.7825
330	3.8698	3.0231	2.6320	2.3990	2.2413	2.1261	2.0374	1.9665	1.9083	1.8594	1.8177	1.7816
340	3.8690	3.0223	2.6312	2.3982	2.2405	2.1253	2.0365	1.9657	1.9075	1.8586	1.8169	1.7807
350	3.8682	3.0215	2.6304	2.3975	2.2398	2.1245	2.0358	1.9649	1.9067	1.8578	1.8161	1.7799
360	3.8674	3.0208	2.6297	2.3967	2.2391	2.1238	2.0350	1.9641	1.9059	1.8570	1.8153	1.7791
370	3.8667	3.0201	2.6290	2.3961	2.2384	2.1231	2.0343	1.9634	1.9052	1.8563	1.8146	1.7784
380	3.8660	3.0195	2.6284	2.3954	2.2377	2.1224	2.0337	1.9628	1.9045	1.8556	1.8139	1.7777
390	3.8654	3.0189	2.6278	2.3948	2.2371	2.1218	2.0331	1.9622	1.9039	1.8550	1.8132	1.7770
400	3.8648	3.0183	2.6272	2.3942	2.2366	2.1212	2.0325	1.9616	1.9033	1.8544	1.8126	1.7764
420	3.8637	3.0172	2.6261	2.3932	2.2355	2.1202	2.0314	1.9605	1.9022	1.8533	1.8115	1.7753
440	3.8627	3.0162	2.6252	2.3922	2.2345	2.1192	2.0304	1.9594	1.9012	1.8522	1.8104	1.7742
460	3.8618	3.0153	2.6243	2.3913	2.2336	2.1183	2.0295	1.9585	1.9002	1.8513	1.8095	1.7732
480	3.8609	3.0145	2.6235	2.3905	2.2328	2.1175	2.0286	1.9577	1.8994	1.8504	1.8086	1.7724
500	3.8601	3.0138	2.6227	2.3898	2.2320	2.1167	2.0279	1.9569	1.8986	1.8496	1.8078	1.7715
600	3.8570	3.0107	2.6198	2.3868	2.2290	2.1137	2.0248	1.9538	1.8955	1.8465	1.8046	1.7683
700	3.8548	3.0086	2.6176	2.3847	2.2269	2.1115	2.0226	1.9516	1.8932	1.8442	1.8023	1.7660
800	3.8531	3.0070	2.6160	2.3831	2.2253	2.1099	2.0210	1.9500	1.8916	1.8425	1.8006	1.7643
900	3.8518	3.0057	2.6148	2.3818	2.2240	2.1086	2.0197	1.9487	1.8903	1.8412	1.7993	1.7629
1000	3.8508	3.0047	2.6138	2.3808	2.2231	2.1076	2.0187	1.9476	1.8892	1.8402	1.7982	1.7618
∞	3.8416	2.9958	2.6050	2.3720	2.2142	2.0987	2.0097	1.9385	1.8800	1.8308	1.7887	1.7523

续附表 5-1 *F* 界值表 （方差分析用，$P=0.05$）

分母的自由度 n_2	分子的自由度，n_1											
	14	16	20	24	30	40	50	75	100	200	500	∞
60	1.8602	1.8151	1.7480	1.7001	1.6491	1.5943	1.5590	1.5085	1.4814	1.4377	1.4093	1.3894
70	1.8357	1.7902	1.7223	1.6738	1.6220	1.5661	1.5300	1.4779	1.4498	1.4042	1.3743	1.3530
80	1.8174	1.7716	1.7032	1.6542	1.6017	1.5449	1.5081	1.4548	1.4259	1.3786	1.3472	1.3248
90	1.8032	1.7571	1.6883	1.6389	1.5859	1.5284	1.4910	1.4366	1.4070	1.3582	1.3256	1.3021
100	1.7919	1.7456	1.6764	1.6267	1.5733	1.5151	1.4772	1.4220	1.3917	1.3416	1.3079	1.2833
110	1.7827	1.7363	1.6667	1.6167	1.5630	1.5043	1.4660	1.4099	1.3791	1.3279	1.2931	1.2675
120	1.7750	1.7285	1.6587	1.6084	1.5543	1.4952	1.4565	1.3998	1.3685	1.3162	1.2804	1.2540
130	1.7686	1.7219	1.6519	1.6014	1.5470	1.4875	1.4485	1.3912	1.3595	1.3062	1.2695	1.2422
140	1.7630	1.7162	1.6460	1.5954	1.5408	1.4809	1.4416	1.3838	1.3517	1.2975	1.2600	1.2319
150	1.7582	1.7113	1.6410	1.5902	1.5354	1.4752	1.4357	1.3773	1.3448	1.2899	1.2516	1.2227
160	1.7540	1.7071	1.6366	1.5856	1.5306	1.4702	1.4304	1.3716	1.3388	1.2832	1.2442	1.2145
170	1.7504	1.7033	1.6327	1.5816	1.5264	1.4657	1.4258	1.3666	1.3335	1.2772	1.2375	1.2071
180	1.7471	1.7000	1.6292	1.5780	1.5227	1.4618	1.4217	1.3621	1.3288	1.2718	1.2315	1.2004
190	1.7441	1.6970	1.6261	1.5748	1.5194	1.4583	1.4180	1.3581	1.3245	1.2670	1.2260	1.1943
200	1.7415	1.6943	1.6233	1.5720	1.5164	1.4551	1.4146	1.3545	1.3206	1.2626	1.2211	1.1887
210	1.7391	1.6919	1.6208	1.5694	1.5136	1.4522	1.4116	1.3512	1.3171	1.2586	1.2165	1.1835
220	1.7370	1.6897	1.6185	1.5670	1.5112	1.4496	1.4088	1.3482	1.3139	1.2549	1.2123	1.1787
230	1.7350	1.6876	1.6164	1.5648	1.5089	1.4472	1.4063	1.3454	1.3110	1.2515	1.2084	1.1743
240	1.7332	1.6858	1.6145	1.5628	1.5069	1.4450	1.4040	1.3429	1.3083	1.2484	1.2049	1.1701
250	1.7315	1.6841	1.6127	1.5610	1.5049	1.4430	1.4019	1.3405	1.3058	1.2456	1.2015	1.1663
260	1.7300	1.6825	1.6111	1.5593	1.5032	1.4411	1.3999	1.3384	1.3035	1.2429	1.1985	1.1627
270	1.7285	1.6811	1.6096	1.5578	1.5016	1.4394	1.3981	1.3364	1.3014	1.2404	1.1956	1.1593
280	1.7272	1.6797	1.6082	1.5563	1.5001	1.4378	1.3964	1.3345	1.2994	1.2381	1.1929	1.1561
290	1.7260	1.6785	1.6069	1.5550	1.4986	1.4363	1.3948	1.3328	1.2975	1.2359	1.1903	1.1530
300	1.7249	1.6773	1.6057	1.5537	1.4973	1.4349	1.3934	1.3312	1.2958	1.2339	1.1879	1.1502
310	1.7238	1.6762	1.6045	1.5526	1.4961	1.4336	1.3920	1.3296	1.2942	1.2320	1.1857	1.1475
320	1.7228	1.6752	1.6035	1.5515	1.4949	1.4323	1.3907	1.3282	1.2926	1.2302	1.1835	1.1449
330	1.7218	1.6742	1.6025	1.5504	1.4939	1.4312	1.3895	1.3269	1.2912	1.2285	1.1815	1.1424
340	1.7209	1.6733	1.6015	1.5494	1.4928	1.4301	1.3883	1.3256	1.2898	1.2269	1.1796	1.1401
350	1.7201	1.6725	1.6006	1.5485	1.4919	1.4291	1.3873	1.3244	1.2885	1.2254	1.1778	1.1379
360	1.7193	1.6717	1.5998	1.5477	1.4910	1.4281	1.3862	1.3233	1.2873	1.2239	1.1761	1.1358
370	1.7186	1.6709	1.5990	1.5468	1.4901	1.4272	1.3853	1.3222	1.2862	1.2226	1.1745	1.1337
380	1.7179	1.6702	1.5983	1.5461	1.4893	1.4263	1.3844	1.3212	1.2851	1.2213	1.1729	1.1318
390	1.7172	1.6695	1.5976	1.5453	1.4885	1.4255	1.3835	1.3202	1.2840	1.2200	1.1714	1.1299
400	1.7166	1.6688	1.5969	1.5446	1.4878	1.4247	1.3827	1.3193	1.2831	1.2189	1.1700	1.1281
420	1.7154	1.6676	1.5956	1.5433	1.4864	1.4232	1.3811	1.3176	1.2812	1.2167	1.1673	1.1248
440	1.7143	1.6665	1.5945	1.5421	1.4852	1.4219	1.3797	1.3161	1.2796	1.2147	1.1649	1.1216
460	1.7133	1.6655	1.5934	1.5411	1.4841	1.4207	1.3784	1.3147	1.2780	1.2128	1.1627	1.1187
480	1.7124	1.6646	1.5925	1.5401	1.4830	1.4196	1.3773	1.3134	1.2766	1.2111	1.1606	1.1160
500	1.7116	1.6638	1.5916	1.5392	1.4821	1.4186	1.3762	1.3122	1.2753	1.2096	1.1587	1.1135
600	1.7083	1.6604	1.5881	1.5355	1.4782	1.4145	1.3719	1.3073	1.2701	1.2033	1.1508	1.1029
700	1.7059	1.6580	1.5856	1.5329	1.4755	1.4116	1.3688	1.3039	1.2664	1.1987	1.1450	1.0947
800	1.7041	1.6562	1.5837	1.5310	1.4735	1.4094	1.3665	1.3013	1.2635	1.1953	1.1406	1.0882
900	1.7028	1.6548	1.5822	1.5294	1.4719	1.4077	1.3647	1.2993	1.2613	1.1925	1.1371	1.0829
1000	1.7017	1.6536	1.5811	1.5282	1.4706	1.4063	1.3632	1.2976	1.2596	1.1903	1.1342	1.0784
∞	1.6919	1.6436	1.5706	1.5174	1.4592	1.3941	1.3502	1.2830	1.2436	1.1702	1.1066	1.0105

附表 5-2 F 界值表 （方差分析用，$P=0.01$）

分母的自由度 n_2	分子的自由度，n_1											
	1	2	3	4	5	6	7	8	9	10	11	12
1	4052.1807	4999.5000	5403.3520	5624.5833	5763.6496	5858.9861	5928.3557	5981.0703	6022.4732	6055.8467	6083.3168	6106.3207
2	98.5025	99.0000	99.1662	99.2494	99.2993	99.3326	99.3564	99.3742	99.3881	99.3992	99.4083	99.4159
3	34.1162	30.8165	29.4567	28.7099	28.2371	27.9107	27.6717	27.4892	27.3452	27.2287	27.1326	27.0518
4	21.1977	18.0000	16.6944	15.9770	15.5219	15.2069	14.9758	14.7989	14.6591	14.5459	14.4523	14.3736
5	16.2582	13.2739	12.0600	11.3919	10.9670	10.6723	10.4555	10.2893	10.1578	10.0510	9.9626	9.8883
6	13.7450	10.9248	9.7795	9.1483	8.7459	8.4661	8.2600	8.1017	7.9761	7.8741	7.7896	7.7183
7	12.2464	9.5466	8.4513	7.8466	7.4604	7.1914	6.9928	6.8400	6.7188	6.6201	6.5382	6.4691
8	11.2586	8.6491	7.5910	7.0061	6.6318	6.3707	6.1776	6.0289	5.9106	5.8143	5.7343	5.6667
9	10.5614	8.0215	6.9919	6.4221	6.0569	5.8018	5.6129	5.4671	5.3511	5.2565	5.1779	5.1114
10	10.0443	7.5594	6.5523	5.9943	5.6363	5.3858	5.2001	5.0567	4.9424	4.8491	4.7715	4.7059
11	9.6460	7.2057	6.2167	5.6683	5.3160	5.0692	4.8861	4.7445	4.6315	4.5393	4.4624	4.3974
12	9.3302	6.9266	5.9525	5.4120	5.0643	4.8206	4.6395	4.4994	4.3875	4.2961	4.2198	4.1553
13	9.0738	6.7010	5.7394	5.2053	4.8616	4.6204	4.4410	4.3021	4.1911	4.1003	4.0245	3.9603
14	8.8616	6.5149	5.5639	5.0354	4.6950	4.4558	4.2779	4.1399	4.0297	3.9394	3.8640	3.8001
15	8.6831	6.3589	5.4170	4.8932	4.5556	4.3183	4.1415	4.0045	3.8948	3.8049	3.7299	3.6662
16	8.5310	6.2262	5.2922	4.7726	4.4374	4.2016	4.0259	3.8896	3.7804	3.6909	3.6162	3.5527
17	8.3997	6.1121	5.1850	4.6690	4.3359	4.1015	3.9267	3.7910	3.6822	3.5931	3.5185	3.4552
18	8.2854	6.0129	5.0919	4.5790	4.2479	4.0146	3.8406	3.7054	3.5971	3.5082	3.4338	3.3706
19	8.1849	5.9259	5.0103	4.5003	4.1708	3.9386	3.7653	3.6305	3.5225	3.4338	3.3596	3.2965
20	8.0960	5.8489	4.9382	4.4307	4.1027	3.8714	3.6987	3.5644	3.4567	3.3682	3.2941	3.2311
21	8.0166	5.7804	4.8740	4.3688	4.0421	3.8117	3.6396	3.5056	3.3981	3.3098	3.2359	3.1730
22	7.9454	5.7190	4.8166	4.3134	3.9880	3.7583	3.5867	3.4530	3.3458	3.2576	3.1837	3.1209
23	7.8811	5.6637	4.7649	4.2636	3.9392	3.7102	3.5390	3.4057	3.2986	3.2106	3.1368	3.0740
24	7.8229	5.6136	4.7181	4.2184	3.8951	3.6667	3.4959	3.3629	3.2560	3.1681	3.0944	3.0316
25	7.7698	5.5680	4.6755	4.1774	3.8550	3.6272	3.4568	3.3239	3.2172	3.1294	3.0558	2.9931
26	7.7213	5.5263	4.6366	4.1400	3.8183	3.5911	3.4210	3.2884	3.1818	3.0941	3.0205	2.9578
27	7.6767	5.4881	4.6009	4.1056	3.7848	3.5580	3.3882	3.2558	3.1494	3.0618	2.9882	2.9256
28	7.6356	5.4529	4.5681	4.0740	3.7539	3.5276	3.3581	3.2259	3.1195	3.0320	2.9585	2.8959
29	7.5977	5.4204	4.5378	4.0449	3.7254	3.4995	3.3303	3.1982	3.0920	3.0045	2.9311	2.8685
30	7.5625	5.3903	4.5097	4.0179	3.6990	3.4735	3.3045	3.1726	3.0665	2.9791	2.9057	2.8431
31	7.5298	5.3624	4.4837	3.9928	3.6745	3.4493	3.2806	3.1489	3.0428	2.9555	2.8821	2.8195
32	7.4993	5.3363	4.4594	3.9695	3.6517	3.4269	3.2583	3.1267	3.0208	2.9335	2.8602	2.7976
33	7.4708	5.3120	4.4368	3.9477	3.6305	3.4059	3.2376	3.1061	3.0003	2.9130	2.8397	2.7771
34	7.4441	5.2893	4.4156	3.9273	3.6106	3.3863	3.2182	3.0868	2.9810	2.8938	2.8205	2.7580
35	7.4191	5.2679	4.3957	3.9082	3.5919	3.3679	3.2000	3.0687	2.9630	2.8758	2.8026	2.7400
36	7.3956	5.2479	4.3771	3.8903	3.5744	3.3507	3.1829	3.0517	2.9461	2.8589	2.7857	2.7232
37	7.3734	5.2290	4.3595	3.8734	3.5579	3.3344	3.1668	3.0357	2.9302	2.8431	2.7698	2.7073
38	7.3525	5.2112	4.3430	3.8575	3.5424	3.3191	3.1516	3.0207	2.9151	2.8281	2.7549	2.6923
39	7.3328	5.1944	4.3274	3.8425	3.5277	3.3047	3.1373	3.0064	2.9010	2.8139	2.7407	2.6782
40	7.3141	5.1785	4.3126	3.8283	3.5138	3.2910	3.1238	2.9930	2.8876	2.8005	2.7274	2.6648
42	7.2796	5.1491	4.2853	3.8021	3.4882	3.2658	3.0988	2.9681	2.8628	2.7758	2.7027	2.6402
44	7.2484	5.1226	4.2606	3.7784	3.4651	3.2430	3.0762	2.9457	2.8405	2.7536	2.6804	2.6179
46	7.2200	5.0986	4.2383	3.7570	3.4442	3.2224	3.0558	2.9254	2.8203	2.7334	2.6602	2.5977
48	7.1942	5.0767	4.2180	3.7374	3.4251	3.2036	3.0372	2.9069	2.8018	2.7150	2.6418	2.5793
50	7.1706	5.0566	4.1993	3.7195	3.4077	3.1864	3.0202	2.8900	2.7850	2.6981	2.6250	2.5625

续附表 5－2　*F* 界值表　（方差分析用，$P=0.01$）

分母的自由度 n_2	分子的自由度，n_1											
	14	16	20	24	30	40	50	75	100	200	500	∞
1	6142.6740	6170.1012	6208.7302	6234.6309	6260.6486	6286.7821	6302.5172	6323.5610	6334.1100	6349.9672	6359.5007	6365.8326
2	99.4278	99.4367	99.4492	99.4575	99.4658	99.4742	99.4792	99.4858	99.4892	99.4942	99.4972	99.4992
3	26.9238	26.8269	26.6898	26.5975	26.5045	26.4108	26.3542	26.2784	26.2402	26.1828	26.1483	26.1253
4	14.2486	14.1539	14.0196	13.9291	13.8377	13.7454	13.6896	13.6147	13.5770	13.5202	13.4859	13.4632
5	9.7700	9.6802	9.5526	9.4665	9.3793	9.2912	9.2378	9.1660	9.1299	9.0754	9.0424	9.0205
6	7.6049	7.5186	7.3958	7.3127	7.2285	7.1432	7.0915	7.0218	6.9867	6.9336	6.9015	6.8801
7	6.3590	6.2750	6.1554	6.0743	5.9920	5.9084	5.8577	5.7892	5.7547	5.7024	5.6707	5.6496
8	5.5589	5.4766	5.3591	5.2793	5.1981	5.1156	5.0654	4.9976	4.9633	4.9114	4.8799	4.8589
9	5.0052	4.9240	4.8080	4.7290	4.6486	4.5666	4.5167	4.4492	4.4150	4.3631	4.3317	4.3107
10	4.6008	4.5204	4.4054	4.3269	4.2469	4.1653	4.1155	4.0479	4.0137	3.9617	3.9302	3.9091
11	4.2932	4.2134	4.0990	4.0209	3.9411	3.8596	3.8097	3.7421	3.7077	3.6555	3.6238	3.6025
12	4.0518	3.9724	3.8584	3.7805	3.7008	3.6192	3.5692	3.5014	3.4668	3.4143	3.3823	3.3609
13	3.8573	3.7783	3.6646	3.5868	3.5070	3.4253	3.3752	3.3070	3.2723	3.2194	3.1871	3.1655
14	3.6975	3.6187	3.5052	3.4274	3.3476	3.2656	3.2153	3.1468	3.1118	3.0585	3.0260	3.0041
15	3.5639	3.4852	3.3719	3.2940	3.2141	3.1319	3.0814	3.0124	2.9772	2.9235	2.8906	2.8685
16	3.4506	3.3720	3.2587	3.1808	3.1007	3.0182	2.9675	2.8981	2.8627	2.8084	2.7752	2.7529
17	3.3533	3.2748	3.1615	3.0835	3.0032	2.9205	2.8694	2.7996	2.7639	2.7092	2.6757	2.6531
18	3.2689	3.1904	3.0771	2.9990	2.9185	2.8354	2.7841	2.7139	2.6779	2.6227	2.5889	2.5661
19	3.1949	3.1165	3.0031	2.9249	2.8442	2.7608	2.7093	2.6386	2.6023	2.5467	2.5124	2.4894
20	3.1296	3.0512	2.9377	2.8594	2.7785	2.6947	2.6430	2.5718	2.5353	2.4792	2.4446	2.4213
21	3.0715	2.9931	2.8796	2.8010	2.7200	2.6359	2.5838	2.5123	2.4755	2.4189	2.3840	2.3604
22	3.0195	2.9411	2.8274	2.7488	2.6675	2.5831	2.5308	2.4588	2.4217	2.3646	2.3294	2.3056
23	2.9727	2.8943	2.7805	2.7017	2.6202	2.5355	2.4829	2.4105	2.3732	2.3156	2.2800	2.2560
24	2.9303	2.8519	2.7380	2.6591	2.5773	2.4923	2.4395	2.3667	2.3291	2.2710	2.2351	2.2108
25	2.8917	2.8133	2.6993	2.6203	2.5383	2.4530	2.3999	2.3267	2.2888	2.2303	2.1941	2.1695
26	2.8566	2.7781	2.6640	2.5848	2.5026	2.4170	2.3637	2.2900	2.2519	2.1930	2.1564	2.1316
27	2.8243	2.7458	2.6316	2.5522	2.4699	2.3840	2.3304	2.2564	2.2180	2.1586	2.1217	2.0966
28	2.7946	2.7160	2.6017	2.5223	2.4397	2.3535	2.2997	2.2253	2.1867	2.1268	2.0896	2.0643
29	2.7672	2.6886	2.5742	2.4946	2.4118	2.3253	2.2714	2.1965	2.1577	2.0974	2.0598	2.0343
30	2.7418	2.6632	2.5487	2.4689	2.3860	2.2992	2.2450	2.1698	2.1307	2.0700	2.0321	2.0064
31	2.7182	2.6396	2.5249	2.4451	2.3619	2.2749	2.2205	2.1449	2.1056	2.0444	2.0063	1.9803
32	2.6963	2.6176	2.5029	2.4229	2.3395	2.2523	2.1976	2.1217	2.0821	2.0206	1.9821	1.9559
33	2.6758	2.5971	2.4822	2.4021	2.3186	2.2311	2.1762	2.0999	2.0602	1.9982	1.9594	1.9330
34	2.6566	2.5779	2.4629	2.3827	2.2990	2.2112	2.1562	2.0795	2.0396	1.9772	1.9381	1.9114
35	2.6387	2.5599	2.4448	2.3645	2.2806	2.1926	2.1374	2.0604	2.0202	1.9574	1.9180	1.8911
36	2.6218	2.5430	2.4278	2.3473	2.2633	2.1751	2.1197	2.0423	2.0019	1.9387	1.8991	1.8720
37	2.6059	2.5270	2.4118	2.3312	2.2470	2.1585	2.1030	2.0253	1.9847	1.9211	1.8812	1.8538
38	2.5909	2.5120	2.3967	2.3160	2.2317	2.1430	2.0872	2.0092	1.9684	1.9045	1.8642	1.8366
39	2.5768	2.4978	2.3824	2.3016	2.2171	2.1282	2.0723	1.9940	1.9530	1.8887	1.8481	1.8203
40	2.5634	2.4844	2.3689	2.2880	2.2034	2.1142	2.0581	1.9795	1.9383	1.8737	1.8329	1.8048
42	2.5387	2.4596	2.3439	2.2629	2.1780	2.0884	2.0319	1.9528	1.9112	1.8458	1.8045	1.7760
44	2.5164	2.4373	2.3214	2.2401	2.1550	2.0650	2.0083	1.9285	1.8866	1.8205	1.7786	1.7498
46	2.4962	2.4170	2.3009	2.2195	2.1341	2.0438	1.9867	1.9065	1.8642	1.7974	1.7550	1.7258
48	2.4777	2.3985	2.2823	2.2007	2.1150	2.0244	1.9670	1.8862	1.8436	1.7762	1.7333	1.7037
50	2.4609	2.3816	2.2652	2.1835	2.0976	2.0066	1.9490	1.8677	1.8248	1.7567	1.7133	1.6833

续附表 5－2 F 界值表 （方差分析用，$P=0.01$）

分母的自由度 n_2	分子的自由度，n_1 1	2	3	4	5	6	7	8	9	10	11	12
60	7.0771	4.9774	4.1259	3.6490	3.3389	3.1187	2.9530	2.8233	2.7185	2.6318	2.5587	2.4961
70	7.0114	4.9219	4.0744	3.5996	3.2907	3.0712	2.9060	2.7765	2.6719	2.5852	2.5122	2.4496
80	6.9627	4.8807	4.0363	3.5631	3.2550	3.0361	2.8713	2.7420	2.6374	2.5508	2.4777	2.4151
90	6.9251	4.8491	4.0070	3.5350	3.2276	3.0091	2.8445	2.7154	2.6109	2.5243	2.4513	2.3886
100	6.8953	4.8239	3.9837	3.5127	3.2059	2.9877	2.8233	2.6943	2.5898	2.5033	2.4302	2.3676
110	6.8710	4.8035	3.9648	3.4946	3.1882	2.9703	2.8061	2.6771	2.5727	2.4862	2.4132	2.3505
120	6.8509	4.7865	3.9491	3.4795	3.1735	2.9559	2.7918	2.6629	2.5586	2.4721	2.3990	2.3363
130	6.8339	4.7722	3.9359	3.4669	3.1612	2.9437	2.7797	2.6509	2.5466	2.4602	2.3871	2.3244
140	6.8194	4.7600	3.9246	3.4561	3.1507	2.9333	2.7695	2.6407	2.5365	2.4500	2.3769	2.3142
150	6.8069	4.7495	3.9149	3.4467	3.1416	2.9244	2.7606	2.6319	2.5277	2.4412	2.3681	2.3053
160	6.7960	4.7403	3.9064	3.4386	3.1336	2.9166	2.7528	2.6242	2.5200	2.4335	2.3604	2.2977
170	6.7863	4.7322	3.8989	3.4314	3.1267	2.9097	2.7460	2.6174	2.5132	2.4268	2.3537	2.2909
180	6.7778	4.7250	3.8923	3.4251	3.1205	2.9036	2.7400	2.6114	2.5072	2.4208	2.3477	2.2849
190	6.7702	4.7186	3.8863	3.4194	3.1149	2.8982	2.7346	2.6061	2.5019	2.4154	2.3423	2.2795
200	6.7633	4.7129	3.8810	3.4143	3.1100	2.8933	2.7298	2.6012	2.4971	2.4106	2.3375	2.2747
210	6.7571	4.7077	3.8762	3.4097	3.1055	2.8888	2.7254	2.5969	2.4927	2.4063	2.3332	2.2704
220	6.7515	4.7029	3.8719	3.4055	3.1014	2.8848	2.7214	2.5929	2.4888	2.4023	2.3292	2.2664
230	6.7463	4.6986	3.8679	3.4017	3.0977	2.8812	2.7178	2.5893	2.4852	2.3988	2.3256	2.2628
240	6.7417	4.6947	3.8642	3.3982	3.0943	2.8778	2.7145	2.5860	2.4819	2.3955	2.3223	2.2595
250	6.7373	4.6911	3.8609	3.3950	3.0912	2.8748	2.7114	2.5830	2.4789	2.3925	2.3193	2.2565
260	6.7334	4.6877	3.8578	3.3921	3.0883	2.8719	2.7086	2.5802	2.4761	2.3897	2.3165	2.2537
270	6.7297	4.6846	3.8549	3.3893	3.0856	2.8693	2.7060	2.5776	2.4735	2.3871	2.3140	2.2511
280	6.7263	4.6817	3.8523	3.3868	3.0832	2.8669	2.7036	2.5752	2.4711	2.3847	2.3116	2.2487
290	6.7231	4.6791	3.8498	3.3845	3.0809	2.8646	2.7014	2.5730	2.4689	2.3825	2.3093	2.2465
300	6.7201	4.6766	3.8475	3.3823	3.0787	2.8625	2.6993	2.5709	2.4668	2.3804	2.3073	2.2444
310	6.7173	4.6743	3.8454	3.3802	3.0767	2.8605	2.6973	2.5690	2.4649	2.3785	2.3053	2.2425
320	6.7147	4.6721	3.8434	3.3783	3.0748	2.8587	2.6955	2.5671	2.4631	2.3766	2.3035	2.2407
330	6.7123	4.6700	3.8415	3.3765	3.0731	2.8569	2.6938	2.5654	2.4614	2.3749	2.3018	2.2389
340	6.7100	4.6681	3.8397	3.3748	3.0714	2.8553	2.6922	2.5638	2.4598	2.3733	2.3002	2.2373
350	6.7078	4.6663	3.8380	3.3732	3.0699	2.8538	2.6906	2.5623	2.4582	2.3718	2.2987	2.2358
360	6.7058	4.6646	3.8364	3.3716	3.0684	2.8523	2.6892	2.5609	2.4568	2.3704	2.2973	2.2344
370	6.7039	4.6630	3.8350	3.3702	3.0670	2.8509	2.6878	2.5595	2.4555	2.3690	2.2959	2.2330
380	6.7020	4.6614	3.8335	3.3689	3.0657	2.8496	2.6865	2.5582	2.4542	2.3678	2.2946	2.2318
390	6.7003	4.6600	3.8322	3.3676	3.0644	2.8484	2.6853	2.5570	2.4530	2.3666	2.2934	2.2305
400	6.6987	4.6586	3.8309	3.3664	3.0632	2.8472	2.6842	2.5559	2.4518	2.3654	2.2923	2.2294
420	6.6956	4.6560	3.8286	3.3641	3.0610	2.8451	2.6820	2.5537	2.4497	2.3633	2.2901	2.2272
440	6.6928	4.6537	3.8264	3.3620	3.0590	2.8431	2.6801	2.5518	2.4478	2.3613	2.2882	2.2253
460	6.6903	4.6516	3.8244	3.3602	3.0572	2.8413	2.6783	2.5500	2.4460	2.3596	2.2864	2.2235
480	6.6880	4.6496	3.8226	3.3584	3.0555	2.8396	2.6766	2.5484	2.4444	2.3579	2.2848	2.2219
500	6.6858	4.6478	3.8210	3.3569	3.0540	2.8381	2.6751	2.5469	2.4429	2.3565	2.2833	2.2204
600	6.6773	4.6407	3.8144	3.3505	3.0478	2.8321	2.6691	2.5409	2.4369	2.3505	2.2773	2.2144
700	6.6712	4.6356	3.8097	3.3460	3.0434	2.8277	2.6649	2.5367	2.4327	2.3463	2.2731	2.2102
800	6.6667	4.6318	3.8062	3.3427	3.0401	2.8245	2.6617	2.5335	2.4295	2.3431	2.2699	2.2070
900	6.6631	4.6288	3.8034	3.3400	3.0376	2.8220	2.6592	2.5310	2.4270	2.3406	2.2674	2.2045
1000	6.6603	4.6264	3.8012	3.3380	3.0355	2.8200	2.6572	2.5290	2.4250	2.3386	2.2655	2.2025
∞	6.6351	4.6054	3.7818	3.3194	3.0174	2.8022	2.6395	2.5115	2.4075	2.3211	2.2479	2.1849

续附表 5-2 F 界值表 （方差分析用，$P=0.01$）

分母的自由度 n_2	分子的自由度，n_1 14	16	20	24	30	40	50	75	100	200	500	∞
60	2.3943	2.3148	2.1978	2.1154	2.0285	1.9360	1.8772	1.7937	1.7493	1.6784	1.6327	1.6008
70	2.3477	2.2679	2.1504	2.0674	1.9797	1.8861	1.8263	1.7410	1.6954	1.6220	1.5743	1.5406
80	2.3131	2.2332	2.1153	2.0318	1.9435	1.8489	1.7883	1.7015	1.6548	1.5792	1.5296	1.4944
90	2.2865	2.2064	2.0882	2.0044	1.9155	1.8201	1.7588	1.6707	1.6231	1.5456	1.4943	1.4576
100	2.2654	2.1852	2.0666	1.9826	1.8933	1.7972	1.7353	1.6461	1.5977	1.5184	1.4656	1.4274
110	2.2482	2.1679	2.0491	1.9648	1.8751	1.7784	1.7160	1.6258	1.5767	1.4960	1.4417	1.4022
120	2.2339	2.1536	2.0346	1.9500	1.8600	1.7628	1.7000	1.6090	1.5592	1.4770	1.4215	1.3807
130	2.2219	2.1415	2.0223	1.9376	1.8473	1.7497	1.6865	1.5946	1.5443	1.4609	1.4041	1.3622
140	2.2117	2.1312	2.0119	1.9269	1.8364	1.7384	1.6748	1.5823	1.5315	1.4469	1.3890	1.3459
150	2.2028	2.1223	2.0028	1.9177	1.8270	1.7286	1.6648	1.5716	1.5204	1.4347	1.3757	1.3316
160	2.1951	2.1145	1.9949	1.9097	1.8187	1.7201	1.6559	1.5623	1.5106	1.4240	1.3640	1.3188
170	2.1883	2.1076	1.9879	1.9026	1.8115	1.7125	1.6482	1.5540	1.5020	1.4144	1.3535	1.3073
180	2.1823	2.1016	1.9818	1.8963	1.8050	1.7059	1.6413	1.5466	1.4942	1.4059	1.3440	1.2969
190	2.1769	2.0961	1.9763	1.8907	1.7993	1.6999	1.6351	1.5400	1.4873	1.3982	1.3355	1.2874
200	2.1721	2.0913	1.9713	1.8857	1.7941	1.6945	1.6295	1.5341	1.4811	1.3912	1.3277	1.2788
210	2.1677	2.0869	1.9668	1.8811	1.7894	1.6896	1.6244	1.5287	1.4754	1.3848	1.3206	1.2709
220	2.1637	2.0829	1.9628	1.8770	1.7851	1.6852	1.6199	1.5238	1.4702	1.3790	1.3141	1.2636
230	2.1601	2.0792	1.9590	1.8732	1.7813	1.6811	1.6157	1.5193	1.4655	1.3737	1.3081	1.2567
240	2.1568	2.0759	1.9556	1.8697	1.7777	1.6774	1.6118	1.5151	1.4611	1.3688	1.3026	1.2504
250	2.1537	2.0728	1.9525	1.8665	1.7744	1.6740	1.6083	1.5113	1.4571	1.3643	1.2974	1.2445
260	2.1509	2.0700	1.9496	1.8636	1.7714	1.6709	1.6050	1.5078	1.4534	1.3601	1.2926	1.2390
270	2.1483	2.0674	1.9470	1.8609	1.7686	1.6680	1.6020	1.5046	1.4500	1.3562	1.2882	1.2338
280	2.1459	2.0649	1.9445	1.8584	1.7660	1.6653	1.5992	1.5016	1.4468	1.3525	1.2840	1.2289
290	2.1437	2.0627	1.9422	1.8560	1.7636	1.6627	1.5966	1.4987	1.4438	1.3491	1.2801	1.2243
300	2.1416	2.0606	1.9401	1.8538	1.7614	1.6604	1.5942	1.4961	1.4410	1.3459	1.2764	1.2200
310	2.1396	2.0586	1.9380	1.8518	1.7593	1.6582	1.5919	1.4936	1.4384	1.3430	1.2729	1.2159
320	2.1378	2.0567	1.9362	1.8499	1.7573	1.6561	1.5897	1.4913	1.4360	1.3401	1.2697	1.2120
330	2.1361	2.0550	1.9344	1.8481	1.7555	1.6542	1.5877	1.4892	1.4337	1.3375	1.2666	1.2083
340	2.1344	2.0534	1.9327	1.8464	1.7537	1.6524	1.5858	1.4871	1.4315	1.3350	1.2637	1.2048
350	2.1329	2.0518	1.9312	1.8448	1.7521	1.6507	1.5840	1.4852	1.4295	1.3326	1.2609	1.2014
360	2.1315	2.0504	1.9297	1.8433	1.7505	1.6490	1.5824	1.4834	1.4275	1.3304	1.2582	1.1982
370	2.1301	2.0490	1.9283	1.8419	1.7490	1.6475	1.5808	1.4816	1.4257	1.3283	1.2557	1.1952
380	2.1288	2.0477	1.9270	1.8405	1.7477	1.6461	1.5792	1.4800	1.4239	1.3262	1.2534	1.1923
390	2.1276	2.0465	1.9257	1.8392	1.7463	1.6447	1.5778	1.4784	1.4223	1.3243	1.2511	1.1895
400	2.1264	2.0453	1.9245	1.8380	1.7451	1.6434	1.5764	1.4770	1.4207	1.3225	1.2489	1.1868
420	2.1243	2.0431	1.9223	1.8358	1.7428	1.6409	1.5739	1.4742	1.4178	1.3191	1.2449	1.1817
440	2.1223	2.0412	1.9203	1.8337	1.7406	1.6387	1.5716	1.4717	1.4151	1.3160	1.2412	1.1770
460	2.1205	2.0394	1.9185	1.8318	1.7387	1.6367	1.5695	1.4694	1.4127	1.3131	1.2377	1.1727
480	2.1189	2.0377	1.9168	1.8301	1.7370	1.6349	1.5676	1.4673	1.4105	1.3105	1.2346	1.1687
500	2.1174	2.0362	1.9152	1.8285	1.7353	1.6332	1.5658	1.4654	1.4084	1.3081	1.2317	1.1649
600	2.1114	2.0301	1.9091	1.8222	1.7288	1.6263	1.5587	1.4577	1.4001	1.2983	1.2198	1.1491
700	2.1071	2.0258	1.9047	1.8177	1.7242	1.6215	1.5536	1.4521	1.3942	1.2913	1.2110	1.1370
800	2.1039	2.0226	1.9013	1.8144	1.7207	1.6178	1.5498	1.4480	1.3897	1.2860	1.2043	1.1274
900	2.1014	2.0201	1.8988	1.8117	1.7180	1.6150	1.5468	1.4447	1.3863	1.2818	1.1990	1.1196
1000	2.0994	2.0180	1.8967	1.8096	1.7158	1.6127	1.5445	1.4421	1.3835	1.2784	1.1947	1.1130
∞	2.0817	2.0002	1.8785	1.7910	1.6966	1.5925	1.5233	1.4188	1.3583	1.2475	1.1535	1.0148

附表 5－3　*F* 界值表　（方差齐性检验用，双侧 $P=0.05$）

分母的自由度 n_2	分子的自由度，n_1															
	1	2	3	4	5	6	7	8	9	10	12	15	20	30	60	∞
1	647.7890	799.5000	864.1630	899.5833	921.8479	937.1111	948.2169	956.6562	963.2846	968.6274	976.7079	984.8668	993.1028	1001.4144	1009.8001	1018.2532
2	38.5063	39.0000	39.1655	39.2484	39.2982	39.3315	39.3552	39.3730	39.3869	39.3980	39.4146	39.4313	39.4479	39.4646	39.4812	39.4979
3	17.4434	16.0441	15.4392	15.1010	14.8848	14.7347	14.6244	14.5399	14.4731	14.4189	14.3366	14.2527	14.1674	14.0805	13.9921	13.9021
4	12.2179	10.6491	9.9792	9.6045	9.3645	9.1973	9.0741	8.9796	8.9047	8.8439	8.7512	8.6565	8.5599	8.4613	8.3604	8.2574
5	10.0070	8.4336	7.7636	7.3879	7.1464	6.9777	6.8531	6.7572	6.6811	6.6192	6.5245	6.4277	6.3286	6.2269	6.1225	6.0154
6	8.8131	7.2599	6.5988	6.2272	5.9876	5.8198	5.6955	5.5996	5.5234	5.4613	5.3662	5.2687	5.1684	5.0652	4.9589	4.8492
7	8.0727	6.5415	5.8898	5.5226	5.2852	5.1186	4.9949	4.8993	4.8232	4.7611	4.6658	4.5678	4.4667	4.3624	4.2544	4.1424
8	7.5709	6.0595	5.4160	5.0526	4.8173	4.6517	4.5286	4.4333	4.3572	4.2951	4.1997	4.1012	3.9995	3.8940	3.7844	3.6702
9	7.2093	5.7147	5.0781	4.7181	4.4844	4.3197	4.1970	4.1020	4.0260	3.9639	3.8682	3.7694	3.6669	3.5604	3.4493	3.3329
10	6.9367	5.4564	4.8256	4.4683	4.2361	4.0721	3.9498	3.8549	3.7790	3.7168	3.6209	3.5217	3.4185	3.3110	3.1984	3.0799
11	6.7241	5.2559	4.6300	4.2751	4.0440	3.8807	3.7586	3.6638	3.5879	3.5257	3.4296	3.3299	3.2261	3.1176	3.0035	2.8829
12	6.5538	5.0959	4.4742	4.1212	3.8911	3.7283	3.6065	3.5118	3.4358	3.3736	3.2773	3.1772	3.0728	2.9633	2.8478	2.7250
13	6.4143	4.9653	4.3472	3.9959	3.7667	3.6043	3.4827	3.3880	3.3120	3.2497	3.1532	3.0527	2.9477	2.8372	2.7204	2.5955
14	6.2979	4.8567	4.2417	3.8919	3.6634	3.5014	3.3799	3.2853	3.2093	3.1469	3.0502	2.9493	2.8437	2.7324	2.6142	2.4873
15	6.1995	4.7650	4.1528	3.8043	3.5764	3.4147	3.2934	3.1987	3.1227	3.0602	2.9633	2.8621	2.7559	2.6437	2.5242	2.3954
16	6.1151	4.6867	4.0768	3.7294	3.5021	3.3406	3.2194	3.1248	3.0488	2.9862	2.8890	2.7875	2.6808	2.5678	2.4471	2.3163
17	6.0420	4.6189	4.0112	3.6648	3.4379	3.2767	3.1556	3.0610	2.9849	2.9222	2.8249	2.7230	2.6158	2.5020	2.3801	2.2475

续附表 5-3 F 界值表 （方差齐性检验用，双侧 $P=0.05$）

分母的自由度	分子的自由度，n_1															
n_2	1	2	3	4	5	6	7	8	9	10	12	15	20	30	60	∞
18	5.9781	4.5597	3.9539	3.6083	3.3820	3.2209	3.0999	3.0053	2.9291	2.8664	2.7689	2.6667	2.5590	2.4445	2.3214	2.1870
19	5.9216	4.5075	3.9034	3.5587	3.3327	3.1718	3.0509	2.9563	2.8801	2.8172	2.7196	2.6171	2.5089	2.3937	2.2696	2.1334
20	5.8715	4.4613	3.8587	3.5147	3.2891	3.1283	3.0074	2.9128	2.8365	2.7737	2.6758	2.5731	2.4645	2.3486	2.2234	2.0854
21	5.8266	4.4199	3.8188	3.4754	3.2501	3.0895	2.9686	2.8740	2.7977	2.7348	2.6368	2.5338	2.4247	2.3082	2.1819	2.0423
22	5.7863	4.3828	3.7829	3.4401	3.2151	3.0546	2.9338	2.8392	2.7628	2.6998	2.6017	2.4984	2.3890	2.2718	2.1446	2.0033
23	5.7498	4.3492	3.7505	3.4083	3.1835	3.0232	2.9023	2.8077	2.7313	2.6682	2.5699	2.4665	2.3567	2.2389	2.1107	1.9678
24	5.7166	4.3187	3.7211	3.3794	3.1548	2.9946	2.8738	2.7791	2.7027	2.6396	2.5411	2.4374	2.3273	2.2090	2.0799	1.9354
25	5.6864	4.2909	3.6943	3.3530	3.1287	2.9685	2.8478	2.7531	2.6766	2.6135	2.5149	2.4110	2.3005	2.1816	2.0516	1.9056
26	5.6586	4.2655	3.6697	3.3289	3.1048	2.9447	2.8240	2.7293	2.6528	2.5896	2.4908	2.3867	2.2759	2.1565	2.0257	1.8782
27	5.6331	4.2421	3.6472	3.3067	3.0828	2.9228	2.8021	2.7074	2.6309	2.5676	2.4688	2.3644	2.2533	2.1334	2.0018	1.8528
28	5.6096	4.2205	3.6264	3.2863	3.0626	2.9027	2.7820	2.6872	2.6106	2.5473	2.4484	2.3438	2.2324	2.1121	1.9797	1.8292
29	5.5878	4.2006	3.6072	3.2674	3.0438	2.8840	2.7633	2.6686	2.5919	2.5286	2.4295	2.3248	2.2131	2.0923	1.9591	1.8073
30	5.5675	4.1821	3.5894	3.2499	3.0265	2.8667	2.7460	2.6513	2.5746	2.5112	2.4120	2.3072	2.1952	2.0739	1.9400	1.7868
40	5.4239	4.0510	3.4633	3.1261	2.9037	2.7444	2.6238	2.5289	2.4519	2.3882	2.2882	2.1819	2.0677	1.9429	1.8028	1.6372
60	5.2856	3.9253	3.3425	3.0077	2.7863	2.6274	2.5068	2.4117	2.3344	2.2702	2.1692	2.0613	1.9445	1.8152	1.6668	1.4823
120	5.1523	3.8046	3.2269	2.8943	2.6740	2.5154	2.3948	2.2994	2.2217	2.1570	2.0548	1.9450	1.8249	1.6899	1.5299	1.3106
∞	5.0240	3.6890	3.1163	2.7859	2.5666	2.4084	2.2877	2.1919	2.1138	2.0484	1.9449	1.8327	1.7086	1.5661	1.3885	1.0125

附表 6 r 值转换为角离差 s 值表

r	0	1	2	3	4	5	6	7	8	9
0.00	81.0285	80.9879	80.9474	80.9068	80.8662	80.8256	80.7850	80.7444	80.7037	80.6630
0.01	80.6223	80.5816	80.5408	80.5000	80.4593	80.4185	80.3776	80.3368	80.2959	80.2550
0.02	80.2141	80.1731	80.1322	80.0912	80.0502	80.0092	79.9682	79.9271	79.8860	79.8449
0.03	79.8038	79.7626	79.7215	79.6803	79.6391	79.5978	79.5566	79.5153	79.4740	79.4327
0.04	79.3914	79.3500	79.3086	79.2672	79.2258	79.1843	79.1429	79.1014	79.0599	79.0183
0.05	78.9768	78.9352	78.8936	78.8520	78.8103	78.7687	78.7270	78.6853	78.6435	78.6018
0.06	78.5600	78.5182	78.4764	78.4345	78.3927	78.3508	78.3089	78.2670	78.2250	78.1830
0.07	78.1410	78.0990	78.0569	78.0149	77.9728	77.9307	77.8885	77.8464	77.8042	77.7620
0.08	77.7198	77.6775	77.6353	77.5930	77.5506	77.5083	77.4659	77.4235	77.3811	77.3387
0.09	77.2962	77.2537	77.2112	77.1687	77.1262	77.0836	77.0410	76.9984	76.9557	76.9130
0.10	76.8703	76.8276	76.7849	76.7421	76.6993	76.6565	76.6137	76.5708	76.5279	76.4850
0.11	76.4421	76.3991	76.3562	76.3132	76.2701	76.2271	76.1840	76.1409	76.0978	76.0546
0.12	76.0114	75.9582	75.9250	75.8818	75.8385	75.7952	75.7519	75.7085	75.6651	75.6217
0.13	75.5783	75.5349	75.4914	75.4479	75.4044	75.3608	75.3172	75.2737	75.2300	75.1864
0.14	75.1427	75.0990	75.0553	75.0115	74.9678	74.9240	74.8801	74.8363	74.7924	74.7485
0.15	74.7045	74.6606	74.6166	74.5726	74.5286	74.4845	74.4404	74.3963	74.3522	74.3080
0.16	74.2638	74.2196	74.1754	74.1311	74.0868	74.0425	73.9981	73.9537	73.9093	73.8649
0.17	73.8204	73.7760	73.7314	73.6869	73.6423	73.5978	73.5531	73.5085	73.4638	73.4191
0.18	73.3744	73.3296	73.2849	73.2401	73.1952	73.1503	73.1055	73.0605	73.0156	72.9706
0.19	72.9256	72.8805	72.8355	72.7904	72.7453	72.7002	72.6550	72.6098	72.5646	72.5193
0.20	72.4741	72.4287	72.3834	72.3380	72.2926	72.2472	72.2018	72.1563	72.1108	72.0652
0.21	72.0197	71.9741	71.9285	71.8828	71.8371	71.7914	71.7457	71.6999	71.6541	71.6083
0.22	71.5624	71.5165	71.4706	71.4247	71.3787	71.3327	71.2866	71.2406	71.1945	71.1483
0.23	71.1022	71.0560	71.0098	70.9635	70.9173	70.8710	70.8246	70.7783	70.7319	70.6854
0.24	70.6390	70.5925	70.5460	70.4994	70.4528	70.4062	70.3596	70.3129	70.2662	70.2195
0.25	70.1727	70.1259	70.0791	70.0322	69.9853	69.9384	69.8914	69.8445	69.7975	69.7504
0.26	69.7033	69.6562	69.6091	69.5619	69.5147	69.4674	69.4202	69.3729	69.3255	69.2782
0.27	69.2307	69.1833	69.1358	69.0883	69.0408	68.9933	68.9456	68.8980	68.8504	68.8027
0.28	68.7549	68.7072	68.6594	68.6115	68.5637	68.5158	68.4678	68.4199	68.3719	68.3239
0.29	68.2758	68.2277	68.1796	68.1314	68.0832	68.0350	67.9867	67.9384	67.8901	67.8417
0.30	67.7933	67.7448	67.6964	67.6478	67.5993	67.5507	67.5021	67.4535	67.4048	67.3560
0.31	67.3073	67.2585	67.2097	67.1608	67.1119	67.0630	67.0140	66.9650	66.9160	66.8669
0.32	66.8178	66.7686	66.7195	66.6702	66.6210	66.5717	66.5223	66.4730	66.4236	66.3741
0.33	66.3246	66.2751	66.2256	66.1760	66.1264	66.0767	66.0270	65.9773	65.9275	65.8777
0.34	65.8278	65.7779	65.7280	65.6781	65.6281	65.5780	65.5279	65.4778	65.4277	65.3775
0.35	65.3272	65.2770	65.2267	65.1763	65.1259	65.0755	65.0250	64.9745	64.9240	64.8734
0.36	64.8228	64.7721	64.7214	64.6707	64.6199	64.5691	64.5182	64.4673	64.4164	64.3654
0.37	64.3143	64.2533	64:2122	64.1610	64.1098	64.0586	64.0074	63.9561	63.9047	63.8533
0.38	63.8019	63.7504	63.6989	63.6473	63.5957	63.5441	63.4924	63.4407	63.3889	63.3371
0.39	63.2852	63.2334	63.1814	63.1294	63.0774	63.0253	62.9732	62.9211	62.8689	62.8167
0.40	62.7644	62.7121	62.6597	62.6073	62.5548	62.5023	62.4498	62.3972	62.3445	62.2919
0.41	62.2391	62.1864	62.1336	62.0807	62.0278	61.9749	61.9219	61.8688	61.8158	61.7626
0.42	61.7094	61.6562	61.6030	61.5496	61.4963	61.4429	61.3894	61.3359	61.2824	61.2288
0.43	61.1751	61.1215	61.0677	61.0139	60.9601	60.9063	60.8523	60.7984	60.7443	60.6903
0.44	60.6361	60.5820	60.5278	60.4735	60.4192	60.3648	60.3104	60.2560	60.2015	60.1469
0.45	60.0923	60.0377	59.9830	59.9282	59.8734	59.8185	59.7636	59.7087	59.6537	59.5986
0.46	59.5435	59.4884	59.4332	59.3779	59.3226	59.2672	59.2118	59.1563	59.1008	59.0452
0.47	58.9896	58.9339	58.8782	58.8224	58.7666	58.7107	58.6548	58.5988	58.5427	58.4866
0.48	58.4305	58.3743	58.3180	58.2617	58.2053	58.1489	58.0924	58.0358	57.9792	57.9226
0.49	57.8659	57.8091	57.7523	57.6954	57.6385	57.5815	57.5245	57.4674	57.4102	57.3530
0.50	57.2058	57.2384	57.1811	57.1236	57.0661	57.0086	56.9510	56.8933	56.8356	56.7778
0.51	56.7199	56.6620	56.6040	56.5460	56.4879	56.4298	56.3716	56.3133	56.2550	56.1966
0.52	56.1382	56.0797	56.0211	55.9625	55.9038	55.8450	55.7862	55.7273	55.6684	55.6094
0.53	55.5503	55.4912	55.4320	55.3727	55.3134	55.2540	55.1946	55.1351	55.0755	55.0159
0.54	54.9562	54.8964	54.8366	54.7767	54.7167	54.6567	54.5966	54.5364	54.4762	54.4159

续附表 6　*r* 值转换为角离差 *s* 值表

r	0	1	2	3	4	5	6	7	8	9
0.55	54.3555	54.2951	54.2346	54.1741	54.1134	54.0527	53.9920	53.9311	53.8702	53.8092
0.56	53.7482	53.6871	53.6259	53.5647	53.5033	53.4419	53.3805	53.3189	53.2573	53.1957
0.57	53.1339	53.0721	53.0102	52.9482	52.8862	52.8241	52.7619	52.6997	52.6373	52.5749
0.58	52.5124	52.4499	52.3873	52.3246	52.2618	52.1989	52.1360	52.0730	52.0099	51.9468
0.59	51.8835	51.8202	51.7568	51.6934	51.6298	51.5662	51.5025	51.4387	51.3749	51.3109
0.60	51.2469	51.1828	51.1186	51.0544	50.9900	50.9256	50.8611	50.7965	50.7318	50.6671
0.61	50.6023	50.5373	50.4723	50.4073	50.3421	50.2768	50.2115	50.1461	50.0806	50.0150
0.62	49.9493	49.8835	49.8177	49.7517	49.6857	49.6196	49.5534	49.4871	49.4207	49.3542
0.63	49.2877	49.2210	49.1543	49.0875	49.0205	48.9535	48.8864	48.8192	48.7519	48.6846
0.64	48.6171	48.5495	48.4818	48.4141	48.3462	48.2783	48.2102	48.1421	48.0739	48.0055
0.65	47.9371	47.8685	47.7999	47.7312	47.6624	47.5934	47.5244	47.4553	47.3861	47.3167
0.66	47.2473	47.1778	47.1081	47.0384	46.9686	46.8986	46.8286	46.7584	46.6882	46.6178
0.67	46.5473	46.4767	46.4060	46.3353	46.2643	46.1933	46.1222	46.0510	45.9796	45.9082
0.68	45.8366	45.7649	45.6932	45.6213	45.5402	45.4771	45.4049	45.3325	45.2600	45.1875
0.69	45.1147	45.0419	44.9690	44.8959	44.8227	44.7494	44.6760	44.6025	44.5288	44.4550
0.70	44.3811	44.3071	44.2329	44.1586	44.0842	44.0097	43.9351	43.8603	43.7854	43.7103
0.71	43.6352	43.5599	43.4844	43.4089	43.3332	43.2574	43.1814	43.1053	43.0291	42.9527
0.72	42.8762	42.7996	42.7228	42.6459	42.5689	42.4917	42.4144	42.3369	42.2593	42.1815
0.73	42.1036	42.0256	41.9474	41.8691	41.7906	41.7120	41.6332	41.5543	41.4752	41.3960
0.74	41.3166	41.2370	41.1573	41.0775	40.9075	40.9174	40.8371	40.7566	40.6760	40.5952
0.75	40.5142	40.4331	40.3519	40.2704	40.1888	40.1070	40.0251	39.9430	39.8607	39.7783
0.76	39.6957	39.6129	39.5299	39.4468	39.3635	39.2800	39.1963	39.1125	39.0285	38.9443
0.77	38.8599	38.7753	38.6906	38.6056	38.5205	38.4352	38.349?	38.2640	38.1881	38.0920
0.78	38.0057	37.9192	37.8326	37.7457	37.6586	37.5714	37.4839	37.3962	37.3083	37.2202
0.79	37.1319	37.0434	36.9547	36.8657	36.7766	36.6872	36.5976	36.5078	36.4178	36.3275
0.80	36.2370	36.1463	36.0554	35.9642	35.8728	35.7812	35.6893	35.5972	35.5049	35.4123
0.81	35.3195	35.2264	35.1331	35.0396	34.9457	34.8517	34.7573	34.6628	34.5679	34.4728
0.82	34.3775	34.2818	34.1859	34.0898	33.9933	33.8966	33.7097	33.7024	33.6048	33.5070
0.83	33.4089	33.3105	33.2118	33.1128	33.0135	32.9139	32.8140	32.7138	32.6133	32.5125
0.84	32.4114	32.3099	32.2082	32.1061	32.0037	31.0009	31.7979	31.6945	31.5907	31.4866
0.85	31.3822	31.2774	31.1723	31.0668	30.9609	30.8547	30.7481	30.6412	30.5339	30.4262
0.86	30.3181	30.2096	30.1007	29.9915	29.8818	29.7718	29.6613	29.5504	29.4391	29.3274
0.87	29.2152	29.1026	28.9896	28.8762	28.7623	28.6479	28.5331	28.4178	28.3020	28.1858
0.88	28.0601	27.9519	27.8342	27.7160	27.5973	27.4781	27.3584	27.2381	27.1173	26.9960
0.89	26.8741	26.7517	26.6287	26.5051	26.3810	26.2562	26.1300	26.0050	25.8784	25.7513
0.90	25.6234	25.4950	25.3659	25.2362	25.1058	24.9746	24.8428	24.7104	24.5771	24.4432
0.91	24.3085	24.1731	24.0369	23.9000	23.7622	23.6237	23.4843	23.3441	23.2030	23.0611
0.92	22.9183	22.7746	22.6300	22.4845	22.3380	22.1906	22.0421	21.8927	21.7422	21.5907
0.93	21.4381	21.2844	21.1296	20.9737	20.8166	20.6583	20.4988	20.3380	20.1759	20.0126
0.94	19.8478	19.6817	19.5142	19.3453	19.1748	19.0029	18.8293	18.6542	18.4773	18.2988
0.95	18.1185	17.9364	17.7524	17.5666	17.3787	17.1887	16.9967	16.8024	16.6059	16.4070
0.96	16.2057	16.0018	15.7954	15.5861	15.3741	15.1590	14.9409	14.7196	14.4948	14.2666
0.97	14.0345	13.7987	13.5587	13.3144	13.0655	12.8117	12.5529	12.2886	12.0185	11.3422
0.98	11.4592	11.1690	10.8711	10.5648	10.2494	9.9239	9.5874	9.2387	8.8763	8.4984
0.99	8.1029	7.6871	7.2474	6.7794	6.2765	5.7296	5.1247	4.4382	3.6238	2.5625
1.00	0.0000									

附表 7 r 值转换为圆形标准差 s_0 值表

r	0	1	2	3	4	5	6	7	8	9
0.00	∞	212.9639	201.9968	195.2961	190.3990	186.5119	183.2748	180.4925	178.0473	175.8622
0.01	173.8843	172.0755	170.4075	168.8585	167.4115	166.0531	164.7723	163.5600	162.4087	161.3121
0.02	160.2649	159.2623	158.3005	157.3760	156.4857	155.6270	154.7974	153.9950	153.2178	152.4640
0.03	151.7323	151.0212	150.3295	149.6560	148.9998	148.3597	147.7351	147.1250	146.5287	145.9456
0.04	145.3750	144.8163	144.2690	143.7326	143.2066	142.6905	142.1839	141.6865	141.1979	140.7177
0.05	140.2456	139.7813	139.3245	138.8749	138.4324	137.9966	137.5672	137.1442	136.7273	136.3162
0.06	135.9109	135.5110	135.1165	134.7272	134.3430	133.9636	133.5889	133.2189	132.8533	132.4920
0.07	132.1350	131.7822	131.4333	131.0883	130.7472	130.4097	130.0759	129.7455	129.4186	129.0951
0.08	128.7748	128.4578	128.1438	127.8329	127.5250	127.2200	126.9178	126.6184	126.3218	126.0278
0.09	125.7364	125.4476	125.1612	124.8774	124.5959	124.3167	124.0399	123.7654	123.4930	123.2228
0.10	122.9548	122.6888	122.4249	122.1630	121.9031	121.6452	121.3891	121.1349	120.8825	120.6320
0.11	120.3832	120.1361	119.8908	119.6472	119.4052	119.1648	118.9261	118.6889	118.4533	118.2192
0.12	117.9866	117.7554	117.5258	117.2975	117.0707	116.8452	116.6211	116.3984	116.1770	115.9569
0.13	115.7381	115.5205	115.3042	115.0891	114.8753	114.6626	114.4511	114.2408	114.0316	113.8236
0.14	113.6166	113.4108	113.2060	113 0023	112.7997	112.5981	112.3976	112.1980	111.9995	111.8019
0.15	111.6054	111.4097	111.2151	111.0213	110.8285	110.6367	110.4457	110.2556	110.0664	109.8780
0.16	109.6906	109.5039	109.3182	109.1332	108.9491	108.7657	108.5832	108.4015	108.2205	108.0404
0.17	107.8609	107.6823	107.5044	107.3272	107.1508	106.9751	106.8000	106.6258	106.4522	106.2793
0.18	106.1070	105.9355	105.7646	105.5944	105.4248	105.2559	105.0877	104.9200	104.7530	104.5866
0.19	104.4209	104.2557	104.0911	103.9272	103.7638	103.6010	103.4388	103.2772	103.1161	102.9556
0.20	102.7957	102.6362	102.4774	102.3191	102.1613	102.0040	101.8473	101.6911	101.5354	101.3802
0.21	101.2255	101.0714	100.9177	100.7645	100.6118	100.4595	100.3078	100.1565	100.0057	99.8553
0.22	99.7054	99.5560	99.4070	99.2585	99.1104	98.9628	98.8155	98.6688	98.5224	98.3765
0.23	98.2310	98.0859	97.9412	97.7969	97.6531	97.5096	97.3665	97.2239	97.0816	96.9397
0.24	96.7982	96.6571	96.5164	96.3760	96.2360	96.0964	95.9571	95.8182	95.6797	95.5415
0.25	95.4037	95.2663	95.1292	94.9924	94.8560	94.7199	94.5841	94.4487	94.3136	94.1789
0.26	94.0445	93.9104	93.7766	93.6432	93.5100	93.3772	93.2447	93.1125	92.9806	92.8490
0.27	92.7177	92.5867	92.4560	92.3257	92.1956	92.0657	91.9362	91.8070	91.6781	91.5494
0.28	91.4210	91.2929	91.1651	91.0375	90.9102	90.7832	90.6565	90.5300	90.4038	90.2778
0.29	90.1521	90.0267	89.9015	89.7766	89.6519	89.5275	89.4033	89.2794	89.1557	89.0322
0.30	88.9090	88.7861	88.6634	88.5409	88.4186	88.2966	88.1748	88.0533	87.9320	87.8109
0.31	87.6900	87.5693	87.4489	87.3287	87.2087	87.0889	86.9694	86.8500	86.7309	86.6120
0.32	86.4933	86.3748	86.2565	86.1384	86.0205	85.9028	85.7853	85.6680	85.5509	85.4340
0.33	85.3173	85.2008	85.0845	84.9684	84.8525	84.7367	84.6212	84.5058	84.3906	84.2757
0.34	84.1608	84.0462	83.9317	83.8175	83.7034	83.5895	83.4757	83.3621	83.2487	83.1355
0.35	83.0224	82.9095	82.7968	82.6843	82.5719	82.4597	82.3476	82.2357	82.1240	82.0124
0.36	81.9010	81.7897	81.6786	81.5676	81.4568	81.3462	81.2357	81.1254	81.0152	80.9052
0.37	80.7953	80.6855	80.5759	80.4665	80.3572	80.2480	80.1390	80.0301	79.9214	79.8128
0.38	79.7043	79.5960	79.4878	79.3798	79.2719	79.1641	79.0565	78.9490	78.8416	78.7343
0.39	78.6272	78.5202	78.4133	78.3066	78.2000	78.0935	77.9872	77.8809	77.7748	77.6688
0.40	77.5629	77.4572	77.3516	77.2460	77.1407	77.0354	76.9302	76.8252	76.7202	76.6154
0.41	76.5107	76.4061	76.3016	76.1973	76.0930	75.9888	75.8848	75.7809	75.6770	75.5733
0.42	75.4697	75.3662	75.2628	75.1594	75.0562	74.9531	74.8501	74.7472	74.6444	74.5417
0.43	74.4391	74.3366	74.2342	74.1319	74.0296	73.9275	73.8255	73.7235	73.6217	73.5199
0.44	73.4183	73.3167	73.2152	73.1138	73.0125	72.9113	72.8101	72.7091	72.6081	72.5072
0.45	72.4064	72.3057	72.2051	72.1046	72.0041	71.9037	71.8034	71.7032	71.6030	71.5030
0.46	71.4030	71.3031	71.2033	71.1035	71.0038	70.9042	70.8047	70.7052	70.6058	70.5065
0.47	70.4073	70.3081	70.2090	70.1100	70.0110	69.9121	69.8133	69.7146	69.6159	69.5173
0.48	69.4187	69.3202	69.2218	69.1234	69.0251	68.9269	68.8287	68.7306	68.6326	68.5346
0.49	68.4367	68.3388	68.2410	68.1433	68.0456	67.9479	67.8504	67.7528	67.6554	67.5580
0.50	67.4606	67.3633	67.2661	67.1689	67.0718	66.9747	66.8776	66.7806	66.6837	66.5868
0.51	66.4900	66.3932	66.2965	66.1998	66.1031	66.0065	65.9100	65.8135	65.7170	65.6206
0.52	65.5243	65.4279	65.3316	65.2354	65.1392	65.0431	64.9469	64.8509	64.7548	64.6588
0.53	64.5629	64.4670	64.3711	64.2752	64.1794	64.0837	63.9879	63.8922	63.7966	63.7009
0.54	63.6053	63.5098	63.4143	63.3188	63.2233	63.1279	63.0325	62.9371	62.8417	62.7464

续附表 7　*r* 值转换为圆形标准差 s_0 值表

r	0	1	2	3	4	5	6	7	8	9
0.55	62.0511	62.5559	62.4607	62.3655	62 2703	62.1751	62.0800	61.9849	61.8899	61.7948
0.56	61.6998	61.6048	61.5098	61.4149	61.3199	61.2250	61.1301	61.0353	60.9404	60.8456
0.57	60.7508	60.6560	60.5612	60.4664	60.3717	60.2770	60.1823	60.0876	59.9929	59.8982
0.58	59 8036	59.7089	59.6143	59.5197	59.4251	59.3305	59.2359	59.1414	59.0408	58.9523
0.59	58.8577	58.7632	58.6687	58.5742	58.4797	58.3852	58.2907	58.1962	58.1017	58.0072
0.60	57.9127	57.8182	57.7238	57.6293	57.5348	57.4404	57.3459	57.2514	57.1570	57.0625
0.61	56.9680	56.8736	56.7791	56.6846	56.5902	56.4957	56.4012	56.3067	56.2122	56.1177
0.62	56.0232	55.9287	55.8342	55.7396	55.6451	55.5505	55.4560	55.3614	55.2668	55.1722
0.63	55.0776	54.9830	54.8884	54.7938	54.6991	54.6044	54.5097	54.4150	54.3203	54.2256
0.64	54.1308	54.0361	53 9413	53.8465	53.7517	53.6568	53.5619	53.4671	53 3722	53.2772
0.65	53.1823	53.0873	52.9923	52.8973	52.8022	52.7071	52.6120	52.5169	52.4217	52.3266
0.66	52.2313	52.1361	52.0408	51.9455	51.8502	51.7548	51.6594	51.5640	51.4685	51.3730
0.67	51.2775	51.1819	51.0863	50.9907	50.8950	50.7993	50.7035	50.6077	50.5119	50.4160
0.68	50.3201	50.2241	50.1281	50.0321	49.9360	49.8398	49.7437	49.6474	49.5512	49.4549
0.09	49.3585	49.2621	49.1656	49.0691	48.9725	48.8759	48.7792	48.6825	48.5858	48.4889
0.70	48.3920	48.2951	48.1981	48.1011	48.0039	47.9068	47.8095	47.7123	47.6149	47.5175
0.71	47.4200	47.3225	47.2249	47.1272	47.0295	46.9317	46.8338	46.7359	46.6379	46.5398
0.72	46.4417	46.3435	46.2452	46.1468	46.0484	45.9499	45.8513	45.7527	45.6539	45.5551
0.73	45.4562	45.3573	45.2582	45.1591	45.0599	44.9606	44.8612	44.7617	44.6622	44.5625
0.74	44.4628	44.3630	44.2631	44.1631	44.0630	43.9628	43.8625	43.7621	43.6617	43.5611
0.75	43.4604	43.3597	43.2588	43.1578	43.0568	42.9556	42.8543	42.7529	42.6515	42.5499
0.76	42.4482	42.3463	42.2444	42.1424	42.0402	41.9380	41.8356	41.7331	41.6305	41.5277
0.77	41.4249	41.3219	41.2188	41.1156	41.0122	40.9087	40.8051	40.7014	40.5975	40.4935
0.78	40.3894	40.2851	40.1807	40.0761	39.9715	39.8666	39.7617	39.6565	39.5513	39.4459
0.79	39.3403	39.2346	39.1288	39.0228	38.9166	38.8103	38.7038	38.5972	38.4904	38.3834
0.80	38.2763	38.1690	38.0615	37.9539	37.8461	37.7381	37.6300	37.5217	37.4132	37.3045
0.81	37.1956	37.0865	36.9773	36.8679	36.7583	36.6484	36.5384	36.4282	36.3178	36.2072
0.82	36.0964	35.9854	35.8742	35.7628	35.6511	35.5393	35.4272	35.3149	35.2024	35.0896
0.83	34.9767	34.8635	34.7501	34.6364	34.5225	34.4084	34.2940	34.1793	34.0645	33.9493
0.84	33.8340	33.7183	33.6024	33.4863	33.3698	33.2531	33.1362	33.0189	32.9014	32.7836
0.85	32.6655	32.5471	32.4285	32.3095	32.1902	32.0707	31.9508	31.8306	31.7101	31.5893
0.86	31.4682	31.3467	31.2249	31.1028	30.9803	30.8575	30.7343	30.6108	30.4869	30.3627
0.87	30.2381	30.1131	29.9877	29.8620	29.7359	29.6094	29.4825	29.3552	29.2274	29.0993
0.88	28.9708	28.8418	28.7124	28.5825	28.4522	28.3215	28.1903	28.0586	27.9265	27.7938
0.89	27.6607	27.5271	27.3930	27.2584	27.1233	26.9877	26.8515	26.7148	26.5775	26.4397
0.90	26.3013	26.1623	26.0227	25.8826	25.7418	25.6004	25.4584	25.3158	25.1725	25.0285
0.91	24.8839	24.7386	24.5925	24.4458	24.2984	24.1502	24.0012	23.8515	23.7011	23.5498
0.92	23.3977	23.2448	23.0910	22.9364	22.7808	22.6244	22.4671	22.3088	22.1496	21.9894
0.93	21.8282	21.6660	21.5027	21.3384	21.1729	21.0062	20.8386	20.6697	20.4996	20.3283
0.94	20.1556	19.9817	19.8064	19.6298	19.4517	19.2722	19.0912	18.9087	18.7246	18.5388
0.95	18.3513	18.1622	17.9712	17.7784	17.5837	17.3870	17.1882	16.9874	16.7843	16.5790
0.96	16.3714	16.1612	15.9486	15.7333	15.5152	15.2943	15.0703	14.8432	14.6128	14.3790
0.97	14.1415	13.9003	13.6550	13.4055	13.1516	12.8929	12.6292	12 3601	12.0854	11.8045
0.98	11.5171	11.2226	10.9205	10.6101	10.2907	9.9614	9.6212	9.2689	8.9030	8.5218
0.99	8.1232	7.7044	7.2620	6.7912	6.2859	5.7368	5.1298	4.4414	3.6255	2.5630
1.00	0.0000									

附表8 正态分布容许限因子 *k* 值表

n	单侧 P=95%		双侧(控制中部) P=95%		双侧(控制两尾部) P=5%		双侧(控制两尾部) P=2.5%		双侧(控制两尾部) P=1%	
$\gamma=$	0.9	0.5	0.9	0.5	0.9	0.5	0.9	0.5	0.9	0.5
10	2.568	1.702	3.026	2.124	2.840	1.963	3.296	2.292	3.828	2.673
15	2.329	1.681	2.720	2.068	2.526	1.890	2.942	2.214	3.428	2.590
20	2.208	1.671	2.570	2.041	2.368	1.851	2.765	2.173	3.228	2.546
25	2.132	1.666	2.479	2.025	2.270	1.825	2.655	2.146	3.104	2.518
30	2.080	1.662	2.417	2.014	2.202	1.807	2.579	2.127	3.019	2.498
35	2.041	1.659	2.371	2.006	2.151	1.793	2.522	2.113	2.955	2.483
40	2.010	1.658	2.336	2.001	2.112	1.783	2.478	2.101	2.906	2.471
45	1.986	1.656	2.308	1.996	2.080	1.774	2.443	2.092	2.866	2.462
50	1.965	1.655	2.285	1.992	2.054	1.767	2.414	2.085	2.833	2.454
60	1.938	1.653	2.250	1.987	2.013	1.755	2.368	2.072	2.782	2.441
70	1.909	1.652	2.224	1.983	1.982	1.746	2.833	2.063	2.743	2.432
80	1.890	1.651	2.203	1.980	1.957	1.739	2.306	2.056	2.712	2.424
90	1.874	1.650	2.186	1.978	1.937	1.733	2.284	2.050	2.687	2.418
100	1.861	1.650	2.172	1.976	1.920	1.728	2.265	2.045	2.667	2.413
150	1.818	1.648	2.128	1.971	1.865	1.712	2.204	2.028	2.598	2.396
200	1.793	1.647	2.102	1.968	1.834	1.703	2.169	2.019	2.559	2.386
300	1.765	1.646	2.073	1.965	1.797	1.692	2.128	2.007	2.513	2.374
400	1.748	1.646	2.057	1.964	1.775	1.685	2.104	2.001	2.487	2.368
500	1.736	1.646	2.046	1.963	1.761	1.681	2.088	1.996	2.469	2.363
1000	1.709	1.645	2.021	1.962	1.720	1.670	2.049	1.985	2.426	2.352
∞	1.645	1.645	1.960	1.960	1.645	1.645	1.960	1.960	2.326	2.326

附表 9　*K* 值表

n	r=0.10	0.15	0.20	0.25	0.30	0.35	0.40	0.45	0.50	0.55	0.60	0.65	0.70	0.75	0.80	0.85	0.90	0.95
5	0.00	0.00	0.00	0.00	0.00	0.00	0.00	0.15	0.67	0.94	1.18	1.41	1.68	2.00	2.44	3.10	4.39	8.33
6	0.00	0.00	0.00	0.00	0.00	0.00	0.00	0.56	0.83	1.04	1.25	1.48	1.74	2.07	2.51	3.20	4.54	8.66
7	0.00	0.00	0.00	0.00	0.00	0.00	0.38	0.69	0.90	1.10	1.30	1.52	1.78	2.11	2.56	3.27	4.65	8.89
8	0.00	0.00	0.00	0.00	0.00	0.00	0.53	0.76	0.95	1.13	1.33	1.55	1.81	2.15	2.60	3.32	4.73	9.06
9	0.00	0.00	0.00	0.00	0.00	0.31	0.61	0.80	0.98	1.16	1.35	1.57	1.84	2.17	2.63	3.36	4.79	9.19
10	0.00	0.00	0.00	0.00	0.00	0.42	0.65	0.83	1.00	1.18	1.37	1.59	1.86	2.19	2.66	3.39	4.84	9.30
11	0.00	0.00	0.00	0.00	0.00	0.48	0.69	0.85	1.02	1.19	1.38	1.61	1.87	2.21	2.68	3.42	4.89	9.39
12	0.00	0.00	0.00	0.00	0.23	0.53	0.71	0.87	1.03	1.20	1.40	1.62	1.88	2.22	2.69	3.44	4.92	9.46
13	0.00	0.00	0.00	0.00	0.32	0.56	0.73	0.88	1.04	1.21	1.41	1.63	1.89	2.23	2.71	3.46	4.95	9.53
14	0.00	0.00	0.00	0.00	0.37	0.58	0.74	0.89	1.05	1.22	1.41	1.63	1.90	2.24	2.72	3.47	4.98	9.58
15	0.00	0.00	0.00	0.00	0.41	0.60	0.75	0.90	1.06	1.23	1.42	1.64	1.91	2.25	2.73	3.49	5.00	9.63
20	0.00	0.00	0.00	0.30	0.50	0.65	0.79	0.93	1.09	1.26	1.45	1.67	1.94	2.28	2.76	3.53	5.07	9.79
25	0.00	0.00	0.00	0.38	0.54	0.67	0.81	0.95	1.10	1.27	1.46	1.68	1.95	2.30	2.79	3.56	5.12	9.88
30	0.00	0.00	0.22	0.42	0.56	0.69	0.82	0.96	1.11	1.28	1.47	1.69	1.96	2.31	2.80	3.58	5.15	9.95
35	0.00	0.00	0.27	0.44	0.57	0.70	0.83	0.97	1.12	1.29	1.48	1.70	1.97	2.32	2.81	3.60	5.17	9.99
40	0.00	0.00	0.31	0.45	0.58	0.70	0.83	0.97	1.12	1.29	1.48	1.70	1.98	2.33	2.82	3.61	5.19	10.03
45	0.00	0.04	0.33	0.46	0.58	0.71	0.84	0.98	1.13	1.30	1.49	1.71	1.98	2.33	2.82	3.62	5.20	10.06
50	0.00	0.14	0.34	0.47	0.59	0.71	0.84	0.98	1.13	1.30	1.49	1.71	1.98	2.34	2.83	3.62	5.21	10.08
100	0.00	0.26	0.38	0.49	0.61	0.73	0.86	1.00	1.15	1.31	1.50	1.71	2.00	2.35	2.85	3.65	5.26	10.18
150	0.18	0.28	0.39	0.50	0.62	0.74	0.86	1.00	1.15	1.32	1.51	1.73	2.00	2.36	2.86	3.66	5.27	10.21
200	0.19	0.29	0.40	0.51	0.62	0.74	0.87	1.00	1.15	1.32	1.51	1.73	2.01	2.36	2.86	3.67	5.28	10.22
∞	0.20	0.30	0.41	0.52	0.63	0.75	0.87	1.01	1.16	1.33	1.52	1.74	2.01	2.37	2.87	3.68	5.31	10.27

附表 10 圆形分布 *r* 界值表

n	P 0.50	0.20	0.10	0.05	0.02	0.01	0.005	0.002	0.001
6	0.3497	0.5227	0.6157	0.6910	0.7720	0.8224	0.8652	0.9115	0.9396
7	0.3224	0.4832	0.5705	0.6419	0.7198	0.7693	0.8122	0.8603	0.8909
8	0.3000	0.4515	0.5340	0.6020	0.6768	0.7250	0.7673	0.8151	0.8473
9	0.2827	0.4254	0.5037	0.5686	0.6406	0.6873	0.7288	0.7761	0.8086
10	0.2677	0.4033	0.4781	0.5403	0.6096	0.6549	0.6953	0.7426	0.7743
11	0.2549	0.3843	0.4560	0.5156	0.5827	0.6266	0.6660	0.7124	0.7437
12	0.2437	0.3678	0.4367	0.4943	0.5500	0.6017	0.6401	0.6854	0.7163
13	0.2339	0.3532	0.4196	0.4753	0.5380	0.5795	0.6169	0.6613	0.6917
14	0.2252	0.3403	0.4045	0.4584	0.5192	0.5595	0.5960	0.6095	0.6693
15	0.2174	0.3287	0.3908	0.4431	0.5022	0.5415	0.5771	0.6196	0.6489
16	0.2103	0.3182	0.3785	0.4293	0.4868	0.5251	0.5599	0.6015	0.6302
17	0.2039	0.3080	0.3672	0.4166	0.4727	0.5101	0.5441	0.5845	0.6130
18	0.1980	0.2999	0.3569	0.4051	0.4598	0.4963	0.5296	0.5695	0.5971
19	0.1927	0.2918	0.3474	0.3944	0.4479	0.4836	0.5161	0.5553	0.5824
20	0.1877	0.2844	0.3387	0.3846	0.4368	0.4718	0.5037	0.5421	0.5687
21	0.1831	0.2775	0.3305	0.3754	0.4266	0.4608	0.4921	0.5297	0.5560
22	0.1788	0.7711	0.3230	0.3669	0.4170	0.4505	0.4812	0.5182	0.5440
23	0.1748	0.2651	0.3159	0.3589	0.4080	0.4409	0.4711	0.5074	0.5328
24	0.1711	0.2595	0.3093	0.3514	0.3996	0.4319	0.4615	0.4973	0.5272
25	0.1676	0.2542	0.3030	0.3444	0.3917	0.4235	0.4525	0.4877	0.5122
26	0.1643	0.2493	0.2972	0.3378	0.3843	0.4154	0.4440	0.4786	0.5028
27	0.1612	0.2446	0.2916	0.3315	0.3772	0.4079	0.4360	0.4701	0.4939
28	0.1583	0.2402	0.2864	0.3256	0.3705	0.4007	0.4284	0.4620	0.4554
29	0.1555	0.2360	0.2814	0.3200	0.3642	0.3939	0.4212	0.4542	0.4774
30	0.1528	0.2320	0.2767	0.3147	0.3582	0.3874	0.4143	0.4469	0.4697
32	0.1479	0.2246	0.2679	0.3048	0.3470	0.3754	0.4015	0.4332	0.4554
34	0.1435	0.2179	0.2599	0.2957	0.3368	0.3644	0.3899	0.4207	0.4424
36	0.1394	0.2117	0.2526	0.2875	0.3274	0.3544	0.3791	0.4093	0.4304
38	0.1356	0.2061	0.2459	0.2798	0.3188	0.3451	0.3693	0.3987	0.4193
40	0.1322	0.2008	0.2397	0.2728	0.3108	0.3365	0.3601	0.3889	0.4090
42	0.1290	0.1960	0.2339	0.2663	0.3034	0.3285	0.3516	0.3797	0.3995
44	0.1260	0.1915	0.2286	0.2602	0.2965	0.3211	0.3437	0.3712	0.3906
46	0.1232	0.1873	0.2235	0.2545	0.2901	0.3141	0.3363	0.3637	0.3822
48	0.1206	0.1833	0.2188	0.2492	0.2840	0.3076	0.3293	0.3558	0.3744
50	0.1181	0.1796	0.2144	0.2442	0.2784	0.3015	0.3228	0.3488	0.3670
55	0.1126	0.1712	0.2045	0.2329	0.2655	0.2876	0.3080	0.3329	0.3504
60	0.1078	0.1639	0.1958	0.2230	0.2543	0.2755	0.2951	0.3190	0.3358
65	0.1035	0.1375	0.1881	0.2143	0.2444	0.2648	0.2837	0.3067	0.3229
70	0.0997	0.1517	0.1813	0.2065	0.2356	0.2553	0.2735	0.2957	0.3113
75	0.0963	0.1466	0.1751	0.1995	0.2277	0.2467	0.2643	0.2858	0.3010
80	0.0933	0.1419	0.1696	0.1932	0.2205	0.2389	0.2560	0.2769	0.2916
90	0.0879	0.1338	0.1599	0.1822	0.2079	0.2254	0.2415	0.2612	0.2751
100	0.0834	0.1269	0.1517	0.1729	0.1973	0.2139	0.2292	0.2480	0.2612
120	0.0761	0.1159	0.1355	0.1578	0.1802	0.1954	0.2094	0.2266	0.2387
140	0.0704	0.1073	0.1282	0.1462	0.1660	0.1809	0.1940	0.2099	0.2211
160	0.0659	0.1003	0.1199	0.1367	0.1561	0.1693	0.1815	0.1954	0.2070
180	0.0621	0.0946	0.1131	0.1289	0.1472	0.1597	0.1712	0.1853	0.1952
200	0.0589	0.0897	0.1073	0.1223	0.1397	0.1515	0.1624	0.1753	0.1853
300	0.0481	0.0733	0.0876	0.0999	0.1141	0.1238	0.1327	0.1437	0.1514
500	0.0372	0.0567	0.0679	0.0774	0.0884	0.0959	0.1029	0.1114	0.1174

附表 11 Bessel 函数表

K	$J_0(K)$	$J_1(K)$	$J_3(K)$	$J_3(K)$
0.0	1.00000	0.00000	0.00000	0.00000
0.1	0.99750	0.04994	0.00125	0.00002
0.2	0.99002	0.09950	0.00498	0.00017
0.3	0.97763	0.14832	0.01117	0.00056
0.4	0.96040	0.19603	0.01973	0.00132
0.5	0.93847	0.24227	0.03060	0.00256
0.6	0.91200	0.28670	0.04367	0.00440
0.7	0.88120	0.32900	0.05879	0.00693
0.8	0.84629	0.36884	0.07582	0.01025
0.9	0.80752	0.40595	0.09459	0.01443
1.0	0.76520	0.44005	0.11490	0.01956
1.5	0.51183	0.55794	0.23209	0.06096
2.0	0.22389	0.57672	0.35283	0.12894
2.5	−0.04838	0.49709	0.44606	0.21660
3.0	−0.26005	0.33906	0.48609	0.30906
3.5	−0.38013	0.13738	0.45863	0.38677
4.0	−0.39715	−0.06604	0.36413	0.43017
4.5	−0.32054	−0.23106	0.21785	0.42470
5.0	−0.17760	−0.32758	0.04657	0.36483
K	$I_0(K)$	$I_1(K)$	$I_3(K)$	$I_3(K)$
0.0	1.00000	0.00000	0.00000	0.00000
0.1	1.00250	0.05006	0.00125	0.00002
0.2	1.01003	0.10050	0.00502	0.00017
0.3	1.02263	0.15169	0.01133	0.00057
0.4	1.04040	0.20403	0.02027	0.00135
0.5	1.06348	0.25789	0.03191	0.00265
0.6	1.09205	0.31370	0.04637	0.00460
0.7	1.12630	0.37188	0.06379	0.00737
0.8	1.16651	0.43286	0.08435	0.01110
0.9	1.21299	0.49713	0.10826	0.01597
1.0	1.26607	0.56516	0.13575	0.02217
1.5	1.64672	0.98167	0.33783	0.08077
2.0	2.27959	1.59064	0.68895	0.21274
2.5	3.28984	2.51672	1.27647	0.47437
3.0	4.88079	3.95337	2.24521	0.95975
3.5	7.37820	6.20583	3.83201	1.82639
4.0	11.30192	9.75947	6.42219	3.33728
4.5	17.48117	15.38922	10.64152	5.93010
5.0	27.23987	24.33564	17.50562	10.33115

附表 12 圆形正态分布的分布函数表 （平均角 $\theta=180^\circ$）

φ	$F(\varphi)$									
	$K=0$	$K=0.2$	$K=0.4$	$K=0.6$	$K=0.8$	$K=1.0$	$K=1.2$	$K=1.4$	$K=1.6$	$K=1.8$
0	0.00000	0.00000	0.00000	0.00000	0.00000	0.00000	0.00000	0.00000	0.00000	0.00000
5	0.01389	0.01126	0.00895	0.00699	0.00536	0.00404	0.00301	0.00221	0.00161	0.00116
10	0.02778	0.02254	0.01793	0.01400	0.01074	0.00811	0.00604	0.00444	0.00323	0.00233
15	0.04167	0.03385	0.02697	0.02108	0.01620	0.01225	0.00913	0.00672	0.00490	0.00353
20	0.05556	0.04522	0.03608	0.02826	0.02175	0.01647	0.01230	0.00907	0.00662	0.00479
25	0.06944	0.05665	0.04531	0.03557	0.02744	0.02083	0.01559	0.01153	0.00843	0.00611
30	0.08333	0.06816	0.05467	0.04304	0.03329	0.02535	0.01903	0.01411	0.01035	0.00753
35	0.09722	0.07978	0.06420	0.05071	0.03936	0.03007	0.02266	0.01686	0.01241	0.00906
40	0.11111	0.09152	0.07392	0.05861	0.04567	0.03504	0.02650	0.01981	0.01465	0.01073
45	0.12500	0.10338	0.08386	0.06679	0.05228	0.04029	0.03062	0.02299	0.01709	0.01259
50	0.13889	0.11540	0.09405	0.07527	0.05921	0.04587	0.03505	0.02647	0.01978	0.01466
55	0.15278	0.12757	0.10452	0.08409	0.06653	0.05184	0.03985	0.03028	0.02278	0.01699
60	0.16667	0.13992	0.11529	0.09331	0.07428	0.05825	0.04509	0.03450	0.02614	0.01965
65	0.18056	0.15246	0.12639	0.10295	0.08251	0.06517	0.05082	0.03919	0.02994	0.02270
70	0.19444	0.16520	0.13784	0.11306	0.09128	0.07265	0.05711	0 04442	0 03425	0.02620
75	0.20833	0.17815	0.14968	0.12368	0.10064	0.08078	0.06407	0.05030	0.03915	0.03027
80	0.22222	0.19132	0.16192	0.13485	0.11066	0.08962	0.07176	0.05690	0.04477	0.03501
85	0.23611	0.20471	0.17460	0.14662	0.12139	0.09925	0.08028	0.06436	0.05122	0.04053
90	0.25000	0.21834	0.18772	0.15901	0.13289	0.10975	0.08974	0.07277	0.05863	0.04699
95	0.26389	0.23222	0.20130	0.17206	0.14522	0.12122	0.10025	0.08228	0.06714	0.05455
100	0.27778	0.24633	0.21537	0.18582	0.15844	0.13372	0.11191	0.09302	0.07693	0.06339
105	0.29167	0.26069	0.22992	0.20030	0.17260	0.14734	0.12483	0.10514	0.08816	0.07370
110	0.30556	0.27529	0.24498	0.21554	0.18774	0.16217	0.13913	0.11876	0.10101	0.08571
115	0.31944	0.29014	0.26054	0.23154	0.20392	0.17825	0.15491	0.13405	0.11566	0.09962
120	0.33333	0.30522	0.27659	0.24832	0.22114	0.19566	0.17226	0.15112	0.13228	0.11565
125	0.34722	0.32053	0.29314	0.26587	0.23944	0.21444	0.19125	0.17009	0.15103	0.13402
130	0.36111	0.33606	0.31017	0.28420	0.25882	0.23460	0.21194	0.19106	0.17206	0.15491
135	0.37500	0.35180	0.32766	0.30327	0.27926	0.25616	0.23435	0.21408	0.19545	0.17847
140	0.38889	0.36774	0.34559	0.32306	0.30073	0.27909	0.25849	0.23918	0.22127	0.20479
145	0.40278	0.38385	0.36392	0.34353	0.32319	0.30334	0.28431	0.26633	0.24951	0.23390
150	0.41667	0.40013	0.38263	0.36463	0.34656	0.32883	0.31172	0.29544	0.28010	0.26575
155	0.43056	0.41655	0.40166	0.38628	0.37077	0.35546	0.34060	0.32638	0.31290	0.30020
160	0.44444	0.43309	0.42098	0.40841	0.39570	0.38309	0.37079	0.35897	0.34769	0.33701
165	0.45833	0.44973	0.44053	0.43095	0.42122	0.41155	0.40208	0.39294	0.38418	0.37585
170	0.47222	0.46644	0.46025	0.45379	0.44722	0.44066	0.43423	0.42800	0.42201	0.41630
175	0.48611	0.48321	0.48009	0.47684	0.47353	0.47022	0.46696	0.46381	0.46077	0.45786

续附表 12 圆形正态分布的分布函数表 （平均角 $\theta=180°$）

φ	$F(\varphi)$									
	$K=0$	$K=0.2$	$K=0.4$	$K=0.6$	$K=0.8$	$K=1.0$	$K=1.2$	$K=1.4$	$K=1.6$	$K=1.8$
180	0.50000	0.50000	0.50000	0.50000	0.50000	0.50000	0.50000	0.50000	0.50000	0.50000
185	0.51389	0.51679	0.51991	0.52316	0.52647	0.52978	0.53304	0.53619	0.53923	0.54214
190	0.52778	0.53356	0.53975	0.54621	0.55278	0.55934	0.56577	0.57200	0.57799	0.58370
195	0.54167	0.55027	0.55947	0.56905	0.57878	0.58845	0.59792	0.60706	0.61582	0.62415
200	0.55556	0.56691	0.57902	0.59159	0.60430	0.61691	0.62921	0.64103	0.65231	0.66299
205	0.56944	0.58345	0.59834	0.61372	0.62923	0.64454	0.65940	0.67362	0.68710	0.69980
210	0.58333	0.59987	0.61737	0.63537	0.65344	0.67117	0.68828	0.70456	0.71990	0.73425
215	0.59722	0.61615	0.63608	0.65647	0.67681	0.69666	0.71569	0.73367	0.75049	0.76610
220	0.61111	0.63226	0.65441	0.67694	0.69927	0.72091	0.74151	0.76082	0.77873	0.79521
225	0.62500	0.64820	0.67234	0.69673	0.72074	0.74384	0.76565	0.78592	0.80455	0.82153
230	0.63889	0.66394	0.68983	0.71580	0.74118	0.76540	0.78806	0.80894	0.82794	0.84509
235	0.65278	0.67947	0.70686	0.73413	0.76056	0.78556	0.80875	0.82991	0.84897	0.86598
240	0.66667	0.69478	0.72341	0.75168	0.77886	0.80434	0.82774	0.84888	0.86772	0.88435
245	0.68056	0.70986	0.73946	0.76846	0.79608	0.82175	0.84509	0.86595	0.88434	0.90038
250	0.69444	0.72471	0.75502	0.78446	0.81226	0.83783	0.86087	0.88124	0.89899	0.91429
255	0.70833	0.73931	0.77008	0.79970	0.82740	0.85266	0.87517	0.89486	0.91184	0.92630
260	0.72222	0.75367	0.78463	0.81418	0.84156	0.86628	0.88809	0.90698	0.92307	0.93661
265	0.73611	0.76778	0.79870	0.82794	0.85478	0.87878	0.89975	0.91772	0.93286	0.94545
270	0.75000	0.78166	0.81228	0.84099	0.86711	0.89025	0.91026	0.92723	0.94137	0.95301
275	0.76389	0.79529	0.82540	0.85338	0.87861	0.90075	0.91972	0.93564	0.94878	0.95947
280	0.77778	0.80868	0.83808	0.86515	0.88934	0.91038	0.92824	0.94310	0.95523	0.96499
285	0.79167	0.82185	0.85032	0.87632	0.89936	0.91922	0.93593	0.94970	0.96085	0.96973
290	0.80556	0.83480	0.86216	0.88694	0.90872	0.92735	0.94289	0.95558	0.96575	0.97380
295	0.81944	0.84754	0.87361	0.89705	0.91749	0.93483	0.94918	0.96081	0.97006	0.97730
300	0.83333	0.86008	0.88471	0.90669	0.92572	0.94175	0.95491	0.96550	0.97386	0.98035
305	0.84722	0.87243	0.89548	0.91591	0.93347	0.94816	0.96015	0.96972	0.97722	0.98301
310	0.86111	0.88460	0.90595	0.92473	0.94079	0.95413	0.96495	0.97353	0.98022	0.98534
315	0.87500	0.89662	0.91614	0.93321	0.94772	0.95971	0.96938	0.97701	0.98291	0.98741
320	0.88889	0.90848	0.92608	0.94139	0.95433	0.96496	0.97350	0.98019	0.98535	0.98927
325	0.90278	0.92022	0.93580	0.94929	0.96064	0.96993	0.97734	0.98314	0.98759	0.99094
330	0.91667	0.93184	0.94533	0.95696	0.96671	0.97465	0.98097	0.98589	0.98965	0.99247
335	0.93056	0.94335	0.95469	0.96443	0.97256	0.97917	0.98441	0.98847	0.99157	0.99389
340	0.94444	0.95478	0.96392	0.97174	0.97825	0.98353	0.98770	0.99093	0.99338	0.99521
345	0.95833	0.96615	0.97303	0.97892	0.98380	0.98775	0.99087	0.99328	0.99510	0.99647
350	0.97222	0.97746	0.98207	0.98600	0.98926	0.99189	0.99396	0.99556	0.99677	0.99767
355	0.98611	0.98874	0.99105	0.99301	0.99464	0.99596	0.99699	0.99779	0.99839	0.99884
360	1.00000	1.00000	1.00000	1.00000	1.00000	1.00000	1.00000	1.00000	1.00000	1.00000

（徐天和　高　永）

附录二 英汉医学统计学词汇

A

abnormal data 异常数据
adjusted rate 调整率
analysis of data 分析资料
arithmetic mean 算术均数
attributable risk percent, AR% 归因危险度百分比
attributable risk, AR 归因危险度
average 平均数

B

bar graph 条图
Barnard's test 巴纳德检验
binomial distribution 二项分布
birth rate 出生率
box plot 箱式图

C

case-fatality rate 病死率
categorical data 分类资料
Cauchy distribution 柯西分布
central limit theorem 中心极限定理
chi-square distribution χ^2 分布
chi-square test 卡方检验
circular distribution 圆形分布
coefficient of variation 变异系数
collection of data 收集资料
confounding factor 混杂因素
contingency coefficient 列联系数
contingency table 列联表
continuous variable 连续变量

D

data pretreatment 数据的预处理
degree of risk 危险度
design of statistics 统计设计
diagnostic test 诊断试验
discrete variable 离散变量
discovering and solving of abnormal data 异常数据的发现与处理
dummy variable 哑变量
dynamic series 动态数列

E

enumeration data 计数资料
error 误差
estimation of nonmeasured values 未检出值的估计
evaluation of diagnostic test 诊断性试验的评价
expected life table 寿命表
exponential distribution 指数分布

F

F-distribution *F* 分布
Fisher's exact test 精确概率法
fourfold table 四格表
frequency table 频数表

G

gamma distribution 伽玛分布, Γ 分布
Gauss distribution 高斯分布
geometric mean 几何均数

H

harmonic mean 调和均数
histogram 直方图
hospitality infection rate 院内感染率

hypergeometric distribution 超几何分布

I

incidence rate 发病率
inter-quartile range,IQR 四分位数间距
intra-class correlation coefficient,ICC 组内相关系数

K

kappa index kappa 系数
kurtosis coefficient 峰度系数

L

life expectancy 期望寿命
line graph 线图
log-normal distribution 对数正态分布

M

mean 均数
measurement data 计量资料
median 中位数
medical statistics 医学统计学
mode 众数
mortality rate 死亡率
most probable number,MPN 最可能数

N

negative binomial distribution 负二项分布
negative likelihood ratio 阴性似然比
negative predictive value 阴性预测值
nonmeasured values 未检出值
normal distribution 正态分布
numerical data 数值资料
numerical variable 数值变量

O

odds ratio,OR 比值比,比数比
ordinal categorical data 有序分类资料

P

parameter 参数
percentage bar graph 百分条图
percentile 百分位数
pie graph 圆图,饼图
Poisson distribution Poisson 分布
population 总体
population attributable risk,PAR 人群归因危险度
population attributable risk percent, PAR% 人群归因危险度百分比
population composition 人口构成
population etiologic fraction, PEF 人群病因分值
population size 人口总数
population structure 人口结构
positive likelihood ratio 阳性似然比
positive predictive value 阳性预测值
potential years of life lost,PYLL 减寿人年数
prevalence rate 患病率
probability 概率
proportion 构成比

Q

qualitative data 定性资料
quantitative data 定量资料
quartile 四分位数

R

random error 随机误差
random variable 随机变量
range,R 极差,全距
range of normal value 正常值范围
range of reference values 参考值范围
ranked data 等级资料

rate 率
ratio 比
reference values 参考值
relative number 相对数
relative risk,RR 相对危险度
risk ratio 危险比

S

sample 样本
scatter diagram 散点图
screening test 筛检试验
semi-logarithmic line graph 半对数线图
semi-quantitative data 半定量资料
sensitivity 灵敏度
separating value from group 离群值
sex ratio 性别比
skewness coefficient 偏度系数
sorting data 整理资料
specificity 特异度
standard deviation 标准差
standard normal distribution 标准正态分布
standardized mortality ratio,SMR 标准化死亡比
standardized rate 标准化率
statistic 统计量
Statistical data 统计资料
statistical graph 统计图
statistical map 统计地图
statistical table 统计表
stem-and-leaf 茎叶图
survival rate 生存率
systematic error 系统误差
steps of statistics 统计工作步骤
student's *t*-distribution 学生 *t* 分布

T

t-distribution *t* 分布
tolerance interval 容许区间
type of data 资料类型

U

uniform distribution 均匀分布
unordered categorical data 无序分类资料

V

variable 变量
valid number and law of rounding off 有效数字与数字舍入规则
variance 方差
Von Mises distribution Von Mises 分布

W

Weibull distribution 威布尔分布

附录三 汉英医学统计学词汇

χ^2 分布 chi-square distribution
F 分布 *F*-distribution
kappa 系数 kappa index
Poisson 分布 Poisson distribution
t-分布 *t*-distribution
Von Mises 分布 Von Mises distribution

二 画

二项分布 binomial distribution
人口构成 population composition
人口总数 population size
人口结构 population structure
人群归因危险度 population attributable risk
人群归因危险度百分比 population attributable risk percent
人群病因分值 population etiologic fraction, Miettine
几何均数 geometric mean

四 画

中心极限定理 central limit theorem
中位数 median
分析资料 analysis of data
分类资料 categorical data
巴纳德检验 Barnard's test
方差 variance
无序分类资料 unordered categorical data
比 ratio
比值比,比数比 odds ratio, OR

五 画

计量资料 measurement data
计数资料 enumeration data
出生率 birth rate
半对数线图 semi-logarithmic line graph
半定量资料 semi-quantitative data
卡方检验 chi-square test
发病率 incidence rate
四分位数 quartile
四分位数间距 inter-quartile range, IQR
四格表 fourfold table
对数正态分布 log-normal distribution
平均数 average
归因危险度 attributable risk, AR
归因危险度百分比 attributable risk percent, AR%
未检出值 nonmeasured values
未检出值的估计 estimation of nonmeasured values
正态分布 normal distribution
正常值范围 range of normal value

六 画

生存率 survival rate
众数 mode
列联系数 contingency coefficient
列联表 contingency table
动态数列 dynamic series
危险比 risk ratio
危险度 degree of risk
多边图 polygon
异常数据 abnormal data
异常数据的发现与处理 discovering and solving of abnormal data
收集资料 collection of data
有序分类资料 ordinal categories data
有效数字与数字舍入规则 valid number and law of rounding off

死亡率 mortality rate
百分位数 percentile
百分条图 percent bar graph
负二项分布 negative binomial distribution
阳性似然比 positive likelihood ratio
阳性预测值 positive predictive value
阴性似然比 negative likelihood ratio
阴性预测值 negative predictive value

七 画

伽玛分布,Γ分布 gamma distribution
医学统计学 medical statistics
均匀分布 uniform distribution
均数 mean
寿命表 expected life table
条图 bar graph
极差,全距 range
灵敏度 sensitivity
系统误差 systematic error
诊断性试验的评价 evaluation of diagnostic test
诊断试验 diagnostic test
连续变量 continuous variable

八 画

参考值 reference values
参考值范围 range of reference values
参数 parameter
学生 t 分布 student's t-distribution
定性资料 qualitative data
定量资料 quantitative data
性别比 sex ratio
构成比 proportion
直方图 histogram
线图 line graph
组内相关系数 intra-class correlation coefficient,ICC
茎叶图 stem-and-leaf
变异系数 coefficient of variation
变量 variable

九 画

哑变量 dummy variable
威布尔分布 Weibull distribution
总体 population
指数分布 exponential distribution
柯西分布 Cauchy distribution
标准化死亡比 standardized mortality ratio,SMR
标准化率 standardized rate
标准正态分布 standard normal distribution
标准差 standard deviation
相对危险度 relative risk,RR
相对数 relative number
统计工作步骤 steps of statistics
统计地图 statistical map
统计设计 design of statistics
统计图 statistical graph
统计表 statistical table
统计资料 statistical data
统计量 statistic
误差 error
院内感染率 hospitality infection rate

十 画

容许区间 tolerance interval
圆形分布 circular distribution
圆图,饼图 pie graph
峰度系数 kurtosis coefficient
样本 sample
特异度 specificity
病死率 case-fatality rate
离散变量 discrete variable
离群值 separating value from group

调和均数 harmonic average
调整率 adjusted rate
资料类型 type of data
高斯分布 Gauss distribution

十一画

偏度系数 skewness coefficient
减寿人年数 potential years of life lost,PYLL
患病率 prevalence rate
混杂因素 confounding factor
率 rate
随机变量 random variable
随机误差 random error

十二画

散点图 scatter diagram
最可能数 most probable number,MPN
期望寿命 life expectancy
等级资料 ranked data
筛检试验 screening test
超几何分布 hypergeometric distribution

十三画

数值资料 numerical data
数据的预处理 data pretreatment
概率 probability
频数表 frequency table

十四画

算术均数 arithmetic mean
精确概率法 Fisher's exact test

十五画

箱式图 box plot

十六画

整理资料 sorting data

（张 风 林 林）

本书词条索引